# 최신
# 의학용어

김성수·김성영·김환희·소재진·이정욱·천민우 공저

보문각

공저자

- 김 성 수(청주대학교 교수)
- 김 성 영(수성대학교 교수)
- 김 환 희(광주대학교 교수)
- 소 재 진(두원공과대학교 교수)
- 이 정 욱(신라대학교 교수)
- 천 민 우(동신대학교 교수)

# 최신
# 의학용어

초판발행   2018년 8월 16일
초판인쇄   2018년 8월 13일

공저자  김성수·김성영·김환희·소재진·이정욱·천민우
펴낸이  이호동
발행처  보문각
블로그  http://bomungak.blog.me
e-mail  bomungak@naver.com
주소  서울시 서초구 바우뫼로7길 8 세신상가 707호
등록번호  302-2003-00085
전화  02)468-0457
팩스  02)468-0458

값 23,000원

ISBN  978-89-6220-352-3  93510

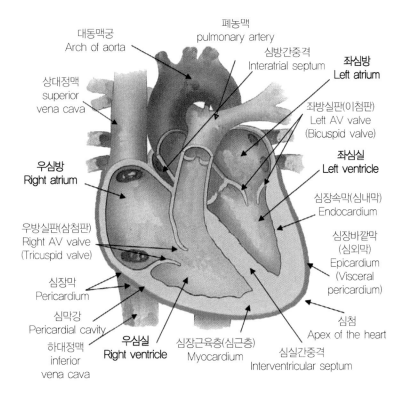

[심장구조]

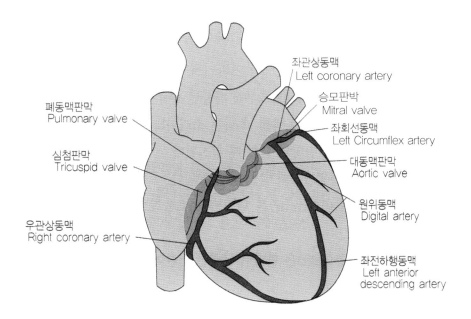

[판막과 관상순환]

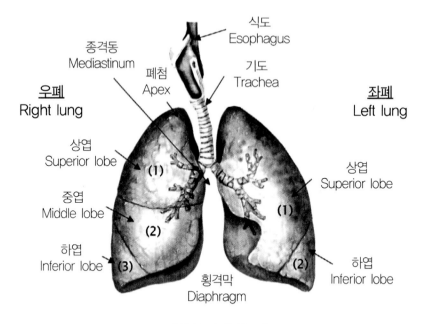

[호흡기계 구조]

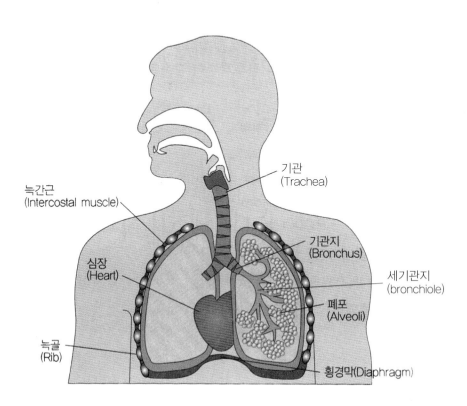

[흉강 내 구조]

# 인두, 후두 · 소화기계

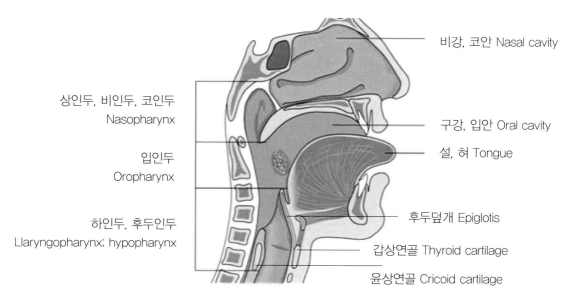

비강, 코안 Nasal cavity

상인두, 비인두, 코인두
Nasopharynx

구강, 입안 Oral cavity

설, 혀 Tongue

입인두
Oropharynx

후두덮개 Epiglotis

하인두, 후두인두
Llaryngopharynx; hypopharynx

갑상연골 Thyroid cartilage

윤상연골 Cricoid cartilage

[인두, 후두의 구조]

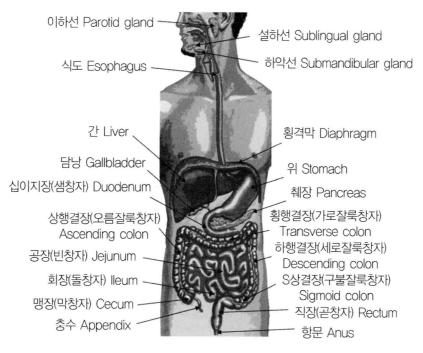

이하선 Parotid gland

설하선 Sublingual gland

하악선 Submandibular gland

식도 Esophagus

간 Liver

횡격막 Diaphragm

담낭 Gallbladder

위 Stomach

십이지장(샘창자) Duodenum

췌장 Pancreas

상행결장(오름잘룩창자)
Ascending colon

횡행결장(가로잘룩창자)
Transverse colon

공장(빈창자) Jejunum

하행결장(세로잘룩창자)
Descending colon

회장(돌창자) Ileum

S상결장(구불잘룩창자)
Sigmoid colon

맹장(막창자) Cecum

직장(곧창자) Rectum

충수 Appendix

항문 Anus

[소화기계 구조]

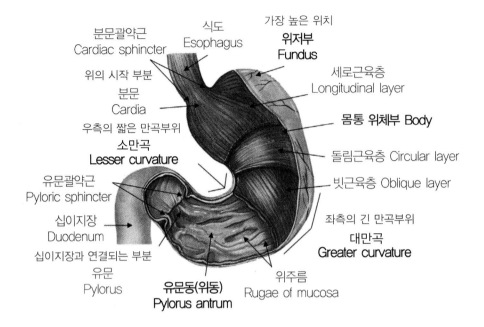

분문괄약근
Cardiac sphincter

식도
Esophagus

가장 높은 위치
**위저부**
**Fundus**

세로근육층
Longitudinal layer

위의 시작 부분
분문
Cardia

우측의 짧은 만곡부위
**소만곡**
**Lesser curvature**

**몸통 위체부 Body**

돌림근육층 Circular layer

빗근육층 Oblique layer

유문괄약근
Pyloric sphincter

십이지장
Duodenum

십이지장과 연결되는 부분
유문
Pylorus

**유문동(위동)**
**Pylorus antrum**

위주름
Rugae of mucosa

좌측의 긴 만곡부위
**대만곡**
**Greater curvature**

[위의 구조]

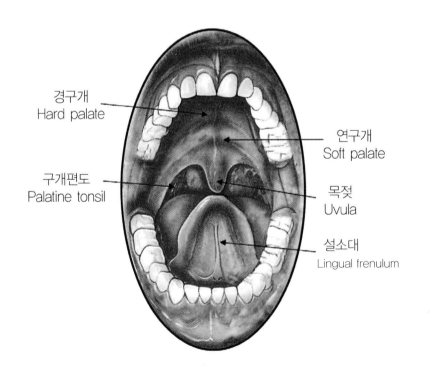

경구개
Hard palate

연구개
Soft palate

구개편도
Palatine tonsil

목젖
Uvula

설소대
Lingual frenulum

[구강 구조]

# 타액선 · 콩팥

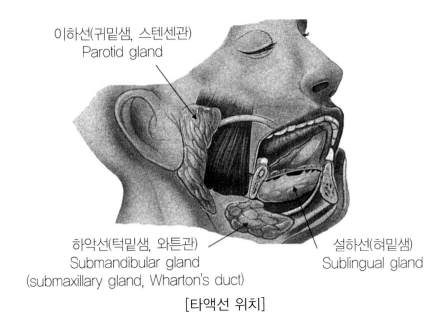

이하선(귀밑샘, 스텐센관)
Parotid gland

하악선(턱밑샘, 와튼관)
Submandibular gland
(submaxillary gland, Wharton's duct)

설하선(혀밑샘)
Sublingual gland

[타액선 위치]

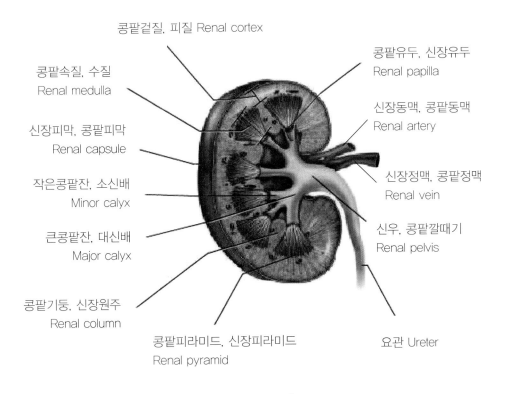

콩팥겉질, 피질 Renal cortex

콩팥유두, 신장유두
Renal papilla

콩팥속질, 수질
Renal medulla

신장동맥, 콩팥동맥
Renal artery

신장피막, 콩팥피막
Renal capsule

신장정맥, 콩팥정맥
Renal vein

작은콩팥잔, 소신배
Minor calyx

큰콩팥잔, 대신배
Major calyx

신우, 콩팥깔때기
Renal pelvis

콩팥기둥, 신장원주
Renal column

콩팥피라미드, 신장피라미드
Renal pyramid

요관 Ureter

[콩팥의 구조]

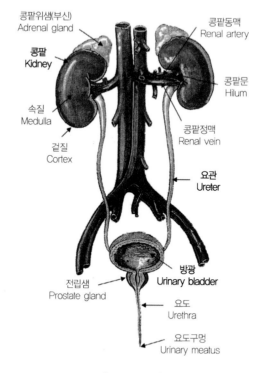

콩팥위샘(부신)
Adrenal gland

콩팥동맥
Renal artery

**콩팥**
**Kidney**

콩팥문
Hilum

속질
Medulla

콩팥정맥
Renal vein

겉질
Cortex

**요관**
**Ureter**

**방광**
**Urinary bladder**

전립샘
Prostate gland

요도
Urethra

요도구멍
Urinary meatus

[비뇨기계]

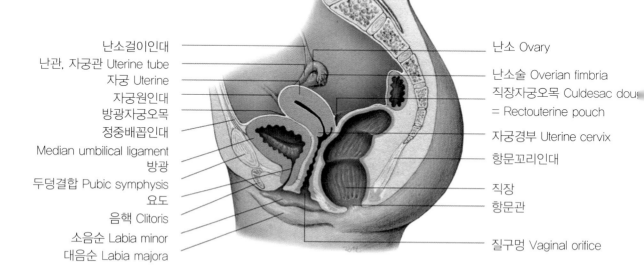

난소걸이인대

난관, 자궁관 Uterine tube

자궁 Uterine

자궁원인대

방광자궁오목

정중배꼽인대

Median umbilical ligament

방광

두덩결합 Pubic symphysis

요도

음핵 Clitoris

소음순 Labia minor

대음순 Labia majora

난소 Ovary

난소술 Overian fimbria

직장자궁오목 Culdesac doug

= Rectouterine pouch

자궁경부 Uterine cervix

항문꼬리인대

직장

항문관

질구멍 Vaginal orifice

[여성생식기의 시상면]

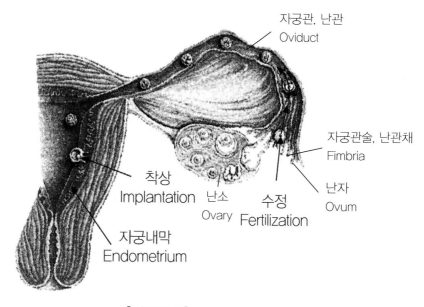

자궁관, 난관
Oviduct

자궁관술, 난관채
Fimbria

난자
Ovum

착상
Implantation

난소
Ovary

수정
Fertilization

자궁내막
Endometrium

[배아착상]

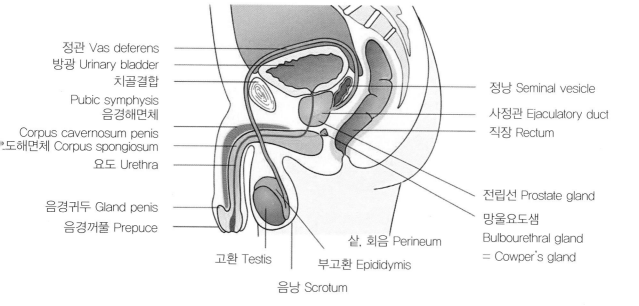

정관 Vas deferens
방광 Urinary bladder
치골결합
Pubic symphysis
음경해면체
Corpus cavernosum penis
도해면체 Corpus spongiosum
요도 Urethra

음경귀두 Gland penis
음경꺼풀 Prepuce

정낭 Seminal vesicle
사정관 Ejaculatory duct
직장 Rectum

전립선 Prostate gland
망울요도샘
Bulbourethral gland
= Cowper's gland

고환 Testis

부고환 Epididymis

음낭 Scrotum

샅, 회음 Perineum

[남성생식기계 구조]

## 인체의 신경 · 신경계

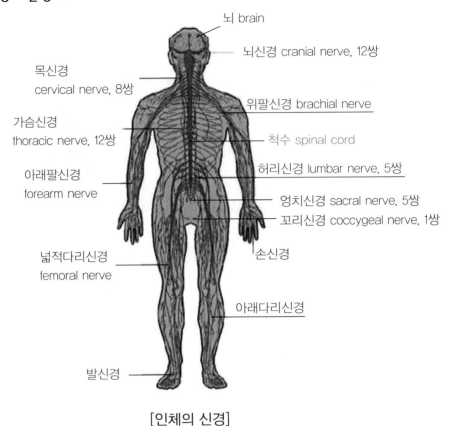

뇌 brain

뇌신경 cranial nerve, 12쌍

목신경
cervical nerve, 8쌍

위팔신경 brachial nerve

가슴신경
thoracic nerve, 12쌍

척수 spinal cord

허리신경 lumbar nerve, 5쌍

아래팔신경
forearm nerve

엉치신경 sacral nerve, 5쌍

꼬리신경 coccygeal nerve, 1쌍

넓적다리신경
femoral nerve

손신경

아래다리신경

발신경

[인체의 신경]

대뇌
Cerebrum

뇌량
Corpus callosum

시상
Thalamus

소뇌
Cerebellum

시상하부
Hypothalamus

뇌간
Brain stem

뇌하수체
Pituitary gland

1. 중뇌
Midbrain

2. 교
Pons

척수
Spinal
cord

3. 연수
Medulla oblongata

[신경계]

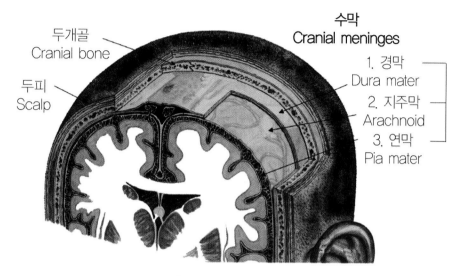

[뇌척수막 구조]

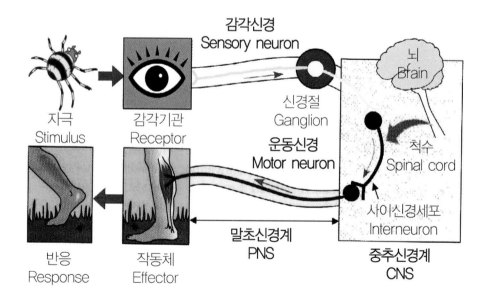

[신경전달경로]

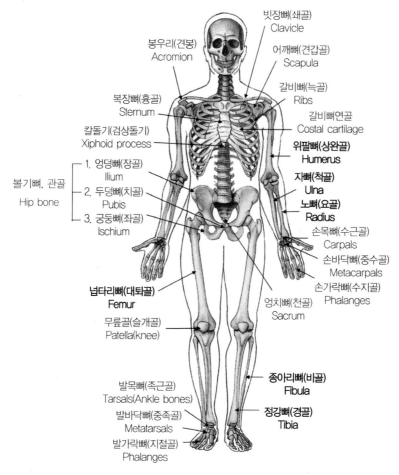

빗장뼈(쇄골)
Clavicle

봉우리(견봉)
Acromion

어깨뼈(견갑골)
Scapula

복장뼈(흉골)
Sternum

갈비뼈(늑골)
Ribs

칼돌기(검상돌기)
Xiphoid process

갈비뼈연골
Costal cartilage

볼기뼈, 관골
Hip bone

1. 엉덩뼈(장골)
   Ilium
2. 두덩뼈(치골)
   Pubis
3. 궁둥뼈(좌골)
   Ischium

위팔뼈(상완골)
Humerus

자뼈(척골)
Ulna

노뼈(요골)
Radius

손목뼈(수근골)
Carpals

손바닥뼈(중수골)
Metacarpals

손가락뼈(수지골)
Phalanges

넙다리뼈(대퇴골)
Femur

엉치뼈(천골)
Sacrum

무릎골(슬개골)
Patella(knee)

종아리뼈(비골)
Fibula

발목뼈(족근골)
Tarsals(Ankle bones)

정강뼈(경골)
Tibia

발바닥뼈(중족골)
Metatarsals

발가락뼈(지절골)
Phalanges

[골격구조]

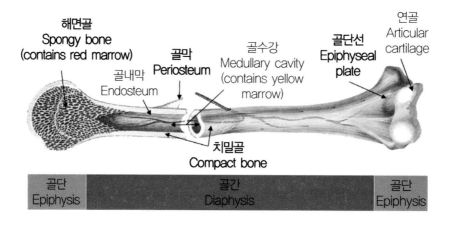

해면골
Spongy bone
(contains red marrow)

골내막
Endosteum

골막
Periosteum

골수강
Medullary cavity
(contains yellow marrow)

골단선
Epiphyseal plate

연골
Articular cartilage

치밀골
Compact bone

| 골단<br>Epiphysis | 골간<br>Diaphysis | 골단<br>Epiphysis |
|---|---|---|

[뼈의 구조]

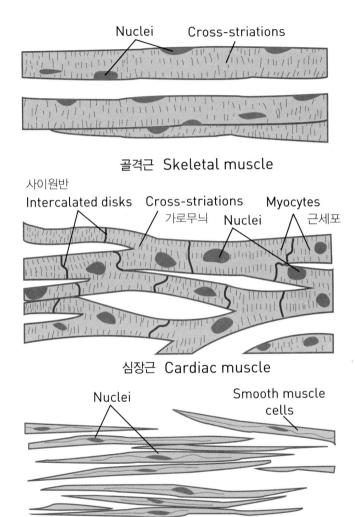

Nuclei    Cross-striations

골격근  Skeletal muscle

사이원반
Intercalated disks    Cross-striations    Myocytes
                      가로무늬    Nuclei    근세포

심장근  Cardiac muscle

Nuclei    Smooth muscle cells

민무늬근육, 평활근  Smooth muscle

[근육의 종류]

각질층
Stratum corneum

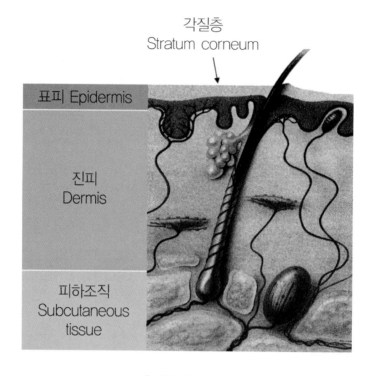

[피부의 구조]

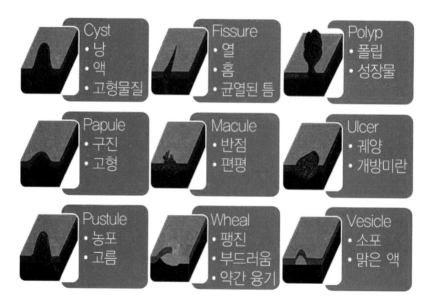

[피부병변]

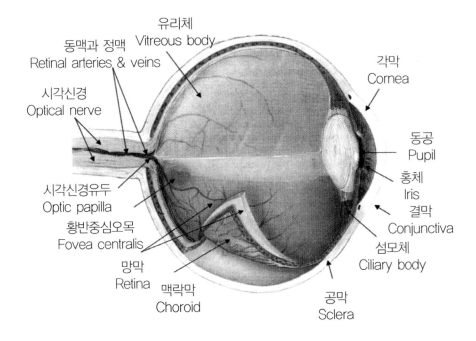

[눈의 구조]

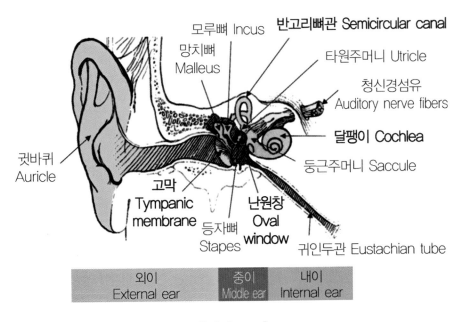

[귀의 구조]

## 호르몬 분비 장소

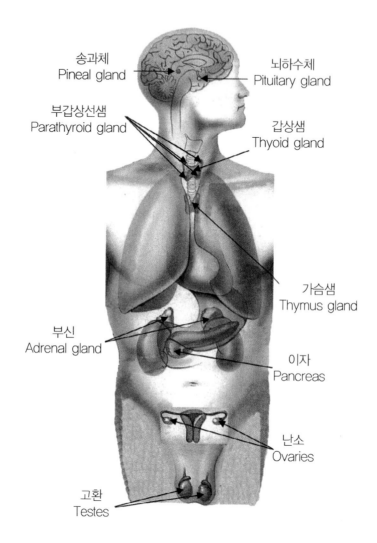

송과체
Pineal gland

뇌하수체
Pituitary gland

부갑상선샘
Parathyroid gland

갑상샘
Thyoid gland

가슴샘
Thymus gland

부신
Adrenal gland

이자
Pancreas

난소
Ovaries

고환
Testes

[호르몬 분비 장소]

# | 머 리 말

평균수명 증가와 삶의 질이 중요시 되는 시대가 되면서 다양한 학문들이 융·복합으로 발전하고 있다. 또한 의료와 관광학이 융합되면서 국가간 의료기술, 의료비용, 관광이 접목되어 환자의 이동이 급격히 늘고 있고 이것은 국가의 미래 전망 산업으로도 자리매김하고 있는 실정이다.

의학용어는 다양한 시대적 요구를 배경으로 의학을 포함한 보건학 및 간호사, 의료기사 등의 분야에서 필요로 하는 인재가 되기 위한 기초 임상과목에 해당한다. 더욱이 환자의 질병과 치료 등 이를 기록한 의무기록은 의사, 간호사, 그리고 다양한 직종의 의료기사는 이를 이해하고 타 직종과의 커뮤니케이션에서 빼놓을 수 없는 중요한 교과목이다.

이 책은 총 13장으로 구성되어 있으며, 증상, 질환, 진단·치료를 위한 시술 및 수술용어를 중점으로 기술하였다. 또한 이들 용어의 이해를 돕고자 관련 이미지를 삽입하여 설명하였다. 각 장의 뒤에는 중요 어휘나 질환에 대한 문제를 정리하여 수록하였다. 따라서 의학용어를 처음 접하는 독자들에게 적합하고, 아울러 국제의료관광코디네이터 국가시험을 준비하는 관광학도들도 짧은 시간에 의학용어를 통해 질환의 이해를 보다 쉽게 정리할 수 있을 것이다. 방사선학, 종양학, 약리학의 중요 어휘는 인체 기관의 구분에 따른 각 장에서 설명하였기에 중복을 피하고자 별도의 장을 마련하지 않았다.

의료기관에서 다년간의 실무를 경험하고 대학으로 이직하여 강의를 하고 있다. 교육, 연구, 외부활동 등 많은 일들이 주어지는 과정에서 시간을 가지고 저자를 믿고 출판에 이르기 까지 아낌없는 지원을 해주신 보문각 이호동 사장님께 감사드린다. 더불어 수차례의 편집과정에서 수고해 주신 편집부 선생님께도 감사의 말씀을 전한다. 부디 본 교재가 독자들에게 도움이 될 수 있기를 간절히 바라며, 앞으로 부족하고 미흡한 점은 관련 교수님들과 개정판을 통해 발전될 수 있기를 희망한다.

2018년 8월

저자 일동

# contents

contents

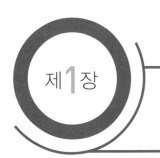

# 제1장 의학용어

## 1. 의학용어의 기원

그리스어&라틴어(일반영어의 50%, 자연과학분야의 전문용어 70%)로 이루어져 있으며 대부분 라틴어에서 기원되었다. 두 개 이상의 그리스어와 라틴어가 합성된 복합어이며 일부는 독일어나 불어에서 인용해오기도 하였다.

- **그리스어**

  인도유럽어족 중 현존하는 가장 오래된 언어로서 기원전 2000년경부터 발칸반도에서 사용했다. 현대의 그리스어와는 문법과 단어사용이 다르다. 그리스 문자는 최초로 '모음' 개념을 도입하여 오늘날 라틴 문자의 토대를 마련하였다. 알파벳은 24자로 구성(대소문자)되어 있으며 신약성서 등에서의 기본언어로 사용되었다.
  (Á á, Â â, Ã ã, Ä ä, Å å, Æ æ, Ç ç, È è, É é, Ê ê, Ë ë, Ì ì, Í í, Î î, Ï ï, Ð ð, Ñ ñ, Ó ó ò, Ô ô, Õ õ, Ö ö, × ÷, Ø ø, Ù ù)

- **라틴어**

  라틴부족이 사용하던 언어로서 기원전 2000년 전후로 이탈리아 반도의 북동쪽 지역에 퍼져 살던 사람들이 라틴 부족의 선조로 추정된다. 문법학적인 언어의 계통은 인도유럽어족군에 속하며 이탈리아어, 프랑스어, 에스파냐어, 포르투갈어, 루마니아어를 지칭하는 로만어족의 생성과 발달에 결정적인 역할을 한 모체어이다. 고대 라틴어에서 사용된 알파벳 23자 (A B C D E F G H I K L M N O P Q R S T V X Y Z)는 기원전 1세기에 Y, Z를 도입하였고 중세에 와서 J를 도입했다. 라틴어는 고대와 중세를 통하여 유럽의 대표 언어로 자리 잡았으며 학술, 외교, 종교에서의 기본언어이다.

■ **예시**

science - scire - 어떤 사물을 안다.
education - educare - 이끌어냄
fashion - facere - 만드는 것, 행위, 활동

salt - salarium - 급료
wine - vinum - 포도주

## 2. 의학용어 익히는 방법

- 의학용어 공부하는 것은 새로운 언어를 배우는 것과 비슷하다.

  말을 구성요소(component part)로 나누는 법을 익힌다. 의학용어는 대부분 논리적이어서 복잡한 용어도 기본 요소를 나누어 보면 쉽게 이해하게 된다.

  ① 구성요소를 나누어 용어를 분석한다

  medical = medicine(약) + al(형용사형 접미어)

  ② 신체구조, 기능과 의학용어를 연결한다

  hepatitis = liver + inflammation 간염 간의 해부학적 부위와 간의 기능을 연결해서 외우면 된다.

  ③ 철자와 발음을 정확히 안다

  어떤 용어는 발음은 같지만 철자가 틀리고 뜻도 다르다.

  (ilium 엉덩뼈 – ileum 돌창자)

  ④ 구한글용어와 신한글용어를 안다.

  (장골 – 엉덩뼈, 회장 – 돌창자)

## 3. 의학용어의 구성요소

- 어근(root)

  말의 근간이며 모든 의학용어는 한 가지 이상 어근을 포함한다.

- 접미사(suffix)

  끝나는 말(word ending)이며 모든 의학용어는 접미사가 있다.

- 접두사(prefix)

  시작하는 말(word beginning)로 어근 앞에 붙는다. 모든 의학용어가 접두사가 있는 것은 아니며 용어의 뜻에 많은 영향을 준다.

- 결합형 모음(combining vowel)

  어근과 접미사 또는 어근과 어근을 연결해 주는 모음(주로 o)으로 결합형의 어간(어근)은 주로 어떤 기관이나 부위를 지칭하며 접두어나 접미어로 수식되어 어떤 의미를 형성한다.

## (1) 구성 1 : 어근+(어근)+접미어

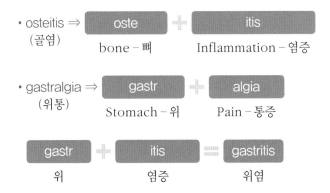

- osteitis ⇒
  (골염)

  | oste | + | itis |

  bone - 뼈    Inflammation - 염증

- gastralgia ⇒
  (위통)

  | gastr | + | algia |

  Stomach - 위    Pain - 통증

  | gastr | + | itis | = | gastritis |

  위    염증    위염

## (2) 구성 2 : 접두어+어근

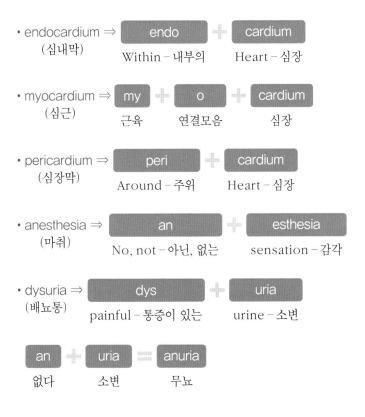

- endocardium ⇒
  (심내막)

  | endo | + | cardium |

  Within - 내부의    Heart - 심장

- myocardium ⇒
  (심근)

  | my | + | o | + | cardium |

  근육    연결모음    심장

- pericardium ⇒
  (심장막)

  | peri | + | cardium |

  Around - 주위    Heart - 심장

- anesthesia ⇒
  (마취)

  | an | + | esthesia |

  No, not - 아닌, 없는    sensation - 감각

- dysuria ⇒
  (배뇨통)

  | dys | + | uria |

  painful - 통증이 있는    urine - 소변

  | an | + | uria | = | anuria |

  없다    소변    무뇨

## (3) 구성 3 : 어근+(결합형 모음)+접미어

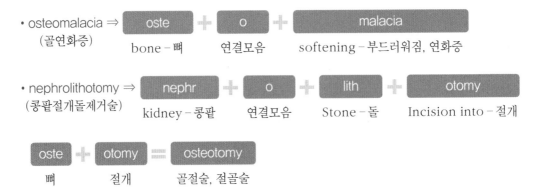

- osteomalacia ⇒ oste + o + malacia
  (골연화증)       bone - 뼈   연결모음   softening - 부드러워짐, 연화증

- nephrolithotomy ⇒ nephr + o + lith + otomy
  (콩팥절개돌제거술)   kidney - 콩팥   연결모음   Stone - 돌   Incision into - 절개

  oste + otomy = osteotomy
  뼈     절개     골절술, 절골술

## (4) 구성 4 : 접두어+어근+접미어

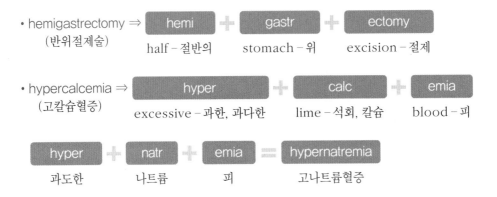

- hemigastrectomy ⇒ hemi + gastr + ectomy
  (반위절제술)      half - 절반의   stomach - 위   excision - 절제

- hypercalcemia ⇒ hyper + calc + emia
  (고칼슘혈증)   excessive - 과한, 과다한   lime - 석회, 칼슘   blood - 피

  hyper + natr + emia = hypernatremia
  과도한   나트륨   피     고나트륨혈증

• 접미사(suffix) – 진단명

| 접미어 | 의미 | 예시 | 한글명 |
|---|---|---|---|
| –emia | 혈액 | an/emia | 빈혈 |
| | | leuk/emia | 백혈병 |
| –ectasis | 확장증 | angi/ectasis | 혈관확장증 |
| | | bronchi/ectasis | 기관지확장증 |
| –itis | 염, 염증 | gastr/itis | 위염 |
| | | hepat/itis | 간염 |
| –lithiasis | 결석증 | chole/lithiasis | 담석증, 쓸개돌증 |
| | | nephro/lithiasis | 신석증, 콩팥돌증 |
| –oma | 종양 | aden/oma | 샘종 |
| | | carcin/oma | 암종 |
| | | sarc/oma | 육종 |
| –osis | 증, 증상 | arterio/scler/osis | 동맥경화증 |
| | | hydro/nephr/osis | 물콩팥증 |
| | | neur/osis | 신경증 |
| –pathy | 병, 병증, 증 | myelo/pathy | 척수병증 |
| | | myo/pathy | 근육병증 |
| –ptosis | 하수, 처짐 | blepharo/ptosis | 눈꺼풀처짐 |
| | | gasstro/ptosis | 위하수, 위처짐 |
| –malacia | 연화, 연화증 | encephalo/malacia | 뇌연하증 |
| | | osteo/malacia | 골(뼈)연하증 |
| –megaly | 거대, 비대 | acro/megaly | 말단비대증 |
| | | hepato/megaly | 간비대 |
| –rrhexis | 파열 | angio/rrhexis | 혈관파열 |
| | | cardio/rrhexis | 심장파열 |
| –cele | 탈출증, 삐짐 | cysto/cele | 방광탈출증 |
| | | hydro/cele | 물음낭증(음낭수종) |
| | | myelo/cele | 척수탈출증 |

• 접미사(suffix) – 치료 & 수술

| 접미어 | 의미 | 예시 | 한글명 |
|---|---|---|---|
| –ectomy | 절제술 | gastr/ectomy | 위절제술 |
| | | my/om/ectomy | 근종절제술 |
| | | oophor/ectomy | 난소절제술 |
| | | tonsill/ectomy | 편도절제술 |
| –plasty | 성형술 | rhino/plasty | 코성형술 |
| | | hernio/plasty | 헤르니아성형술 |
| | | blepharo/plasty | 눈꺼풀성형술 |
| –rrhaphy | 봉합술, 꿰맴술 | perineo/rrhaphy | 회음봉합술 |
| | | teno/rrhaphy | 힘줄봉합술, 꿰맴술 |
| –scopy | 경검사, 경술, 보개술 | broncho/scopy | 기관지경검사 |
| | | cysto/scopy | 방광경검사 |
| | | procto/scopy | 직장경검사, 곧창자보개술 |
| –stomy | 창냄술, 연결술 | colo/stomy | 결장창냄술, 잘룩창자창냄술 |
| | | gastro/jejuno/stomy | 위공장연결술, 위빈창자~ |
| –tomy | 절개술, 개–술, 절단술 | hepato/tomy | 간절개술 |
| | | cranio/tomy | 개두술, 머리뼈 절개술 |
| | | laparo/tomy | 개복술 |
| –lithotomy | 돌제거술, 석제거술 | chole/lithotomy | 쓸개돌제거술, 담석~ |
| | | nephro/lithotomy | 콩팥절개돌제거술 |
| –lithotripsy | 돌부숨술, 쇄석술, 돌깸술 | nephro/lithotripsy | 콩팥돌부숨술 |
| –pexy | 고정술 | nephro/pexy | 방광고정술 |
| | | orchio/pexy | 고환고정술 |
| | | hystero/pexy | 자궁고정술 |
| –desis | 고정술 | arthro/desis | 관절고정술 |
| | | teno/desis | 힘줄고정술 |
| –centesis | 천자 | thora/centesis | 흉강천자, 가슴천자 |
| | | arthro/centesis | 관절천자 |
| –lysis | 박리술 | entero/lysis | 창자박리술, 장유착~ |
| | | neuro/lysis | 신경박리술 |

의학용어

• 접미사(suffix) – 진단 & 검사방법

| 접미어 | 의미 | 예시 | 한글명 |
|---|---|---|---|
| –gram | –도, 조영상, 영상 | electro/cardio/gram | 심전도 |
| | | electro/myo/gram | 근전도 |
| | | coronary angio/gram | 관상혈관조영상 |
| –graphy | 조영술, 촬영술 | angio/graphy | 혈관조영술 |
| | | computed tomo/graphy | 전산화단층촬영술 |
| –scope | 보는 기구, –경 | endo/scoppe | 내시경 |
| | | ophthalmo/scope | 검안경, 눈보개 |
| | | micro/scope | 현미경 |
| –scopy | –경검사 | broncho/scopy | 기관지경술 |
| | | cysto/scopy | 방광경검사 |
| | | procto/scopy | 직장경검사 |
| –meter | 측정기, 계측기 | pelvi/meter | 골반계 |
| –metry | 측정법, 계측법 | pelvi/metry | 골반측정법 |
| | | audio/metry | 청력측정검사 |

• 접미사(suffix) – 증상 & 징후

| 접미어 | 의미 | 예시 | 한글명 |
|---|---|---|---|
| –algia, –dynia | 통 | neur/algia | 신경통 |
| | | my/algia | 근육통 |
| –phobia | 공포증 | hydro/phobia | 물공포증, 공수증 |
| | | photo/phobia | 눈부심 |
| | | claustro/phobia | 밀폐공포증 |
| –plegia | 마비 | hemi/plegia | 반마비 |
| –paresis | 불완전마비 | hemi/paresis | 반부전마비, 반불완전~ |
| –pnea | 호흡 | a/pnea | 무호흡 |
| | | dys/pnea | 호흡곤란 |
| | | ortho/pnea | 앉아숨쉬기, 좌위호흡 |
| –rrhea | 루 | rhino/rrhea | 콧물, 비루 |
| | | oto/rrhea | 귀물, 이루 |

| | | | |
|---|---|---|---|
| -rrhage, -rrhagia | 출혈 | hemo/rrhage | 출혈 |
| | | rhino/rrhagia | 코피 |
| -osis | 증가증 | leuko/cyt/osis | 백혈구증가증 |
| | | lympho/cyt/osis | 임파구증가증 |
| -penia | 감소증 | leuko/penia | 백혈구감소증 |
| | | neutro/penia | 호중성 백혈구 감소증 |
| -plasm, -plasia | 형성 | neo/plasm | 신생물 |
| | | a/plasia | 무형성 |
| | | hypo/plasia | 형성저하증 |
| | | hyper/plasia | 과다형성, 증식(증) |
| | | dys/plasia | 형성이상 |
| -trophy | 영양 | a/trophy | 위축 |
| | | hypo/trophy | 발육부전 |
| | | hyper/trophy | 비대, 비후 |
| | | dys/trophy | 영양장애 |
| -emesis | 구토 | hyper/emesis | 입덧, 과다구토 |
| | | hemat/emesis | 토혈, 혈액구토 |
| -stasis, -stasia | 정지 | hemo/stasis | 지혈 |
| | | chole/stasis | 쓸개즙정체 |
| -ethesia | 감각 | an/esthesia | 무감각, 마취 |
| | | par/esthesia | 감각이상 |
| | | hyper/esthesia | 감각과민 |
| -phonia | 성(sound) | a/phonia | 소리못냄증, 발성불능증 |
| | | dys/phonia | 발성장애 |
| -phagia | 식(eat) | poly/phagia | 다식증, 대식증 |
| | | a/phagia | 못삼킴증, 연화불능증 |
| | | dys/phagia | 삼킴곤란 |
| -phasia | 언어(speech) | a/phasia | 언어상실증, 실어증 |
| | | dys/phasia | 언어장애 |

• 접미사(suffix) – 명사 및 형용사 어미

| 접미어 | 의미 | 예제 | 한글명 |
|---|---|---|---|
| 형용사 어미 | –al, –ic, –ar, –ous<br>–의 | duoden/al | 십이지장의 |
| | | cephal/ic | 머리뼈의 |
| | | muc/ous | 점막의 |
| | | lumb/ar | 허리뼈의 |
| 명사 어미 | –um, –y, –a, –ia | duoden/um | 십이지장 |
| | | cephal/y | 머리뼈 |
| | | leukoderm/a | 백색피부증 |
| | | pneumon/ia | 폐렴 |

• 접두사(prefix) – 긍정&부정, 동일&반대

| 접두어 | 의미 | 예제 | 한글명 |
|---|---|---|---|
| a–, an– | not, without, 없는 | a/sthesia | 힘없음증, 무력증 |
| | | a/pnea | 무호흡 |
| | | an/orexia | 입맛없음, 식욕부진 |
| anti–, contra– | against, 역행 | anti/septic | 방부제 |
| | | anti/pyretic | 해열제 |
| | | contra/ception | 피임 |
| co–, con–,<br>syn– | with, together, 함께 | con/junctiva | 결막 |
| | | syn/dactyl/ism | 손가락붙음증 |
| hom/o–, is/o– | equal, same, 동일 | homo/geneous | 동종의 |
| | | Iso/coria | 양안동공동등 |
| heter/o– | other, 와 다른 | hetero/geneous | 이질의 |
| | | hetero/pia | 두눈부동시 |

• 접두사(prefix) – 방향, 장소, 위치

| 접두어 | 의미 | 예제 | 한글명 |
|---|---|---|---|
| ante– | before, 앞 | ante/flexion | 앞굽이, 전굴 |
| | | ante/natal | 출생전– |
| | | ante/partum | 분만전 |

| | | | |
|---|---|---|---|
| pre-, pro- | in front of, 앞 | pre/mature | 미숙, 조숙 |
| | | pre/operative | 수술전 |
| | | pre/eclampsia | 자간전증, 전자간증 |
| | | pro/geria | 유전조로증 |
| | | pro/gnosis | 예후, 예측 |
| post-, retro- | behind, 뒤 | post/partum | 산후- |
| | | post/operative | 수술후 |
| | | retro/flexion | 뒤굽이, 후굴 |
| supra- | above, 위 | supra/pubic | 치골상, 두덩위 |
| sub- | under, 아래 | sub/cutaneous | 피하, 피부밑 |
| | | sub/clavicular | 쇄골밑, 빗장밑 |
| | | sub/costal | 늑골밑, 갈비밑 |
| inter- | between, ~사이 | Inter/costal | 늑간, 갈비사이 |
| intra- | within, ~내의 | intra/venous (IV) | 정맥내 |
| en-, em-, eso, endo- | in, within, 안 | en/cephal/itis | 뇌염 |
| | | en/tropion | 눈꺼풀속말림 |
| | | em/pyema | 고름집, 농흉, 가슴고름집 |
| | | endo/cardium | 심장내막 |
| | | endo/scopy | 내시경검사 |
| ec-, ecto-, ex- | out, 밖 | ec/tropion | 눈꺼풀겉말림 |
| | | ec/topic pregnancy | 자궁외임신 |
| | | ex/ophthalmic goiter | 안구돌출갑상샘종 |
| peri-, para-, circum- | around, 주위 | peri/cardium | 심장막 |
| | | para/thyroid | 부갑상샘 |
| | | circum/cision | 꺼풀제거술, 포경수술 |
| dextr/o- | right, 오른쪽 | dextro/cardia | 우심증, 오른심장증 |
| | | oculus dexter (OD) | |
| | | auris dextra (AD) | |
| sinistr/o- | left, 왼쪽 | oculus sinister (OS) | 왼쪽 눈 |
| | | auris sinistra (AS) | 왼쪽 귀 |
| trans- | across, 건너편, 횡 | trans/ection | 가로절단 |
| | | trans/fusion | 수혈 |
| | | trans/urethral prostat/ectomy | 경요도 전립샘절제술 |

의학용어

- 접두사(prefix) – 수, 수량

| 접두어 | 의미 | 예제 | 한글명 |
|---|---|---|---|
| semi–, hemi– | half, 반 | semi/coma | 반혼수 |
| | | hemi/plegia | 반신마비 |
| | | hemi/gastr/ectomy | 반위절제술 |
| pan– | all, 전체 | pan/periton/itis | 범복막염 |
| | | pan/sinus/itis | 범부비동염 |
| poly–, multi– | many, 많은 | poly/uria | 다뇨증 |
| | | poly/dipsia | 다음다갈증 |
| | | multi/para | 다분만부 |
| | | multi/gravida | 다임신부 |
| oligo– | small, 적은 | olig/uria | 소변감소증 |
| | | oligo/spermia | 정자부족증 |
| hypo– | under, 아래, 이하 | hypo/tension | 저혈압 |
| | | hypo/glyc/emia | 저혈당증 |
| hyper– | excess, 초과 | hyper/tension | 고혈압 |
| | | hyper/thyroidism | 갑상샘과다증 |
| | | hyper/acidity | 과다위산증 |
| | | hyper/pyrexia | 고열증 |
| nulli– | non, 0 | nulli/para | 미분만부 |
| primi–, proto– | first, 처음 | primi/gravida | 초임부 |
| | | protodiastolic | 확장초기 |
| uni–, mono– | one, 하나 | uni/lateral | 편측, 한쪽 |
| bi–, di– | two, 둘 | bi/lateral | 양측 |
| | | bi/ceps brachii muscle | 위팔두갈래근 |
| tri– | three, 셋 | tri/cuspid valve | 삼첨판막, 오른방실판막 |
| | | tri/geminal neur/algia | 삼차신경통 |
| quadri–, tetra– | four, 넷 | quadri/plegia | 사지마비 |
| | | tetra/plegia | |
| | | tetra/logy | 네징후 |

• 접두사(prefix) - 색깔

| 접두어 | 의미 | 예제 | 한글명 |
|---|---|---|---|
| leuk-, albino- | white, 백색 | leuk/emia | 백혈병 |
| | | albin/ism | 백색증 |
| | | leuko/derma | 백색피부증 |
| | | leuko/rrhea | 질분비물 |
| erythro- | red, 적색 | erythro/cyte | 적혈구 |
| | | erythema | 홍반 |
| cyano- | blue, 청색 | cyano/sis | 청색증 |
| xantho-, cirrho- | yellow, 황색 | xanth/oma | 황색종 |
| | | cirrhosis of liver | 간경화 |
| polio- | gray, 회색 | polio/myel/itits | 회색질 척수염 |
| melano- | black, 흑색 | melanin | 멜라닌 |
| | | melano/derma | 멜라닌피부병 |
| | | melanoma | 흑색종 |
| purpuro- | purple, 자주색 | purpura | 지색반, 자색반병 |

• 접두사(prefix) - 기타

| 접두어 | 의미 | 예제 | 한글명 |
|---|---|---|---|
| eu- | well, 정상 | eu/pnea | 정상호흡 |
| | | eu/tocia | 정상분만 |
| dys- | difficult, 어려운 | dys/pnea | 호흡곤란 |
| | | dys/uria | 배뇨곤란 |
| | | dys/pepsia | 소화불량 |
| xero- | dry, 건조 | xero/stomia | 구강건조증, 입안마름증 |
| | | xero/tocia | 건성분만 |
| mal- | bad, 나쁜 | mal/union | 부정유합, 틀린붙음 |
| | | mal/nutrition | 영양실조 |
| | | mal/formation | 기형 |

- body cavity 체강

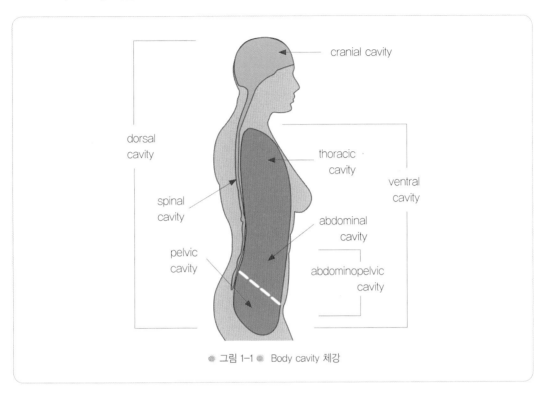

◉ 그림 1-1 ◉ Body cavity 체강

- ventral cavity 배쪽체강 : 인체의 앞에 위치하는 체강이다(가슴안과 배, 골반안으로 나뉜다).
- dorsal cavity 등쪽체강 : 인체의 뒤에 위치하는 체강이다(머리뼈안과 척추공간으로 나뉜다).
- cranial cavity 머리안, 두개강 : 뇌와 뇌하수체가 존재하는 공간, 뇌를 감싸고 있다.
- thoracic cavity 가슴안, 흉강 : 폐, 심장, 식도, 기관, 기관지 등이 있다. 갈비뼈와 가슴근육으로 둘러싸여 있다.
- abdominopelvic cavity 복부골반강 : 복강과 골반강의 총칭하는 용어이다.
- abdominal cavity 배안, 복강 : 콩팥은 복강의 뒤에 위치해 있고 위, 소장 및 대장, 췌장, 간, 쓸개가 존재하며 흉강과 복강을 구분하는 횡경막(diaphragm)이 존재한다.
- pelvic cavity 골반안, 골반강 : 소장과 대장의 일부분, 직장, 방광, 요도, 요관, 여성의 자궁 및 부속기와 질이 존재하는 공간이다.
- spinal cavity 척추안, 척추강 : 척수가 흐르는 공간이다.

• anatomical position 해부학적 자세
  - anterior 앞, 전방 : 인체의 앞면
  - posterior 뒤, 후방 : 인체의 등쪽

- proximal 몸쪽, 근위 : 몸통에 부착된 곳 근처 또는 어떤 구조의 시작부분 근처
- distal 먼쪽, 원위, 말단 : 몸통에 부착된 곳에서 멀리 도는 구조물의 끝부분
- inferior 아래, 하 : 다른 구조보다 아래
- superior 위, 상 : 다른 구조보다 위
- medial 안쪽, 내측 : 인체의 중앙에 있거나 정중면에 가까운 쪽
- lateral 가쪽, 외측 : 정중면에서 먼 쪽

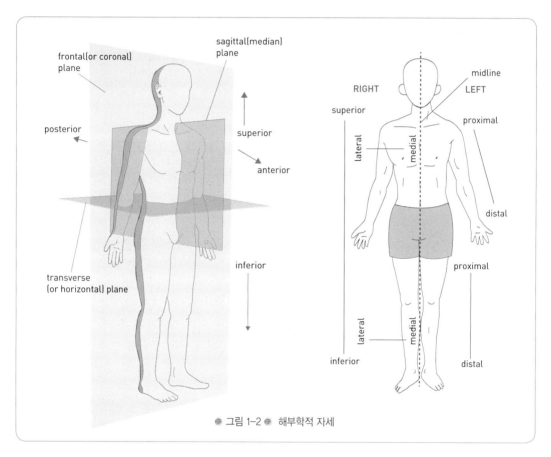

● 그림 1-2 ● 해부학적 자세

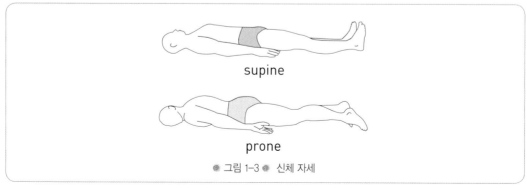

● 그림 1-3 ● 신체 자세

- body position 신체 자세
  - supine 바로누운, 앙와위 : 등을 대고 누운, 철자에 up(위)가 포함 되어 있다.
  - prone 엎드린 : 배를 깔고 누운, 철자에 on(~깔고)이 포함되어 있다.

- planes of the body 인체의 면

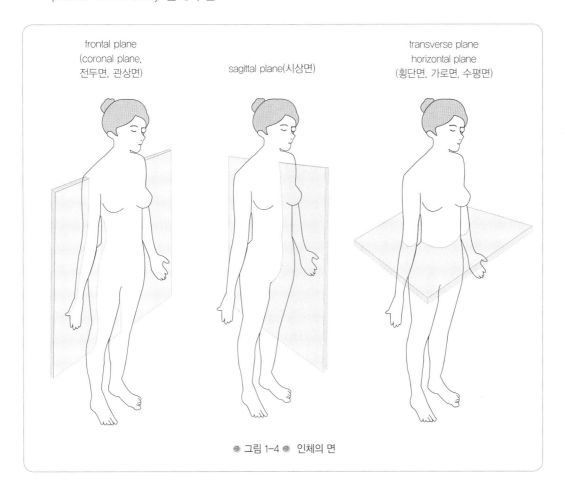

frontal plane
(coronal plane,
전두면, 관상면)

sagittal plane(시상면)

transverse plane
horizontal plane
(횡단면, 가로면, 수평면)

◉ 그림 1-4 ◉ 인체의 면

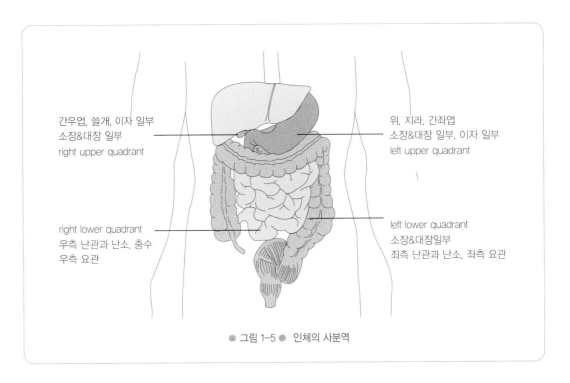

간우엽, 쓸개, 이자 일부
소장&대장 일부
right upper quadrant

위, 지라, 간좌엽
소장&대장 일부, 이자 일부
left upper quadrant

right lower quadrant
우측 난관과 난소, 충수
우측 요관

left lower quadrant
소장&대장일부
좌측 난관과 난소, 좌측 요관

● 그림 1-5 ● 인체의 사분역

- abdominopelvic quadrant 배골반 사분역

  각 부분의 내용은 위 그림 설명 참조
  - 오른쪽 윗배부위 right upper quadrant(RUQ)
  - 왼쪽 윗배부위 left upper quadrand(LUQ)
  - 오른쪽 아랫배부위 right lower quadrant(RLQ)
  - 왼쪽 아랫배부위 left lower quadrant(LLQ)

- abdominopelvic region 배골반 부위

  임상의학에서는 배와 골반을 9개의 구역으로 분할하여 아래와 같이 설명하고 있다.
  - right Hypochondriac region 오른쪽 갈비밑부위, 우늑하부
  - left Hypochondriac region 왼쪽 갈비밑부위, 좌늑하부
  - epigastric region 명치부위, 상복부
  - right Lumbar region 오른쪽 허리부위, 우요부
  - left Lumbar region 왼쪽 허리부위, 좌요부
  - umbilical region 배꼽부위, 제부
  - right Inguinal region 오른쪽 샅굴부위, 우서혜부
  - left Inguinal region 왼쪽 샅굴부위, 좌서혜부
  - hypogastric region 아랫배, 하복부, 두덩부위

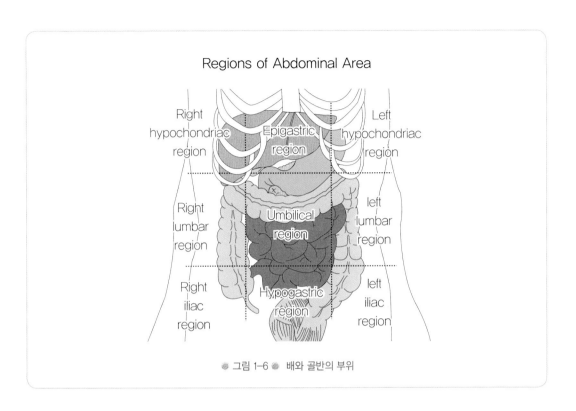

Regions of Abdominal Area

Right
hypochondriac
region

Epigastric
region

Left
hypochondriac
region

Right
lumbar
region

Umbilical
region

left
lumbar
region

Right
iliac
region

Hypogastric
region

left
iliac
region

◉ 그림 1-6 ◉ 배와 골반의 부위

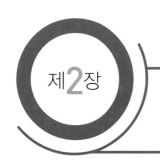

제2장

# 심혈관 및 조혈계

## 1. 심장(Heart)이란?

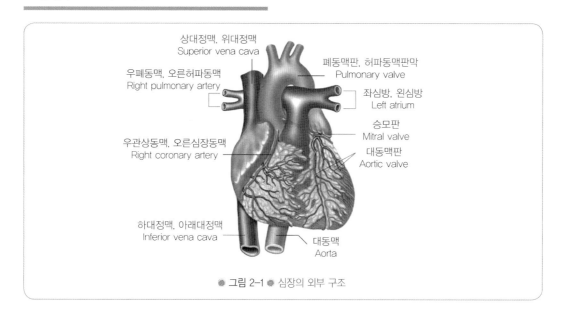

상대정맥, 위대정맥
Superior vena cava

우폐동맥, 오른허파동맥
Right pulmonary artery

우관상동맥, 오른심장동맥
Right coronary artery

하대정맥, 아래대정맥
Inferior vena cava

폐동맥판, 허파동맥판막
Pulmonary valve

좌심방, 왼심방
Left atrium

승모판
Mitral valve

대동맥판
Aortic valve

대동맥
Aorta

● 그림 2-1 ● 심장의 외부 구조

불수의적 수축에 의해 혈액을 몸 전체로 보내는 순환계의 중심이 되는 근육기관으로서 흉강
의 중앙보다 왼쪽에 위치한다. 주먹보다 약간 큰 근육질 덩어리로 원뿔모양 주머니와 같다.

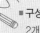

■구성
2개의 심방(atrium)과 2개의 심실(ventricle)로 구성되어있다. 정맥혈은 유입되고, 동맥혈은 유출되는 펌프기능을 한다. 심
장의 4방 중 위쪽에 위치하는 두 개를 심방, 아래쪽 두 개를 심실이라 한다.

## 2. 해부학적 용어

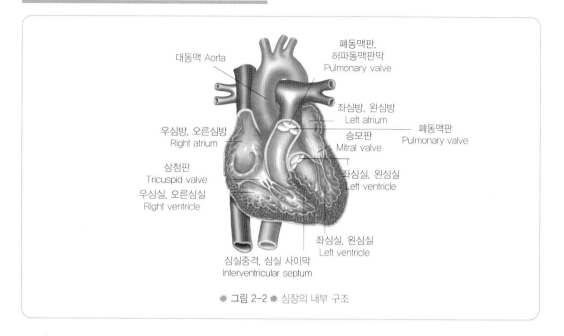

● 그림 2-2 ● 심장의 내부 구조

- right atrium 우심방

  조직을 통과하면서 대부분의 산소를 잃은 혈액을 받는다.

- right ventricle 우심실

  우심방에서 들어와 산소를 얻기 위해 폐로 보낸다.

- left atrium 좌심방

  폐에서 산소가 포함된 혈액을 받는다.

- left ventricle 좌심실

  좌심방에서 좌심실로 혈액이 이동된 후, 수축 압력에 의해 대동맥으로 유출되어 동맥을 경유하여 전신 조직으로 공급된다.

- heart wall 심벽

  심장의 벽을 형성하는 구조이다.

- endocardium 심내막, 심장속막

  심장의 안쪽에 있는 막과 그 아래의 결합조직이다.

- myocardium 심근, 심장근육

  심장의 벽을 이루는 두꺼운 근육이며 횡문근이지만 불수의근으로 자율적이고 주기적인 수축운동을 한다. 심장섬유는 서로 연결되어 그물구조를 이루며, 이 속으로 혈관과 신경이 지나간다.

- epicardium 심외막, 심장바깥막

  심장 표면의 장막성 섬유조직층으로 심장과 뗄 수 없는 구조이다.

- pericardium 심장막, 심낭

  심장을 둘러싸고 있는 막으로 두 겹의 심장막으로 싸여 있다.

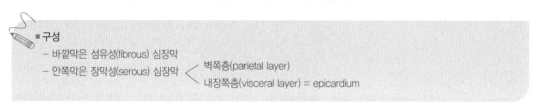

■ 구성
 − 바깥막은 섬유성(fibrous) 심장막
 − 안쪽막은 장막성(serous) 심장막      벽쪽층(parietal layer)
                                                내장쪽층(visceral layer) = epicardium

- septum 중격

  두 공간을 나누는 벽(칸막이)이다.

- interatrial septum 심방중격, 심방사이막

  우심방과 좌심방을 나누는 막이다.

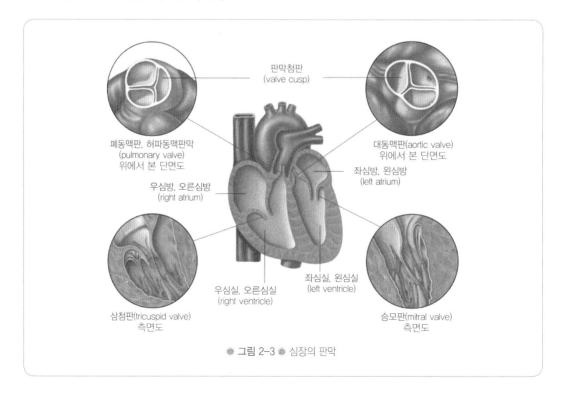

● 그림 2-3 ● 심장의 판막

- interventricular septum 심실중격, 심실사이막

  우심실과 좌심실을 나누는 막이다.

- apex of heart 심첨, 심장 끝

  신체 장기의 꼭대기로서 심장에서는 심장의 가장 아래 끝부분이다.

- valve 판막

  심장이나 혈관 속에서 피가 거꾸로 흐르는 것을 막는 막이다.

- tricuspid valve 삼첨판

  심장의 우심방과 우심실 사이에 있는 판으로, 심실이 이완되어 있을 때 우심방으로부터 우심실로 흘러 들어간 혈액이 심실이 수축할 때 심방으로 역류하는 것을 막는다.

- mitral valve 승모판

  좌심방과 좌심실 사이의 판막으로, 두 개의 첨판으로 이루어져 있다. 좌심실이 수축할 때 동맥혈이 심방으로 역류하는 것을 막는다.

- aortic valve 대동맥판

  좌심실과 대동맥이 연결되는 대동맥구에 있는 판막후반월판, 우반월판, 좌반월판의 3개의 판으로 구성되어 있다.

- pulmonary valve 폐동맥판

  세 개의 반월판으로 구성되어 있는 심장의 구조물로서 혈류가 폐동맥줄기에서 우심실로 역류하지 못하도록 막는 역할을 한다.

- blood vessel 혈관

  혈액이 흐르는 관이며 동맥혈관(artery), 정맥혈관(vein), 모세혈관(capillaries)으로 나뉜다.

- coronary artery 관상동맥, 심장동맥

  심장에 혈액을 공급하는 동맥으로 혈관의 모양이 왕관의 형상을 하고 있어서 이름이 붙여졌다. 몸 전체에 피를 공급하는 대동맥이 시작되는 부위에서 나와 심장을 둘러싸고 있다(심근에 분포). 관상동맥은 크게 3개의 분지로 나뉘어진다. 좌관상동맥과 우관상동맥으로 나뉘고, 좌관상동맥이 좌회선동맥과 좌전하행동맥으로 나뉜다.

- aorta 대동맥

  심장에서 온몸에 피를 보내는 동맥의 본 줄기로서 좌심실에서 출발하여 위쪽으로 향하고(상행대동맥), 활처럼 구부러지고(대동맥활), 가슴부분으로 내려간다(하행대동맥, 흉부대동맥, 복부대동맥). 배부분(L4근처)에서 양쪽 총장골동맥(common iliac artery)로 나뉜다.

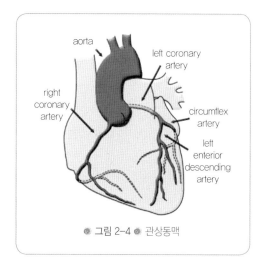

● 그림 2-4 ● 관상동맥

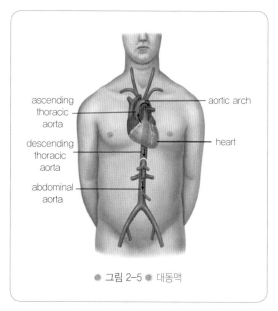

● 그림 2-5 ● 대동맥

- vena cava 대정맥

  전신에서 모인 혈액을 심장의 우심방으로 보내주는 굵은 혈관으로 체내를 순환한 혈액들이 돌아오는 통로로 대동맥에 비해 혈압이 낮고, 혈관벽이 얇다. 상대정맥과 하대정맥으로 구성된다.

- superior vena cava 위대정맥, 상대정맥

  인체의 상 $\frac{1}{2}$로부터 우심방으로 돌아오는 두 번째로 큰 정맥이다.

- inferior vena cava 아래대정맥, 하대정맥

  횡격막 아래 신체부분에서 혈액을 심장으로 되돌리는 큰 정맥이다.

- pulmonary artery 폐동맥

  우심실에서 폐로 향하는 동맥이다. 심장에서 나와 좌우 폐동맥으로 갈라진 후 오른쪽으로는 세 갈래, 왼쪽으로는 두갈래로 갈라진다. 폐로 들어가서는 기관지와 같이 주행하여 폐의 말단부까지 퍼진다. 폐동맥은 체순환계의 동맥과는 달리 정맥혈을 함유하고 있으며, 폐에서 가스교환을 거친 후 동맥혈이 되어 폐정맥을 타고 다시 심장(좌심방)으로 돌아온다.

- pulmonary vein 폐정맥

  폐에서 좌심방으로 들어가는 정맥이다.

- pulmonary circulation 폐순환

  가스교환을 위해 폐동맥으로부터 폐의 혈관을 통과하여 폐정맥을 통해 심장으로 돌아오는 혈액순환이다.

- systemic circulation 체순환

  심장으로부터 혈액이 박출되어 조직세포에 산소를 공급하고 인체 기관에서 심장으로 되돌아오는 혈액순환이다.

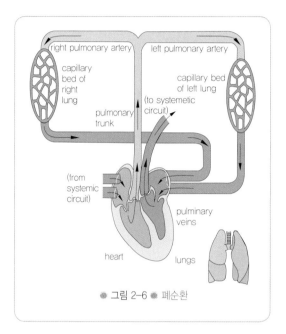

● 그림 2-6 ● 폐순환

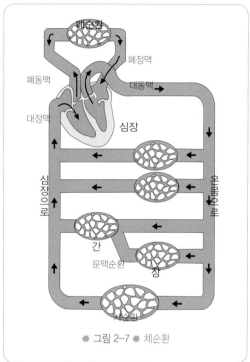

● 그림 2-7 ● 체순환

- sinoatrial node (= SA node) 굴심방결절, 동방결절

  상대정맥이 우심방과 만나는 부분에 있는 특별한 신경조직으로 심장은 모든 부분이 스스로 박동할 수 있는 능력을 가지고 있지만 정상적 인체 내에서는 매 박동의 시작과 활동 전압의 전도는 특수 전도계에 의해서 일어나며 그 시작부위가 동방결절이다. 동방결절에 의한 심방수축이 방실결절로 전달되면 심실의 수축이 시작된다.

- atrioventricular node 방실결절

  특수화된 심근섬유(심장전도근섬유)의 집합으로 우심방의 심내막 밑에 있으며, 심방근섬유 및 방실다발과 연결되어 있다. 동방결절과 흡사하나 약간 작다.

- bundle of His, atrioventricular bundle 방실다발

  방실결절과 꼭지근 사이의 자극전도 섬유다발로서 우심방의 방실결절에서 시작되는 방실속 간이 심실의 중격을 통해 근육성 중격부분에서 좌·우 두 가지로 나뉘며 각각 심실중격의 심내막하를 달리며 심실벽 전체에 심장전도근육섬유가 되어 분포한다.

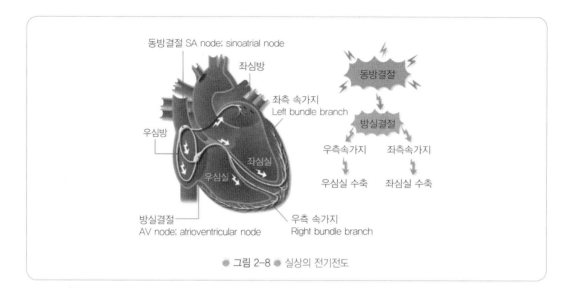

● 그림 2-8 ● 심실의 전기전도

- Purkinje fiber 푸르킨예 섬유

    심내막하조직의 변형된 심근으로 심장의 자극을 빠르게 전도하며 심근의 수축을 일으킨다. 이 섬유의 치밀한 망이 방실결절 및 동심방결절을 형성한다.

- blood pressure 혈압

    혈관을 지나는 혈액이 혈관에 주는 압력(주로 동맥압력)이다.

    수축기혈압/이완기(확장기)혈압 mmHg systolic BP/diastolic BP

    ex) 120/80mmHg

■ 이완기(확장기)혈압
심방으로부터 이완된 심실에 혈액이 들어올 때의 심장주기로 이때의 혈압은 최저혈압이 된다.
■ 수축기 혈압
심장이 수축되고 혈액이 대동맥과 폐동맥을 통해서 분출될 때의 심장주기로 이때 혈압은 최대혈압이 된다.

- pulse 맥박

    심장의 박동으로 심장에서 박출된 피가 얇은 피부에 분포되어 있는 동맥의 벽에 닿아서 생기는 주기적인 파동이다.

- pulse pressure 맥박압, 맥압

수축기 혈압과 확장기 혈압의 차이이다. 정상치는 수축기 혈압의 1/3, 또는 확장기 혈압의 1/2
이다.

## 3.증상 용어

- arrhythmia 부정맥

심장의 조율기능 이상에 의하여 나타나는 현상이다. 심장의 청진, 맥박 촉진 등으로 조율이상은
찾을 수 있지만 정확한 진단은 심전도로 한다. 동결절부터 심방, 심실 등의 자극전도계의 경과
중에 발생되며, 자극생성이상, 자극전도이상 등으로 구분된다. 또한 호흡의 영향으로 인해 생리
적으로 일어나는 것도 있다.

■ **자극생성이상**
  동성 부정맥(빠른맥, 느린맥), 동부전증후군, 기외수축, 심방세동, 심방조동, 심실세동
■ **자극전도이상**
  동방차단, 방실차단, 다리차단 등

- flutter 조동, 된떨림

분당 160-180회의 심장의 급속한 진동 혹은 박동이다.

- fibrillation 세동, 잔떨림

심장은 하나의 전기적 신호에 의해 수축하나 심실 또는 심방의 근육자체가 수많은 전기 신호를
만들어 모든 심방과 심실의 근육이 이 수많은 전기적 신호에 대하여 수축을 하여 완전한 수축이
일어나지 못하는 경우이다. 심장판막병, 심근경색 시 나타나는 증상이다.

- heart block 심장차단

심장에서 자극전도 장애, 특히 심방과 심실 사이의 전도계의 기능장애(AV node → bundle
of His)로 심방과 심실이 서로 부조화적으로 박동하는 상태이다.

- tachycardia 빠른맥, 빈맥

맥박의 횟수가 정상보다 많은 상태로 동결절의 자동성이 높아진 상태이다. 성인의 경우 대부분
1분간 70-80회가 정상이고, 100회 이상이면 빠른맥이라 할 수 있다.

■ 원인
 – 생리적인 경우
 – 병적인 경우

• bradycardia 느린맥, 서맥

성인에서 1분간 맥박수가 60회 이하인 상태이다. 40회 이하가 되면 심박출량이 저하된다.

■ 원인
 – 생리적 : 저체온, 고령, 운동선수, 수면중
 – 심장원인성 : 부교감신경자극
 – 심장질환 : 급성심근경색증, 심근염
 – 전신질환 : 갑상선기능저하증, 두개내압 항진
 – 약제 : 디기탈리스중독, 베타차단제 등

• cardiac arrest 심장정지

심장 박동이 정지해서 심장이 혈액을 방출할 수 없게 된 상태이다.

• cardiomegaly 심장비대

심장에 지나치게 부담이 가서 심근이 두꺼워지고, 심장이 커진 상태이다. 선천 심장기형, 심장판막증, 고혈압 등의 각종 심장병에 의한 것과 운동선수나 육체노동자에게 나타나는 건강한 것이 있다. 고혈압환자에게는 대동맥의 높은 압력에 대항하여 심장이 비대되며, 정상무게인 350g에 비해 700-800g 까지 무거워질 수 있다.

• ventricular hypertrophy 심실비대

심실의 근육비대를 뜻한다.

• cardiomyopathy 심장근육병(증), 심근병(증)

원인불명인 심근 자체의 병터를 주로 한다. 임상적으로 확장성, 비후성, 제한성으로 구분한다.

• cardiodynia 심장통증 (= cardialgia)

심장의 통증, 가슴앓이를 뜻한다.

• chest pain 가슴통증, 흉통

가슴이 아프거나 결리는 증세이다. 심장과 폐, 식도 및 종격 전체부위에 생기며 가슴을 구성하는 근육이나 뼈, 목, 어깨, 상복부 기관 등에도 생길 수 있다. 호흡기에서 유래하는 흉통과 흉막이나 흉벽에서 유래하는 흉통이 있다.

- palpitation 두근거림

  심장의 박동이 빠르고 세지는 것, 규칙적 또는 불규칙적 흥분, 과로, 심장병 등으로 인해 일어나는 증상이다.

- cyanosis 청색증

  저산소증의 중요한 징후로 피부, 점막이 암자색 내지 청색을 띠게 되는 것이다. 동맥혈 산소포화도의 저하(70~85%이하)에 의해 환원 헤모글로빈이 5g/100mL가 되었을 때, 헤모글로빈 자체의 구조적 문제로 인해 발생한다.

- cardiac murmur 심잡음

  생리적 또는 병적인 청진음으로 특히 심장 또는 혈관에 기인한 짧은 주기성의 소리이다.

- regurgitation 역류, 구토

  아직 소화되지 않은 식물의 반추와 같이 정상방향의 반대로 흐르거나, 심장으로의 혈액이 역류할 수 있다. 심장판막의 기능 부족 시에 심실에서 볼 수 있다.

- vegetation 증식, 우종, (병원 조직의) 과잉 증식

  모든 버섯모양의 종양 또는 증식이다. 병적 조직이 버섯 모양으로 자라는 것이다.

## 4.진단 용어

- coarctation of the aorta 대동맥협착

  대동맥의 일부가 목이 졸리듯 좁아지는 기형이다. 대동맥활부에 주로 생겨서 팔과 다리에서의 혈압이 차이가 난다.

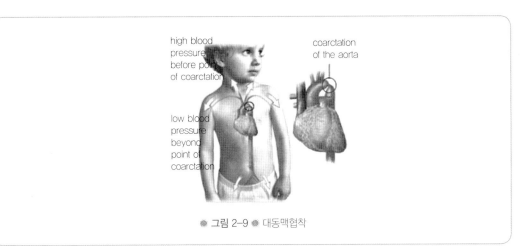

● 그림 2-9 ● 대동맥협착

• aortic stenosis (AS) 대동맥판협착(증)

심장의 대동맥판이 좁아지거나 대동맥 자체가 좁아지는 것이다. 위치에 따라 판막하부, 판막, 판막상부의 협착으로 구분된다.

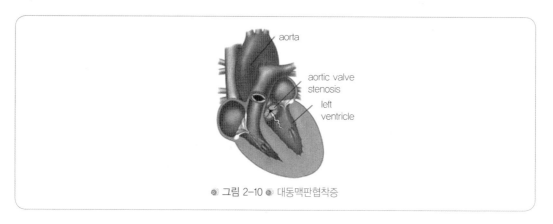

◎ 그림 2-10 ◎ 대동맥판협착증

• pulmonary stenosis(PS) 폐동맥협착

심장의 우심실에서 폐로 나가는 폐동맥판이 좁아진 것으로 흔한 선천기형이다.

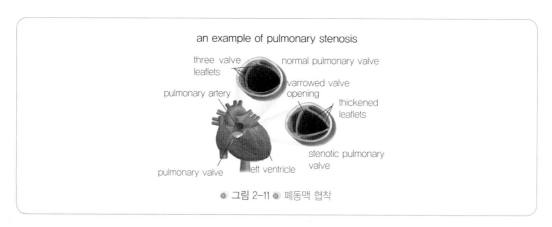

◎ 그림 2-11 ◎ 폐동맥 협착

• tricuspid atresia 삼첨판폐쇄(증)

삼첨판이 섬유성 횡격막이나 근육성 막으로 완전히 폐쇄된 기형이다. 삼첨판의 중격첨 및 후첨이 커져 심실벽에 붙게 되는 기형으로 심방화된 우심실이 형성된다.

• patent ductus arteriosus (PDA) 동맥관열림증, 동맥관개존증

태생기에 형성된 동맥관이 생후에도 닫히지 않는 기형이다. 태아가 뱃속에 있을 때는 혈액의 흐름이 출생 후의 혈액순환과 다르다. 태아는 호흡을 할 수 없으므로 산소가 있는 혈액을 단지 산모의 혈액에서만 구할 수 있다. 산모의 자궁동맥을 통해 태아의 배꼽정맥으로 넘어간 산화혈액

은 간에서 정맥관을 거친 후 심장에 이르게 된다. 폐고혈압의 원인이 되며, 심장박동 주기와는 관계없는 잡음이 들린다.

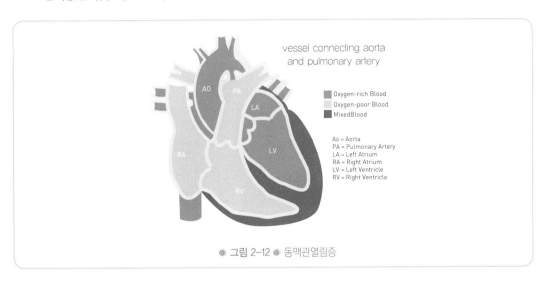

◉ 그림 2-12 ◉ 동맥관열림증

- patent foramen ovale 열린타원구멍, 난원공개존증
  태생시에 심방중격에 존재하는 난원공은 점차 협소해지고, 생후에는 난원오목으로서 폐쇄된다. 그러나 난원공개존은 생후에도 폐쇄되지 않은 상태를 의미한다. 큰 장애는 초래하지 않고 임상적 문제가 되는 경우 또한 적다.

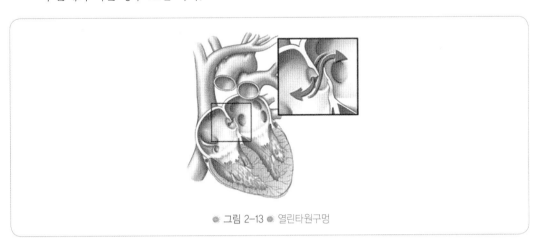

◉ 그림 2-13 ◉ 열린타원구멍

- atrial septal defect(ASD) 심방중격결손
  좌심방과 우심방사이 중격의 결손이다. 좌, 우심방사이의 압력차는 심실에 비해 크지 않으나 결손의 크기가 큰 경우가 많다. 폐동맥 혈류는 증가하나 폐동맥 고혈압은 늦게 나타나 성인까지 생

존하는 경우가 많고 성인에서는 심실중격결손보다 흔하다.

- ventricular septal defect(VSD) 심실중격결손
가장 흔한 선천심장기형으로 심실중격의 결손부를 통해 좌심실에서 우심실로 혈류 샛길이 일어나는 것이다. 결손이 크면 샛길의 양이 많아 폐순환 혈류량이 체순환 혈류량에 비해 많아져 폐동맥고혈압증을 일으킨다.

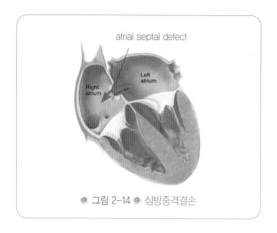

◉ 그림 2-14 ◉ 심방중격결손

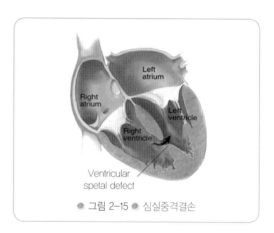

◉ 그림 2-15 ◉ 심실중격결손

- atrioventricular septal defect(AVSD) 방실중격결손
방실판막의 기형 및 심실중격결손이 동반된다. 다운증후군 환자의 30%에서 동반되고 왼쪽, 오른쪽 비대칭이상 증후군에서 볼 수 있는 복잡기형 중 한 소견이다.

- mitral stenosis 승모판협착
승모판의 판막이 두껍고 판막륜이 작은 기형으로 좌심발육부전기형과 함께 나타난다.

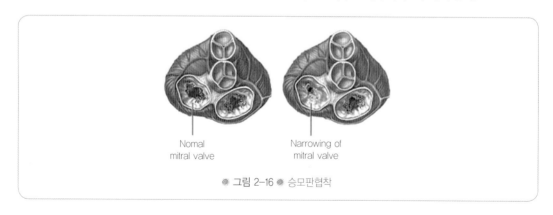

◉ 그림 2-16 ◉ 승모판협착

- tetralogy of Fallot(TOF) 팔로4증후군
청색증을 동반하는 선천심장질환 중 가장 흔하다. 심실중격결손, 폐동맥협착, 대동맥우방전위,

우심실비대가 나타난다. 우심실로부터 유출되는 상당부분의 혈액이 대동맥으로 나가므로 정맥혈이 체순환과 섞이게 되어 청색증이 나타난다.

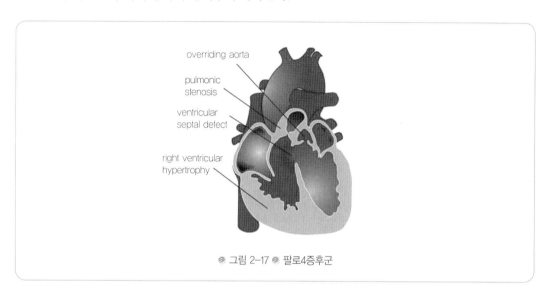

◈ 그림 2-17 ◈ 팔로4증후군

• ischemia 허혈

조직의 국소적인 빈혈상태로 혈관이 막히거나 좁아지는 것이 원인이다(국소빈혈이 심해 육안적으로 해당부위에 혈액이 있음을 거의 인정할 수 없는 상태). 국소 동맥을 묶은 경우 혈전, 색전, 내막의 비후 등으로 동맥관내가 폐쇄되었을 경우 증상은 통증, 창백, 맥박감소, 감각이상, 부종, 마비 등이 있다.

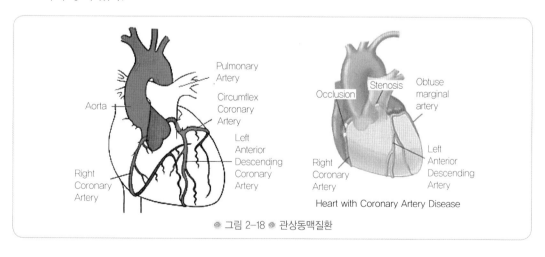

◈ 그림 2-18 ◈ 관상동맥질환

• ischemic heart disease 허혈심장병

관상동맥의 병변때문에 심근으로의 혈액공급이 장애를 받고, 심근에 허혈성 변화를 가져오는 병

이다. 협심증, 심근경색증, 무증상 허혈심장병으로 분류된다. 심근허혈에 의한 특유의 흉통발작을 가져오거나, 고도의 허혈로 심근괴사에 빠지거나, 만성의 허혈로 심전도상 소견을 나타내나 임상적으로는 무증상인 경우 등이 있다. 90% 이상이 관상동맥경화증으로 인한 관상동맥의 폐쇄이다.

• atherosclerosis 죽상동맥경화증
주로 대동맥과 그 주요분지에서 발생한다. 혈관내막에 지질이 침착되어 콜레스테롤 결정이 함유된 죽상 내지 크림상 물질이 들어있는 황백색 융기가 형성된다. 혈관벽은 결합조직이 증가되고 석회도 침착되어 경화된다.

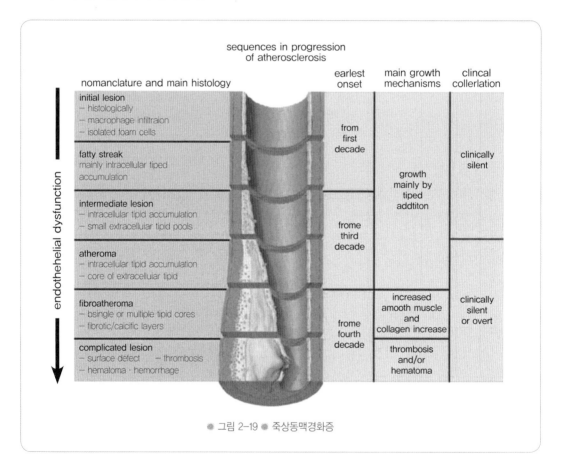

● 그림 2-19 ● 죽상동맥경화증

• arteriolosclerosis 세동맥경화증
전신 장기의 세동맥에서 나타나는 경화증이다.

• angina pectoris 협심증

관상동맥의 부분적 폐쇄에 의하여 평상시에는 증상이 없지만 심장이 많은 활동을 할 경우에 심장에 피가 충분히 공급되지 않아 생기는 병이다. 경련성 가슴통증으로서 질식하거나 죽음에 쫓기는 듯한 증세를 수반한다.

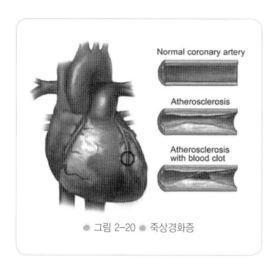

● 그림 2-20 ● 죽상경화증

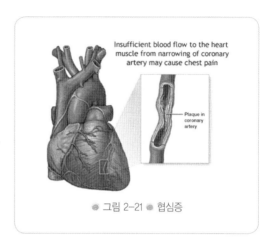

● 그림 2-21 ● 협심증

• cardiomyopathy 심근병증

심근의 질환으로 원인을 알 수 없는 원발성(primary)병이다. 원인이 알려진 특이성 심근질환(secondary)으로 구분된다.

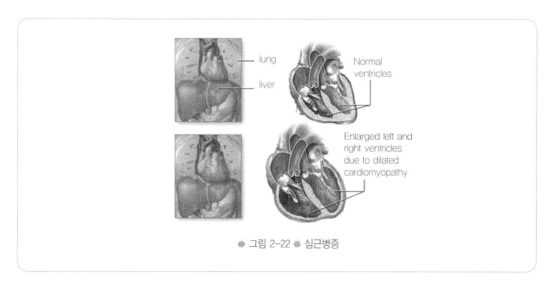

● 그림 2-22 ● 심근병증

• myocardial infarction 심근경색증

심장에 피를 공급하는 혈관이 막혀 그 동맥에 의해 영양분을 공급받는 부위가 괴사에 빠지는 것
이다. 주로 동맥경화증 등으로 관상동맥이 좁아져 있는 상태에서 혈전이 발생하거나 지나친 동
맥경화증 등에 의해 발생한다. 가슴의 통증과 식은 땀, 구토, 얼굴 창백, 혈압저하, 호흡수 증가
등 심하면 사망에 이르고, 중년 이후 남자에게 많이 발생한다.

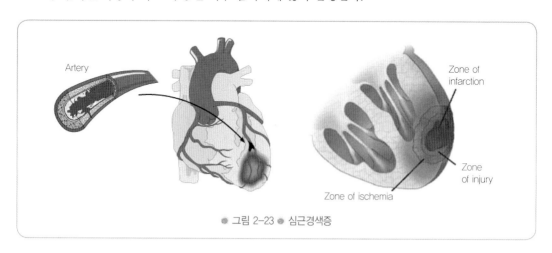

● 그림 2-23 ● 심근경색증

• hypertensive heart disease 고혈압심장병

고혈압에 의해서 생기는 심장병이며 심혈관계에 심장병을 유발할만한 다른 병터가 없이 좌심실
비대가 있어야 한다. 또한 고혈압을 앓은 병력이 있어야 하며 고혈압이 지속될 경우 심장이 제
구실을 하지 못하고 펌프로서의 기능을 잃어버리므로 심장기능상실에 빠지게 된다(동맥에 저항
이 증가되어 심장에서 혈액을 펌핑하는데 어렵고 혈관이 탄력을 잃고 딱딱하게 변화).

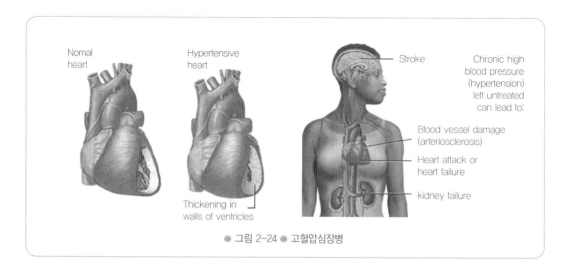

● 그림 2-24 ● 고혈압심장병

- congestive heart failure(CHF) 울혈성 심부전

심장의 원래 기능인 혈액을 말초로 보내는 펌프기능이 거의 없어진 상태이다. 피를 보내는 펌프 역할이 제대로 되지 않기 때문에 심장으로 들어오는 피는 심장으로 들어오지 못하고 정맥속에서 정체하게 된다. 그 결과 혈액이 말초의 정맥에 머물면서 여러 증상이 나타난다.

※ 폐를 돌아 좌심방으로 가야하는 피는 좌심방으로 들어가지 못하고 폐에 정체 → 폐에 산소와 이산화탄소를 교환하는 기능이 없어져 숨을 제대로 쉬지 못하게 된다(숨이 차고 숨쉬기 힘든 증상). 온몸을 돌아 우심방으로 들어가는 피도 못들어가고 말초에 정체 → 온몸이 붓게 된다.

원인은 심장판막증, 선천심장병, 허혈심장병, 심장근육병, 고혈압성 심장병 등이며 가슴뜀, 호흡곤란, 폐부종의 증상이 나타나고, 우심부전 시에는 팔다리 부종(edema), 간비대(hepatomegaly), 비장비대(splenomegaly), 흉수, 복수가 생긴다.

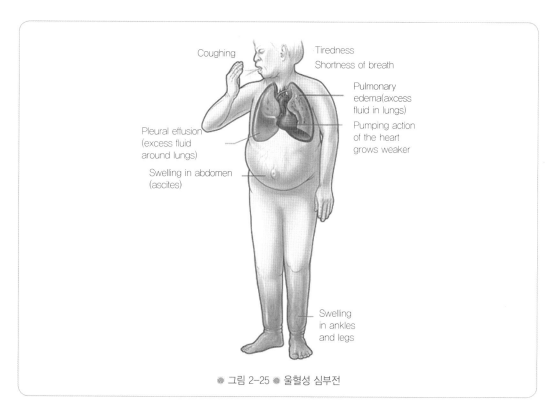

Coughing

Tiredness
Shortness of breath

Pulmonary edema(axcess fluid in lungs)

Pumping action of the heart grows weaker

Pleural effusion (excess fluid around lungs)

Swelling in abdomen (ascites)

Swelling in ankles and legs

◉ 그림 2-25 ◉ 울혈성 심부전

- bacterial endocarditis 세균심내막염

심내막이나 심장판막 또는 두 곳 모두에 발생하는 급성 또는 아급성 세균감염으로 일반적으로 포도구균에 의해 발생한다. 아급성 변화는 류마티스열로 손상된 심장판막에 녹색연쇄구균(streptococcus viridans)이 상주하면서 발생된다. 심잡음, 발열, 비장 비대, 색전 현상이 나타나는 특징이 있다.

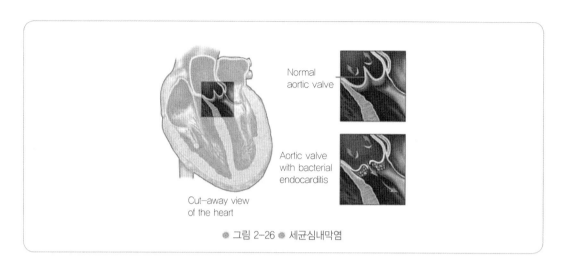

● 그림 2-26 ● 세균심내막염

- **myocarditis 심근염**

  심근의 염증 침윤과 근육세포의 괴사 또는 변성을 동반한 심장근육병이다. 나이와 상관없이 발생하고, 대부분 바이러스에 의해 나타난다(콕사키바이러스, 에코바이러스, 폴리오바이러스, 인플루엔자 A, B 등). 심장이 비대해지고, 맥박이 불규칙하게 뛰는 증상을 수반한다.

- **pericarditis 심장막염**

  심장막의 염증은 류마티스열, 결핵, 바이러스감염, 외상, 요독증, 전신홍반루프스, 악성종양, 방사선 등이 원인이 된다. 앞가슴 통증, 호흡곤란, 청색증, 가슴뜀 등의 증상이 나타난다.

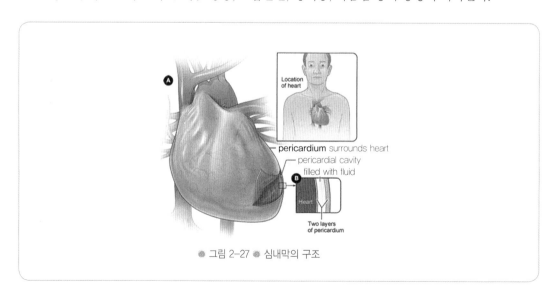

● 그림 2-27 ● 심내막의 구조

• endocarditis 심내막염

  심장의 내면을 싸고있는 심내막의 염증으로 염증이 생긴 부위가 작은 결절 덩어리를 이루며 솟
  아있는 것이 특징이다. 심장의 판막에 가장 많이 생기고, 류마티스열, 세균, 매독 등이 원인이 된
  다. 숨이 차고 맥이 빨라지는 증세가 나타나며 심장 판막에 주로 발생하므로 고도의 순환장애를
  일으켜 생명에 위험하다.

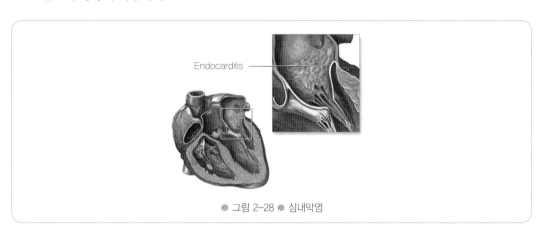

Endocarditis

◉ 그림 2-28 ◉ 심내막염

• rheumatic endocarditis 류마티스성 심내막염

  류마티스열 경과 중 발열, 관절염 등의 증상과 함께 심내막에도 염증이 발생한다. 반흔을 형성
  하여 판막의 비후, 변형, 융합, 확대되어 판막협착이나 폐쇄기능부족을 일으킨다.

• infective endocarditis 감염성 심내막염

  – acute infective endocarditis 급성 감염성 심내막염

    용혈성 연쇄상구균에 의해 발생한다. 괴사성, 궤양성, 침습성을 나타낸다.

  – subacute infective endocarditis 아급성 감염성 심내막염

    녹색연쇄상구균, 포도상구균 등에 의해 발생

    (*thromboendocarditis ulcerosa et polyposa 폴립성 궤양성 혈전성 심내막염으로도 불
    린다.)

• valvular stenosis 판막협착

  심장의 판막에서 일어난 협착, 열린 부분이 수축하거나 좁아진다.

• valvular insufficiency 판막기능부전

  하나 이상의 심장판막의 폐쇄부족증이다. 판막이 제대로 닫히지 않아 혈액이 틈새를 통해 역류
  한다.

• mitral regurgitation(MR) 승모판역류

승모판이 제대로 닫히지 않기때문에 좌심실에서 좌심방으로의 혈액이 역류한다.

• mitral stenosis(MS) 승모판협착

좌심방과 좌심실 사이에 있는 승모판이 충분히 열리지 않는 심장판막증으로 심장확장기에 좌심실로 혈액이 제대로 흘러들지 못해 폐에 혈액이 고이게 되고, 우심실까지 혈액이 고여 심장 전체의 기능에 이상이 나타난다. 주로 류마티스열의 후유증으로 발생하고 선천성은 드물다.

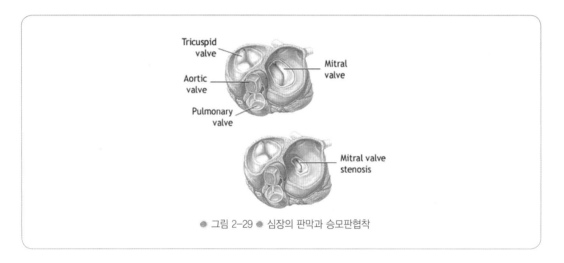

● 그림 2-29 ● 심장의 판막과 승모판협착

• aortic regurgitation(AR) 대동맥판 역류

대동맥 반달판막의 기능 상실 때문에 일어난다. 대동맥에서 좌심실쪽으로 혈액이 거꾸로 흐르는 것이다.

• aortic stenosis(AS) 대동맥 판막협착증

대동맥 판막구의 면적이 좁아져 대동맥으로 혈액을 보내기위한 좌심실의 압력 증가로 좌심실 비대를 유발한다.

• pericardial effusion 심장막 삼출

정상 심낭 내에는 30-50 ml의 맑고 투명한 담황색 액체가 존재하는데, 이를 초과하여 비염증성 액체가 고이는 것이다.

– serous pericardial effusion 장액 심장막 삼출

가장 흔하다. 울혈성 심부전, 저단백혈증의 경우에 발생한다.

– serous hemorrhagic pericardial effusion 장액혈액 심장막 삼출

심폐소생술 등 흉부 타박상 때 발생한다.

　– chylous pericardial effusion 암죽 심막증, 유미 심장막 삼출
　　림프관 폐색으로 발생한다. 심장막내의 내용물에 암죽성분이 섞여서 나타나는 것이다.

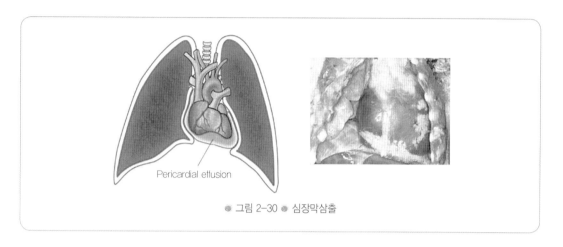

● 그림 2-30 ● 심장막삼출

• hemopericardium 혈심장막, 혈심낭
　심낭내 출혈에 의해 혈액이 고인 것으로 외상, 심근경색 등으로 심장벽이 천공되거나 관상동맥
　출혈이 원인이다.

• pericarditis 심장막염
　심장막의 염증. 원인은 류마티스열, 결핵, 바이러스감염, 외상 등이며 가슴통증, 호흡곤란, 청색
　증, 가슴떨 등의 증상이 나타난다.

## 5. 수술 용어

• coronary artery bypass graft(CABG) 관상동맥우회술
　관상동맥의 일부가 막히거나 좁아졌을 때 혈액공급을 개선하는데 쓰이는 외과적 치료이다. 인
　체의 다른 부분에서 정맥을 떼어 혈관이식을 하여 관상동맥이 막힌 부위보다 먼 쪽을 연결한다.

• bypass surgery 우회로조성술
　정상적인 해부학적 경로로부터 혈액이나 그 밖의 액체의 흐름을 전환시키는 수술이다.

• mitral commissurotomy 승모판 막경계 절개술, 승모판교련절개술
　승모판 협착의 이완을 위해 좁아진 승모판 구멍을 여는 것이다.

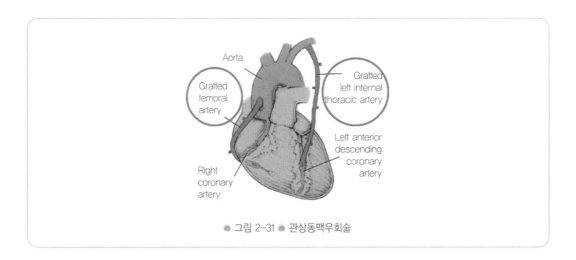

● 그림 2-31 ● 관상동맥우회술

- pericardiectomy 심장막 절제술
  심장막을 외과적으로 떼어내는 것이다.

- valvotomy 판막절개술
  심장판막을 절개하는 수술이다.

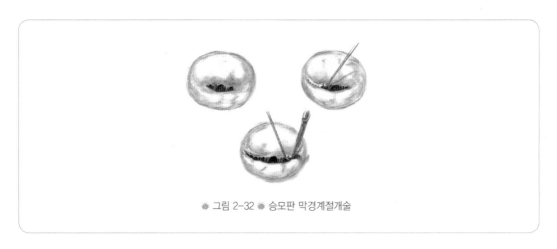

● 그림 2-32 ● 승모판 막경계절개술

- valvoplasty 판막성형술
  변형된 심장 판막의 외과적 재건으로, 협착이나 부족을 개선시킨다.

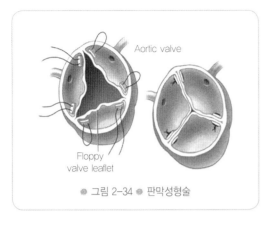

● 그림 2-34 ● 판막성형술

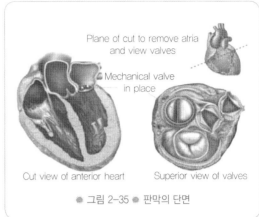

● 그림 2-35 ● 판막의 단면

• valve replacement 판막교환(치환)술

손상된 판막을 제거하고 인공 판막으로 대치하는 것이다.

- aortic Valve Replacement(AVR)

  대동맥판막치환

- mitral Valve Replacement(MVR)

  승모판판막치환

- double valve replacement(DVR)

  대동맥 및 승모판 판막치환

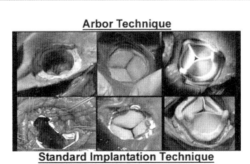

● 그림 2-36 ● 판막교환술의 종류

• percutaneous transluminal coronary angioplasty(PTCA) 피부경유혈관경유관상동맥성형술, 경피적혈관심장동맥확장술

balloon catheter dilation 풍선카테터확장술이라고도 하며 동맥경화증에 의한 관상동맥병과 협심증의 치료기술이다. 혈액의 흐름을 증진시키고 풍선이 달린 카테터를 대퇴동맥을 통해 삽입하여 대동맥을 지나 심장동맥까지 삽입한 후 풍선을 부풀려 동맥 지방축적물이나 플라크(plaque)를 눌러서 혈류통과를 좋게 하는 방법, 이후 카테터 제거한다. 이 방법은 방사선이나 초음파 영상하에 시행한다.

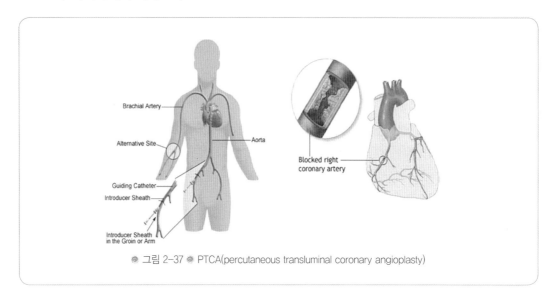

◉ 그림 2-37 ◉ PTCA(percutaneous transluminal coronary angioplasty)

• balloon valvuloplasty 풍선 판막성형술
풍선을 이용해서 좁아진 심장판막을 치료한다.

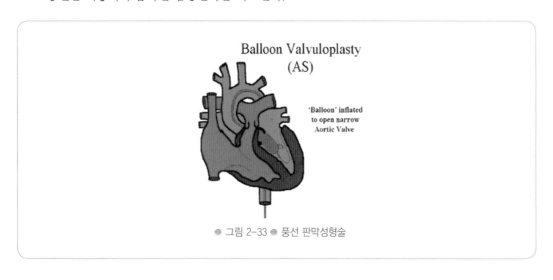

◉ 그림 2-33 ◉ 풍선 판막성형술

- coronary artery angioplasty with stent 관상동맥내 스텐트 적용술

  혈관성형술을 하면서 작은 코일 또는 diamond mesh tubular device를 관상동맥내에 남
  김으로써 재협착을 예방한다.

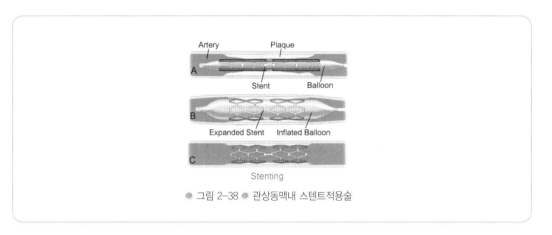

◎ 그림 2-38 ◎ 관상동맥내 스텐트적용술

- laser-assisted balloon angioplasty 풍선혈관성형술

  레이저불빛으로 관상동맥내의 죽상 병변을 증발시킨 후 풍선혈관성형술을 시행한다.

- heart transplantation 심장이식

  다른 사람의 심장을 환자에게 옮기는 외과 수술로, 질환이 있는 심장을 제거하고(후벽 남김), 심
  방, 대동맥, 폐동맥 문합술 시행한다.

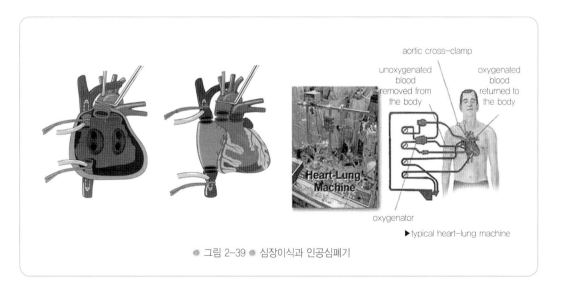

◎ 그림 2-39 ◎ 심장이식과 인공심폐기

조혈계 및 심혈관계

• extracorporeal circulation 체외순환, 몸밖순환

심장수술을 하는 동안 인공심폐기(heart-lung machine)를 사용하여 혈액은 심장을 떠나 인공심폐기로 가서 산소를 받고, 순환하기 위해 동맥으로 다시 들어오게 된다.

• cardiac catheterization 심장도관삽입, 심도자술, 심장카테터삽입

팔, 다리 또는 목의 정맥을 통해 심장에 작은 도관을 삽입. 혈액표본채취, 심장내압측장, 심장이상검출에 사용한다.

• cardiocentesis 심장천자

치료 또는 진단 목적으로 심낭에 외과적 천자를 하고 체액을 흡인하는 것이다.

• angiography 혈관조영술

염료를 혈중 또는 심장의 심실로 주입하고 심장과 가슴의 큰 혈관에 x-ray를 촬영한다.

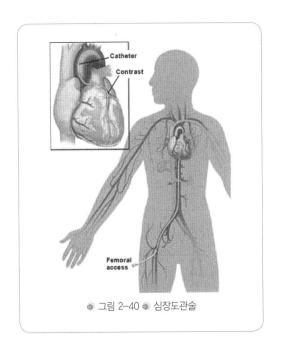

◎ 그림 2-40 ◎ 심장도관술

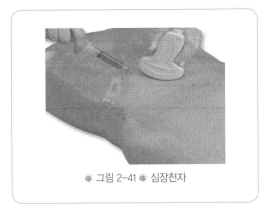

◎ 그림 2-41 ◎ 심장천자

• doppler ultrasound flowmeter 도플러 심초음파계(doppler ultrasonography)

초음파에서 도플러효과를 이용하여 작은 입자들(주로 적혈구)의 움직임을 분석하는 것으로, 돌아오는 반사음의 진동수 차이를 분석한다. 혈액 흐름 소리를 잡아내기 위하여 사용하며 팔, 목, 다리의 동맥과 정맥에 혈관폐색(죽상경화증, 혈전 등으로 막힘)을 조사하는데에 사용된다.

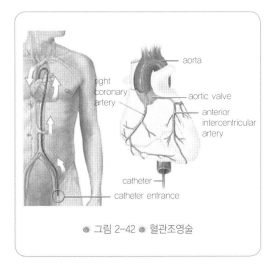

◎ 그림 2-42 ◎ 혈관조영술

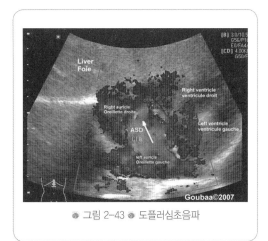

◎ 그림 2-43 ◎ 도플러심초음파

- echocardiography(Echo) 심장초음파검사

  흉벽이나 식도, 기관 내에 초음파를 발생시켜 심장, 대혈관의 형태, 동태를 기록하는 진단법이다. 초음파의 파동을 가슴에 전달하여 심장의 판막, 심실과 심방, 심장 표면으로부터 되돌아오는 반향음을 전기적으로 구성하고 기록하여 심장의 구조와 움직임을 기록한다.

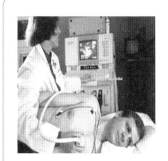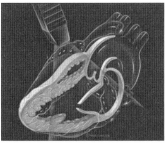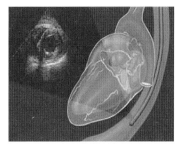

◎ 그림 2-44 ◎ 심장초음파검사

- cardiac scan 심장스캔

  허혈증과 심근경색이 있을 때 심장 수축 시 활동 감소를 보인다.

- cardiac MRI 심장자기공명영상

  수술전 선천성 심장질환, 심장종양, 큰 혈관의 병리적 문제 평가를 위해 시행한다.

- ventriculography 심실조영술

  조영제 주입 후 심실의 x-ray 촬영하는 것이다.

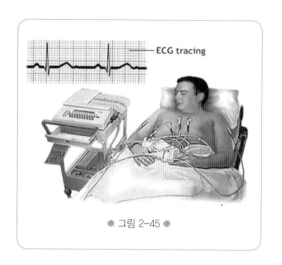

● 그림 2-45 ●

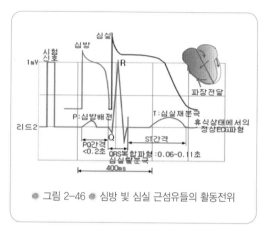

● 그림 2-46 ● 심방 빛 심실 근섬유들의 활동전위

- electrocardiography(ECG, EKG) 심전도법
  심장의 전기적 흥분을 파장형으로 기록하여 심근의 활동을 검사하는 방법이다.

- electrocardiography(ECG, EKG) 심전도
  SA에서 발생한 흥분파는 AV(atrioven-ticular)노드를 거쳐 격막과 purkinje 섬유를 흥분시켜 심장의 수축/이완기능을 수행한다. 심전도 파형은 심방과 심실의 흥분과 회복의 전파 및 이와 관련된 성분들로 분리가 가능하다. 심전도 파형은 심장질환의 유무를 검출할 수 있는 지표가 되므로 임상적으로 매우 중요하다(부정맥, 심근장애, 흥분의 전도 지연 등).
  – P파 : 심방이 수축되어 혈액을 심실로 보낸 신호 발생
  – QRS파 : 심실의 수축
  – T파 : 심실의 이완

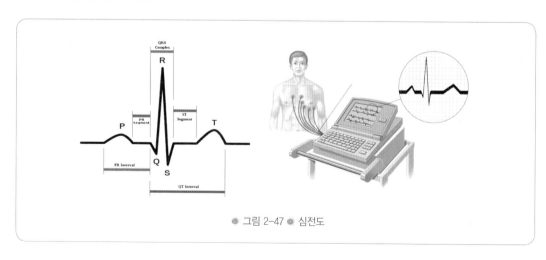

● 그림 2-47 ● 심전도

• stress test (운동)부하검사, 자극검사

exercise tolerance test 운동내성검사로도 불리며 신체적 운동(stress)에 대한 심장의 반응을 측정하는 것과 환자가 운동(treadmill exercise)하는 동안 EKG와 혈압, 호흡 등을 측정하는 것으로 나뉜다. 스트레스 증가시 EKG 변화는 심장 협심증, 허혈의 존재 및 중증도를 나타낸다.

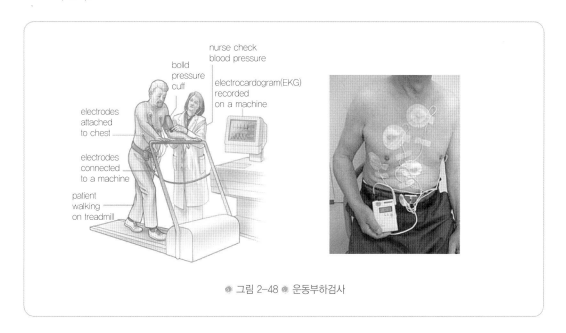

◎ 그림 2–48 ◎ 운동부하검사

• holter monitoring 홀터모니터

부정맥 진단을 위해 심전도기를 몸에 일정시간(24시간) 부착하는 방법으로 리듬의 비정상적 변화를 기록한다.

• thrombolytic therapy 혈전용해요법

혈액응고(blood clot)를 용해하는 약(tissue type plasminogen activator, streptokinase, urokinase 등)을 관상동맥혈전증 환자의 혈류 속에 주사하여 심장의 혈류를 회복하고, 심근에 대한 돌이킬 수 없는 손상을 줄이는 방법이다. 심장발작(heart attack)이 시작된 후 12시간 이내에 수행되어야 하며 혈전용해제 사용으로 심근경색환자의 사망률을 25% 감소시킨다.

• cardioversion(defibrillation) 심장제세동, 심장잔떨림제거, 심장율동전환

전기적 충격에 의해 심장 세동 등 부정박동을 정상 심장박동으로 회복시키는 것(외부심장율동전환)이다. 심장 내부에 전극을 심고 그 전극을 통해 전기적 자극을 가해서 부정맥을 치료(내부심장율동전환)한다.

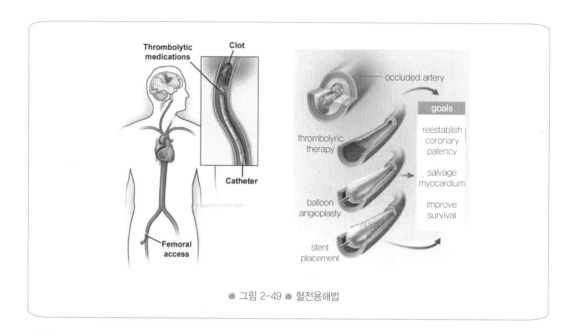

● 그림 2-49 ● 혈전용해법

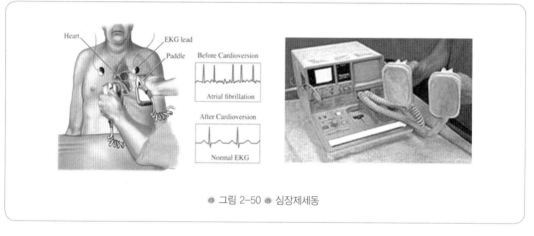

● 그림 2-50 ● 심장제세동

- pacemaker 박동조율기
  심장근육을 전기로 자극하여 심한 느린 맥에서 심장박동률을 증가시키는데 사용되는 전기적 장치이다.

- cardiopulmonary resuscitation(CPR) 심폐소생술
  심장의 활동이나 호흡이 갑자기 정지된 경우 생명을 구하기 위한 응급처치
  ① 확인 : 어깨 두드리며 반응을 확인한다.
  ② 신고 : 119 신고 및 자동심장충격기(AED)를 요청하고 호흡을 확인한다.
  ③ 압박 : 분당 100-120회로 강하고 빠르게 30회 압박한다.

④ 호흡 : 기도를 열고 가슴이 부풀어 오르도록 2회의 인공호흡을 한다.

⑤ 반복 : 가슴 압박과 인공호흡을 30:2로 119 구급대원이 오기 전까지 반복한다.

⑥ AED 자동심장충격기가 도착하면 기계의 지시에 따라 행동한다.

– 2차 구명처치

    drug 약물 투여

    electrocardiography 심전도

    fibrillation treatment 세동치료

    gauge 계측과 예후 판정

    hypothermia 저체온요법

    intensive care 집중치료

## CPR for Children Over 8 Years and Adults

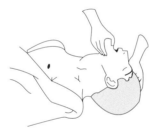

1. Look, listen, and feel for breathing and pulse if breathing or pulse is absent, open the airway

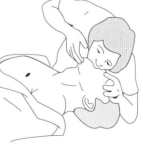

2. Tilt the head back, close the nose, and give 2 full breaths Check the pulse. If there is no pulse, or breathing, start CPR

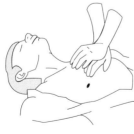

3. Start chest compressions if one person is performing CPR, do 15 chest compressions, then two full breaths, Repeat. If two people are performing CPR, one person does 5 chest compressions, then the other gives one full breath, Repeat.
See "CPR for person over 8 years" for more detailed information.

◉ 그림 2-51 ◉ 8세 이상과 성인의 심폐소생술

＊아래는 심장의 내부 모습이다. 1~3 물음에 답하시오.

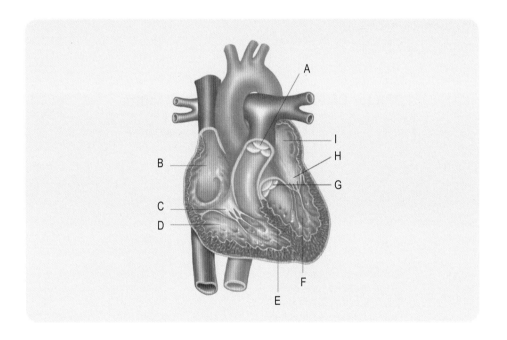

01 "좌심방 → (     ) → 좌심실"에서 (  )는?

(기호 :        의학용어 :                     )


02 전신순환을 거쳐 산소를 잃은 혈액이 심장으로 들어오는 부분은?

(기호 :        의학용어 :                     )


03 혈류가 폐동맥줄기에서 우심실로 역류하지 않도록 막는 역할을 하는 막은?

(기호 :        의학용어 :                     )

*4~16 문제를 아래 보기에서 골라 답을 쓰시오.

〈보기〉

- cardioversion
- pulmonary artery
- patent ductus arteriosus
- ischemic heart disease
- angina pectoris
- valvotomy
- pulmonary vein
- congestive heart disease
- cardiac arrest
- bypass surgery
- atrial septal defect
- hemopericardium
- endocarditis
- valvuloplasty
- valve replacement
- myocardial infarction
- holter monitoring
- echocardiography
- sinoatrial node
- ultrasonography

04  정상심장에서 특수전도계의 자극전도 시작부위는?

05  심장박동이 정지해서 혈액을 방출할 수 없게 된 상태?

06  좌심방과 우심방 사이 중격의 결손은?

07  관상동맥의 부분적 폐쇄, 심장이 많이 활동시 증세가 수반되는 병은?

08  심낭내 출혈에 의하여 혈액이 저류되는 것?

09   심장의 내면을 싸고 있는 심내막의 염증?

10   태생기에 생긴 동맥관이 생후에도 닫히지 않는 기형은?

11   심근에 허혈성 변화를 가져오는 병은?

12   심장에 피를 공급하는 혈관이 막혀 그 동맥에 의해 영양분을 공급받는 부위가 괴사에 빠지는 질환은?

13   심장이 혈액을 말초로 보내는 펌프와 같은 기능이 상실된 상태는?

14   변형된 심장 판막의 외과적 재건을 통해 협착이나 부족을 개선시키는 수술은?

15   부정맥 진단을 위해 심전도기를 몸에 일정시간 부착하는 검사는?

16   초음파를 이용해서 심장, 대혈관의 형태, 동태를 기록하는 진단법?

**17** 다른 사람의 심장을 환자에게 이식하는 외과수술은?

**18** 심실사이의 사이막(중격)에 작은 구멍이 있는 선천성 심장질환은?

① TOF     ② VSD     ③ ASD     ④ PDA     ⑤ PFO

**19** 심장질환의 진단을 위한 검사로 묶인 것은?

〈보기〉

가. heart scan     나. echocardiography
다. cardiocentesis     라. encephalography

① 가, 나, 다     ② 가, 다     ③ 나, 라
④ 라     ⑤ 가, 나, 다, 라

**20** arrythmia로 모두 묶인 것은?

〈보기〉

가. flutter     나. fibrillation
다. palpitation     라. heart block

① 가, 나     ② 가, 나, 다     ③ 가, 나, 라
④ 나, 다, 라     ⑤ 다, 라

정답

01. H, mitral valve  02. B, right atrium  03. A, pulmonary valve  04. sinoatrial node
05. cardiac arrest  06. atrial septal defect  07. angina pectoris  08. hemopericardium
09. endocarditis  10. patent ductus arteriosus(PDA)  11. ischemic heart disease
12. myocardial infarction 13. congestive heart disease  14. valvuloplasty
15. holter monitoring  16. echocardiography  17. heart transplantation 18. ②
19. ①  20. ③

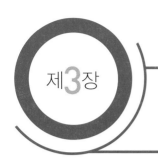

제3장 호흡기계

# 1. 호흡이란?

공기 중 산소를 얻어 혈액으로 보내고, 혈액 중 이산화탄소를 공기로 내보내는 작용이다.
- 상부호흡기계 : 코, 코안, 인두, 후두
- 하부호흡기계 : 기관, 기관지, 폐, 흉막

### 1) 호흡경로

• 호흡경로는 단순 기도와 호흡영역으로 나뉘고 이들의 순서에 따라 호흡이 이루어 진다.

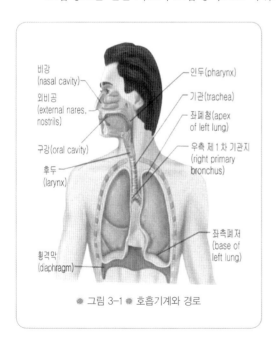

● 그림 3-1 ● 호흡기계와 경로

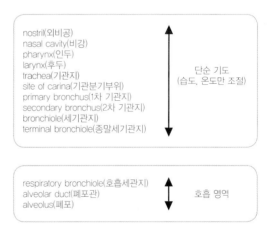

## 2. 해부학적 용어

### 1) nose 코

호흡기관이며 후각을 담당하는 기관. 코를 통해 공기가 코 안으로 들어간다(코뿌리, 코등, 코끝, 코바닥, 콧망울). 그림 3-2

- nasal cavity 코 안, 비강
  콧구멍에서 목젖 윗부분에 이르는 코 안의 빈 곳. 냄새를 맡고, 공기 중 이물을 제거, 들이마시는 공기를 따듯하게 데워준다.

■ 코 안은 비중격(nasal septum)에 의해 좌우로 나뉜다.

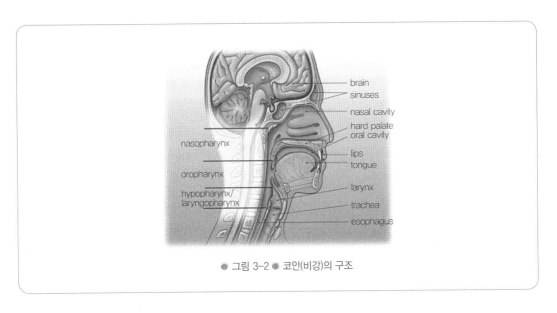

● 그림 3-2 ● 코안(비강)의 구조

- paranasal sinus 코 곁굴, 부비동
  머리뼈 내의 콧구멍과 통하여 점막으로 덮여 속이 비어 공기로 차 있는 공간. 호흡 시 공기를 데워주고, 소리를 낼 때 공명을 시켜주는 기능을 한다.
  - 위턱굴, 상악동 maxillary sinus
    가장 크고, 아랫면이 치아의 뿌리와 접해있어 염증이 가장 많이 발생하는 장소이다.
  - 벌집굴, 사골동 ethmoid sinus
    염증이 많이 발생한다.
  - 이마굴, 전두동 frontal sinus

앞이마뼈 속에 있는 굴로 굴의 열린 구멍을 거쳐 코안으로 통한다.
- 나비굴, 접형동 sphenoidal sinus
  접형골체의 전부에 위치한 쌍의 부비동

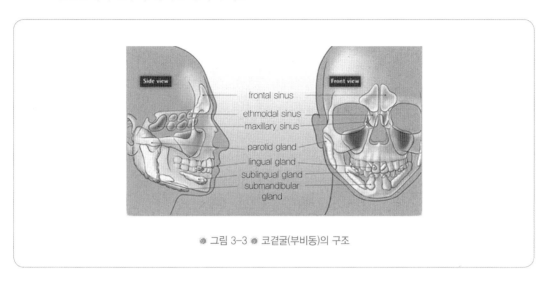

● 그림 3-3 ● 코곁굴(부비동)의 구조

## 2) pharynx 인두, larynx 후두

- pharynx 인두
  구강, 비강 그리고 식도 사이의 근점막 공간으로서 구강 뒤쪽에 비강과 후두 사이에 위치한다.

■ 기능
① 음식물 이동을 위한 구강에서 식도까지의 통로
② 공기 이동을 위한 비강과 후두 사이의 통로
③ 목소리를 내는데 도움을 준다.

■ 구성
- nasopharynx 코인두
  중이와 이관으로 통하여 귀와 인두의 기압 차 조정, 인두 편도(pharyngeal tonsil)에 위치한다.
- oropharynx 입인두
  목구멍 편도(palatine tonsil)에 위치한다.
- laryngopharynx 후두인두
  입으로부터는 음식물이 코로부터는 공기가 지나가는 통로로 후두 (larynx)와 식도(esophagus)
  로 나뉘어진다.

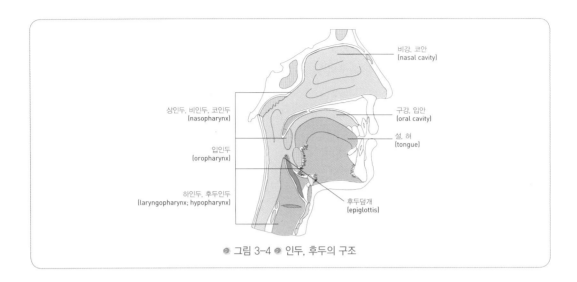

비강, 코안
(nasal cavity)

상인두, 비인두, 코인두
(nasopharynx)

구강, 입안
(oral cavity)

입인두
(oropharynx)

설, 혀
(tongue)

하인두, 후두인두
(laryngopharynx; hypopharynx)

후두덮개
(epiglottis)

◉ 그림 3-4 ◉ 인두, 후두의 구조

- larynx 후두
  인두와 기관 사이에 위치, 연골과 근육으로 이루어져 있다. 발성(vocal cords) 과 호흡작용을
  한다.

- tonsil 편도
  입 속의 양 쪽 구석에 퍼져 있는 림프 소절의 집합체. 혀 편도, 목구멍 편도, 이관 편도로 나누어
  진다. 또한, 면역기능에 관여한다.

- epiglottis 후두덮개
  연골조직으로 후두에 위치. 음식물이 식도로 넘어갈 때 기관과 후두로 들어오지 못하도록 후두
  를 덮는 역할을 한다.

- laryngeal cartilage 후두연골
  뒤통수를 이루고 있는 연골이다.

- vocal cord 성대
  후두의 중앙부에 있는 소리를 내는 기관이다. 두 개의 인대로, 자유롭게 늘어나고 줄어들어 공
  기의 통로 폭을 조절하며 폐에서 나오는 공기에 의하여 진동되어 소리가 발생한다.

### 3) trachea 기관, bronchus(bronchi) 기관지

- trachea 기관
  공기를 후두에서 좌우 기관지까지 보내는 10.5cm정도의 통로이다.
  – tracheal bifurcation 기관 갈림

호흡기계

기관에서 좌우 기관지로 나뉘어지는 곳이다.

• bronchus(bronchi) 기관지

  기관이 좌우 기관지로 나뉘어져 폐로 들어가는 것이다.

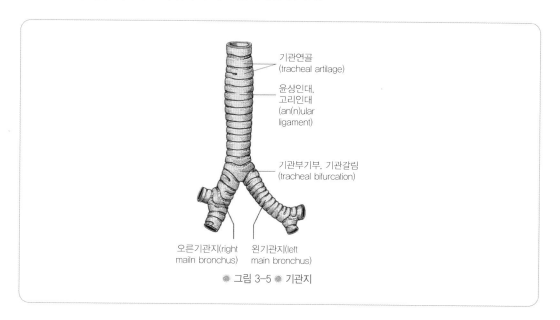

◉ 그림 3-5 ◉ 기관지

• bronchioles 세기관지

  기관지의 가장 작은 가지(직경 1mm이하) 폐문으로 들어온 기관지는 세기관지로 나뉘어지고 세기관지의 끝은 폐포(alveolus)에 의해 쌓여있다.

• alveolus(alveoli), air sac 꽈리, 폐포

  기관지 끝에 달려 있는 작은 주머니 모양의 구조물로서 산소와 이산화탄소의 가스 교환이 일어나는 세포로 구성되어있다.

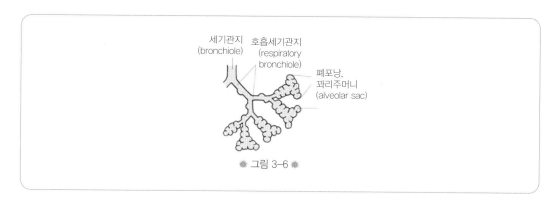

◉ 그림 3-6 ◉

## 4) lung 폐, pleura 흉막 그림 3-7

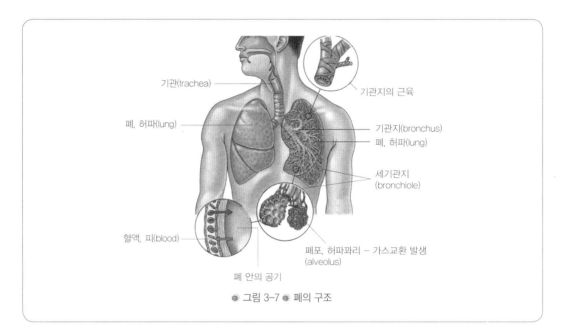

기관(trachea)

기관지의 근육

폐, 허파(lung)

기관지(bronchus)

폐, 허파(lung)

세기관지 (bronchiole)

혈액, 피(blood)

폐포, 허파꽈리 – 가스교환 발생 (alveolus)

폐 안의 공기

◎ 그림 3-7 ◎ 폐의 구조

• lung 폐

좌우 2개의 폐로 구성

– 좌폐(2개의 엽 lobes)

– 우폐(3개의 엽 lobes)

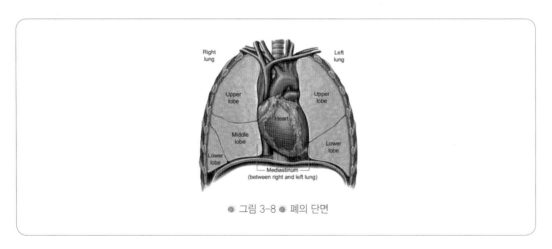

◎ 그림 3-8 ◎ 폐의 단면

① apex 폐꼭대기

② base 폐바닥

③ hilus 폐문
   기관지, 혈관, 림프관, 신경 등이 폐로 들어가는 입구

 • pleura 가슴막, 흉막
   폐를 싸고 있는 이중으로 된 막. 벽쪽 가슴막(parietal pleura), 내장쪽 가슴막(visceral pleura)이 있다.

 • pleural cavity 흉막강
   벽쪽 가슴막과 내장쪽 가슴막 사이의 공간, 흉막액이 들어있다.

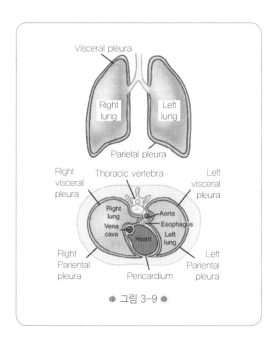

● 그림 3-9 ●

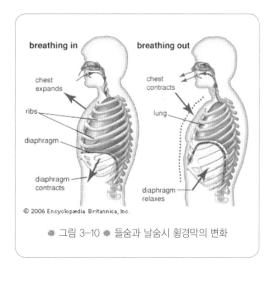

● 그림 3-10 ● 들숨과 날숨시 횡경막의 변화

 • diaphragm 가로막, 횡경막
   흉강과 복강을 구획하는 근육성의 막, 포유류에만 있다. 그림 3-10

 • mediastinum 세로칸, 종격
   양쪽 폐 사이의 공간이며 아래는 횡경막(diaphragm), 앞으로는 흉골(sternum), 뒤로는 척추(vertebra)로 둘러싸여있다. 또한, 심장, 대동맥, 기관, 식도, 가슴샘(thymus gland)이 위치해있다.

## 3.증상 용어

- Cheyne Stokes respiration 교대성 무호흡, 체인 스토크스 호흡
  중추신경장애에 의한 혼수시 나타나는 특징적인 호흡으로 호흡의 깊이가 규칙적으로 증감하며 무호흡기가 교대하는 호흡이다.

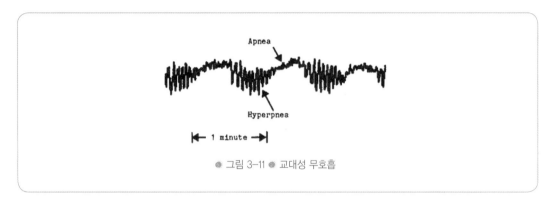

● 그림 3-11 ● 교대성 무호흡

- hyperventilation 과호흡
  지나친 호흡운동에 따라서 몸안의 탄산가스가 너무 많이 배출되어 몸안에 있는 이산화탄소의 분압이 정상수치보다 낮아져 결국 혈액이 알칼리화(alkalosis) 되므로 심장에 맥박이 불규칙하게 뛰게된다(부정맥). 심근허혈, 의식저하, 어지러움, 실신, 시력장애 등의 증상이 나타난다.

## 4.진단 용어

- deviated nasal septum 코중격만곡, DNS
  비 중격이 한쪽으로 휘는 것이다. 그림 3-12

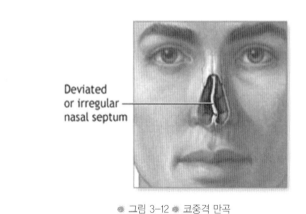

● 그림 3-12 ● 코중격 만곡

- sinusitis 굴염, 부비동염

  바이러스, 세균, 진균 감염과 알레르기비염에 의해 생긴 부비동의 염증이다.

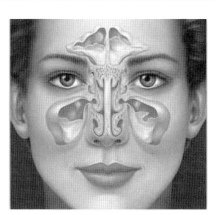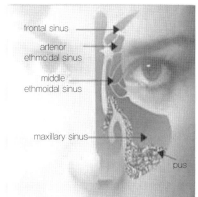

● 그림 3-13 ● 범부비동염

- pansinusitis 범부비동염

  부비동 전체의 염증이다.

- tonsillitis 편도염

  편도, 특히 입천장편도의 염증이다.

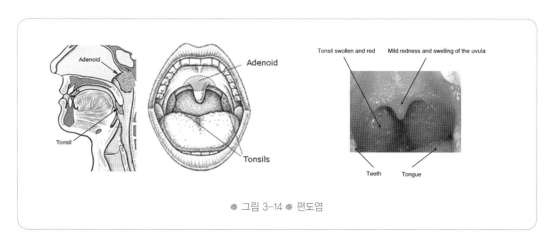

● 그림 3-14 ● 편도염

- DPT 예방접종

① diphtheria 디프테리아 : 심각한 박테리아성 전염병으로, 편도 · 인두 · 코에 막이 생기

고 목이 아프며 열이 나는 상기도 감염 외에 피부·결막·생식기 감염과 심근염, 신경염을 일으킨다.

② tetanus 파상풍 : 박테리아성 질환으로, 정원의 오물이나 녹슨 철물 등에 상주해 있다가 장미 가시나 금속 등에 찔렸을 때 몸 속으로 들어가 번식하여 독소를 만들고 근육에 경련을 일으킨다.

③ pertussis, whooping cough 백일해 : 영아에게서 나타나는 질병 가운데 가장 위험한 질환으로, 호흡기를 통해 전염되며 면역성이 없으면 거의 90% 이상 전염된다. 점액이 기도를 막아 숨쉬기 어려울 만큼 기침을 하게 만들고, 이로 인해 폐에 산소가 공급되지 못하면 치명적일 수도 있다.

• bronchiectasis 기관지확장

기관지의 내강 일부가 변형되고 확장되는 병이다. 악취호흡, 기침발작, 점액 및 농성 물질의 객출을 특징으로 한다.

• asthma 천식

기관지가 과민하여 보통의 자극에도 기관지가 경련성으로 수축하고, 점막이 붓고, 점액이 분비되어 내강이 좁아져 숨쉬기가 힘들어진다. 진드기, 꽃가루, 곰팡이, 동물의 털, 비듬 등에 대한 알러지 반응이 주원인이다.

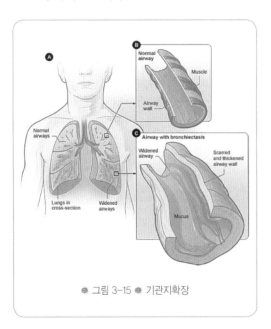

● 그림 3-15 ● 기관지확장

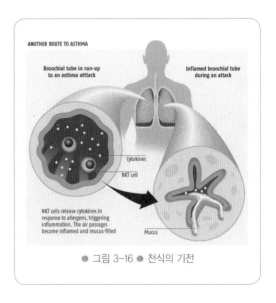

● 그림 3-16 ● 천식의 기전

• bronchogenic carcinoma 기관지암

폐의 기관지 점막에서 기원하는 종양으로 폐암 중 가장 흔한 형태(90%이상)이다.

① 현미경적 분류

 - 편평상피암(squamous cell carcinoma)

 - 샘암종(adenocarcinoma)

 - 큰세포암종(large cell carcinoma)

 - 소세포암종(small cell carcinoma)

② 임상적 분류

 - 비소세포암(non-small cell lung carcinoma)

 성장이 느리고, 수술적 제거가 기본으로 시행된다. 또한 예후도 좋다.

 - 소세포암(small cell lung carcinoma)

 성장이 빠르고, 방사선 치료가 기본으로 시행되지만 예후가 나쁘다.

• atelectasis 무기폐

폐전체 또는 일부분의 폐포속에 공기가 없어지는 것을 말한다. 즉, 폐포가 완전히 펴지지 못하고 쪼그라들어 있어서 폐포의 기능인 가스교환을 하지 못하는 상태이다. 폐암, 이물질, 과도한 분비물에 의해서 폐포속으로 공기를 소통 시키는 통로의 폐쇄가 원인이다.

• emphysema 폐공기증, 폐기종

폐와 폐포의 탄력소실로 폐포가 과도하게 확장되어 공기가 축적되는 것으로 영구적 비정상 확장과 만성기관지염의 경우가 있다. 그림 3-18

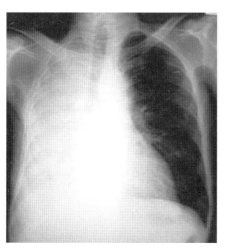

◎ 그림 3-17 ◎ 무기폐 환자의 흉부 X-ray

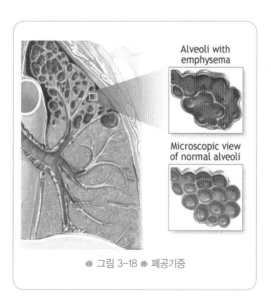

Alveoli with emphysema

Microscopic view of normal alveoli

◎ 그림 3-18 ◎ 폐공기증

- pneumonia 폐렴

  폐의 염증으로 폐포내 공기대신 염증세포나 삼출액으로 가득차서 호흡곤란을 야기한다.

  ① 위치로 분류

      - lobar pneumonia

        폐의 대엽 전체에 퍼진 것

      - lobular pneumonia

        소엽단위에 한정된 것

  ② 원인균

      - 세균성 폐렴

      - 바이러스성 폐렴

      - 알레르기성 폐렴

- pulmonary embolism 폐색전증

  폐동맥이 막혀서 일어나는 병으로 혈류가 나빠져서 혈액이 굳은 혈전이나, 몸의 다른 부분에서 생긴 혈전 또는 이물(혈관내로 들어온 공기나 수술 중 들어온 체지방 등)이 흘러들어와 폐동맥을 막는 것이다.

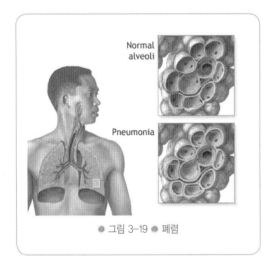

◉ 그림 3-19 ◉ 폐렴

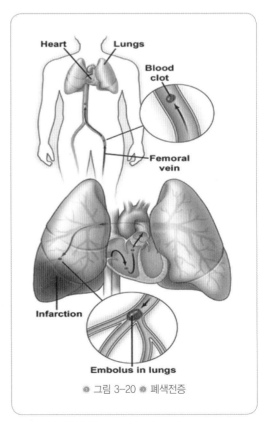

◉ 그림 3-20 ◉ 폐색전증

• pulmonary tuberculosis 폐결핵

결핵균에 의해 폐에 감염된 감염병이다. 결핵균은 막대같이 생긴 간균으로 건조한 생태에서도
생존이 가능하다. 작은 침방울 속에 섞여 나온 균이 건조된 미세한 침방울 속에 실려 공기 중에
떠다니다가 사람이 호흡할 때 폐 속으로 빨려들어가 감염된다. `그림 3-21`

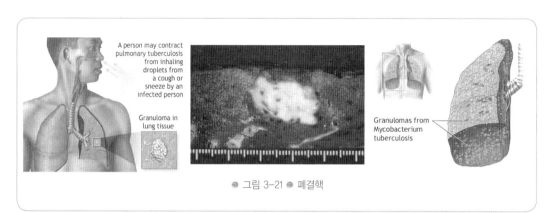

◉ 그림 3-21 ◉ 폐결핵

• pneumoconiosis 허파먼지증, 폐먼지증, 진폐증

눈에 보이지 않을 정도로 작은 크기의 먼지가 호흡기를 통해 폐로 들어가서 쌓이게 되어 점차 폐가
굳어지고 제 역할을 하지 못하게 되는 병이다. 석탄가루증(anthracosis), 금폐증(silicosis), 석
면폐증(asbestosis), 면폐증(byssinosis), 철침착증(siderosis) 등이 있다. `그림 3-22`

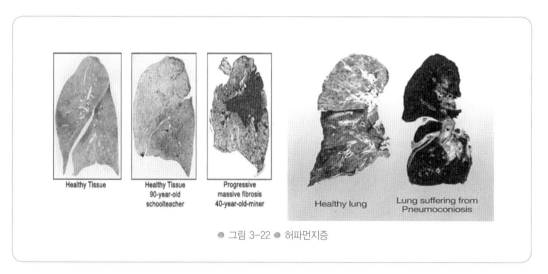

◉ 그림 3-22 ◉ 허파먼지증

• pleural effusion 가슴막삼출, 흉막삼출

흉막강내 과도학 체액의 축적

호흡기계

• pneumothorax 공기가슴증, 기흉

홍막강에 공기나 가스가 들어차 홍벽과 혜쪽의 두 홍면이 서로 떨어진 상태. 가슴관(chest tube)을 삽입하여 공기나, 가스를 외부로 배출시켜 치료한다.

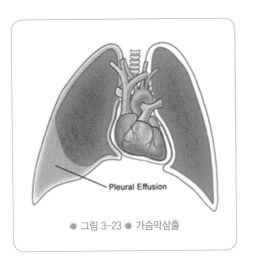

그림 3-23 ◈ 가슴막삼출

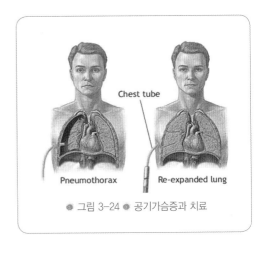

◈ 그림 3-24 ◈ 공기가슴증과 치료

## 5. 수술 용어

• turbinectomy 코선반절제술

코선반의 비대나 알러지성 비염의 경우 코선반의 수술에 의한 제거를 시행한다. 그림 3-25

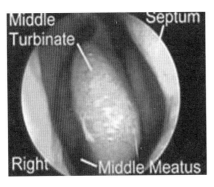

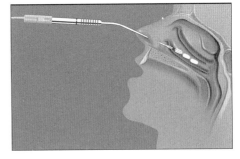

◈ 그림 3-25 ◈

• rhinoplasty 코성형술

낮은 코를 높이거나 모양이 좋지 않은 코를 아름답게 하는 미용적인 코의 성형술이다.

• caldwell-Luc operation 위턱굴근치수술, 상악동근치술

상악동염(maxillary sinusitis)의 경우에 상악동 절개 후 상악동내 점막을 제거해주는 수술이다.

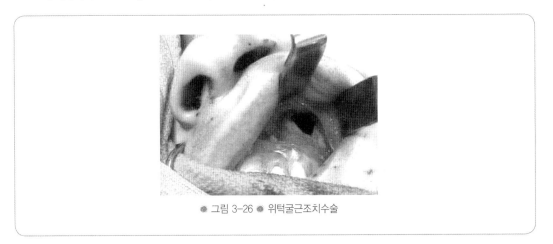

◉ 그림 3-26 ◉ 위턱굴근조치수술

호흡기계

• tracheotomy 기관절개술

기관(trachea)를 절개하는 수술이다. 그림 3-27

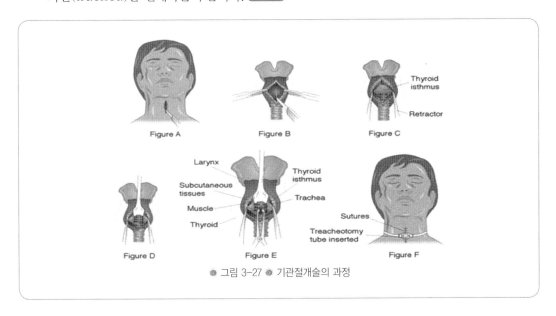

◉ 그림 3-27 ◉ 기관절개술의 과정

• tracheoplasty 기관성형술

좁아진 부위 및 병변이 있는 기관을 잘라내고 기관을 연결하는 수술이다. 그림 3-28

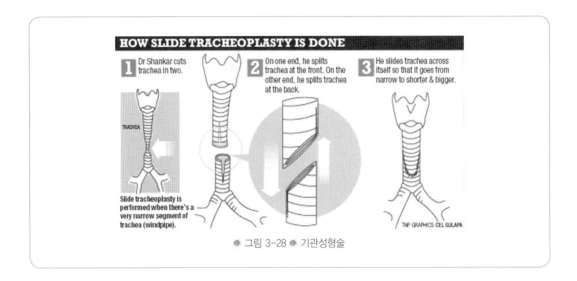

● 그림 3-28 ● 기관성형술

- tracheostomy 기관창냄술, 기관조루술

  목의 피부를 통해 기관(trachea)에 구멍을 만들어 호흡을 위한 관을 삽입하는 것이다. 그림 3-29

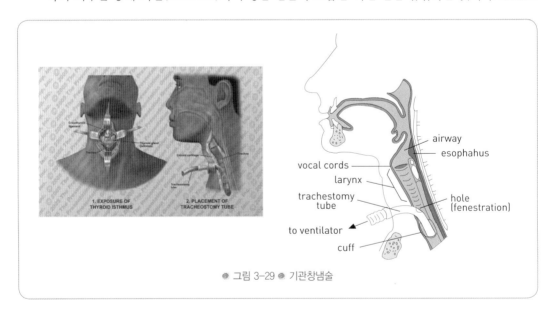

● 그림 3-29 ● 기관창냄술

- pneumonectomy 허파절제술, 폐절제술

  폐를 일부 또는 완전히 절제하는 수술이다. 그림 3-30

- thoracotomy 개흉술

  흉강안 장기 치료를 위해 늑골 사이를 절개하는 것(외상 또는 질병)

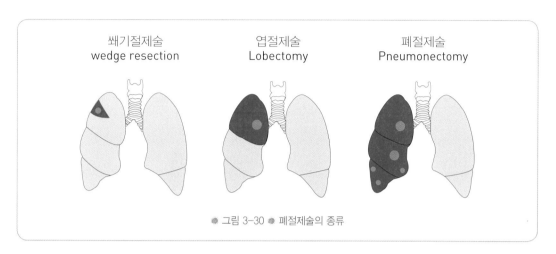

쐐기절제술
wedge resection

엽절제술
Lobectomy

폐절제술
Pneumonectomy

◎ 그림 3-30 ◎ 폐절제술의 종류

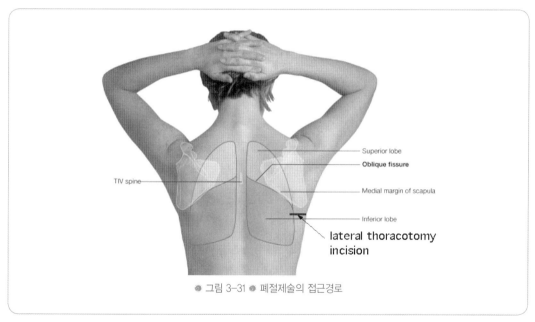

Superior lobe

Oblique fissure

Medial margin of scapula

TIV spine

Inferior lobe

lateral thoracotomy incision

◎ 그림 3-31 ◎ 폐절제술의 접근경로

- thoracoplasty 가슴성형술, 흉부성형술

갈비뼈를 절제하고, 흉벽을 안쪽으로 이동시켜 병이 있는 허파(폐)를 허탈시키는 수술. 폐결핵수술의 하나로 병터에 직접 손을 대지 않고 병터를 위축시켜 치료하려는 것으로 간접효과를 기대할 수 있다.

- pulmonary function test (PFT) 폐기능 검사

호흡곤란의 원인이나 폐기능 상태가 수술에 견딜 수 있는지 알아보기 위해 실시하는 폐의 기능을 검사하는 것이다. 그림 3-33

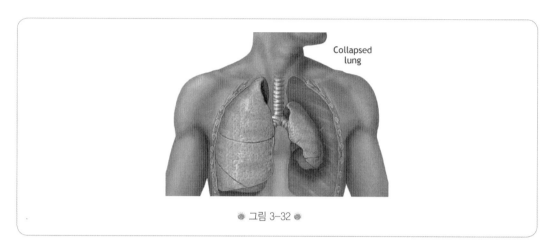

◈ 그림 3-32 ◈

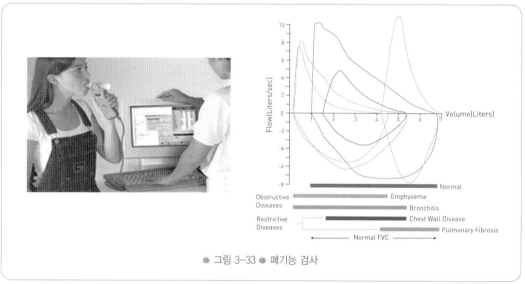

◈ 그림 3-33 ◈ 폐기능 검사

• thoracentesis  흉강천자, 가슴천자

진단 또는 치료 목적으로 흉막강 내에 고인 비정상적 액체를 빼내는 것이다(혈액, 림프액, 삼출액 등).

• bronchoscopy 기관지경술

내시경을 이용하여 기관(tracha)이나 기관지(bronchus)를 검사하는 것이다. 그림 3-35

• tuberculin skin test (TST) 결핵피부반응검사

결핵균에서 분리한 단백인 PPD(purified protein derivative)를 피내주사한 후 생기는 피부 병변의 크기를 기준(성인은 대게 10mm이상이면 양성)으로 결핵균 감염 여부를 확인하는 검

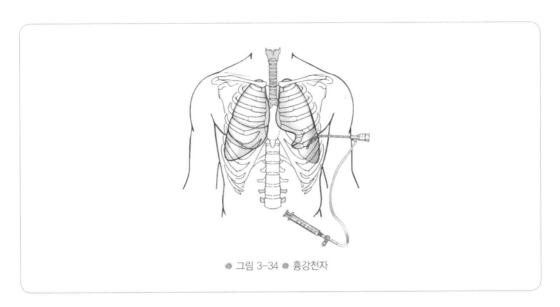

◎ 그림 3-34 ◎ 흉강천자

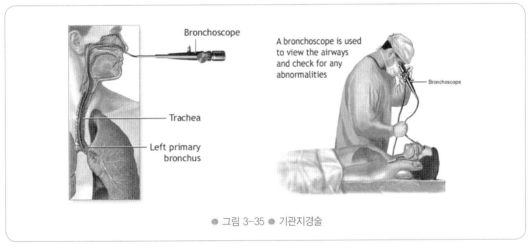

◎ 그림 3-35 ◎ 기관지경술

사법이다.

결핵균에 한번이라도 노출되면 양성반응이 나타난다. 그림 3-36

• endotracheal intubation 기관내삽관

기도확보와 호흡조절 목적으로 기관내 삽관

cf. nasogastric intubation 영양 공급, 위내용물을 밖으로 배출한다. 그림 3-37

• postural drainage 체위 배출

환자의 자세 변화를 통해 폐분절의 기울기를 변화시켜 객담을 배출시키는 것 그림 3-38

호흡기계

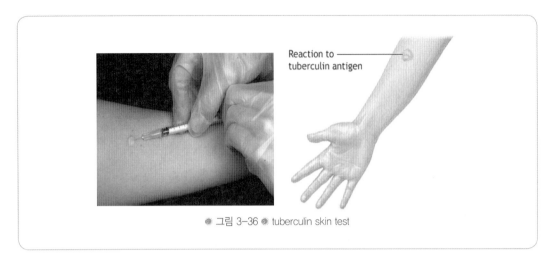

● 그림 3-36 ● tuberculin skin test

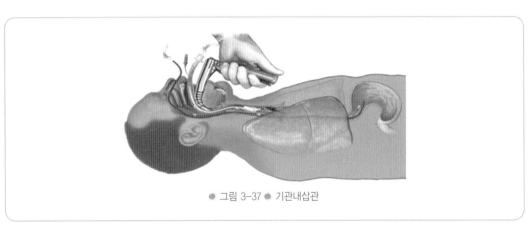

● 그림 3-37 ● 기관내삽관

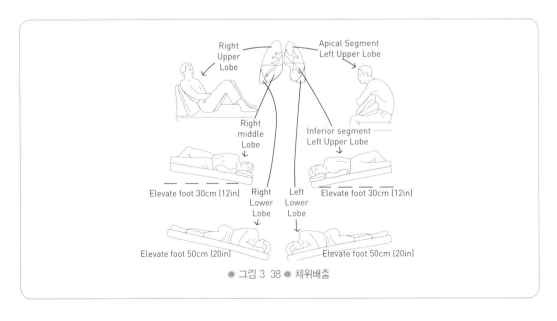

● 그림 3 38 ● 체위배출

\*아래는 흉강의 내부 모습이다. 1~3 물음에 답하시오.

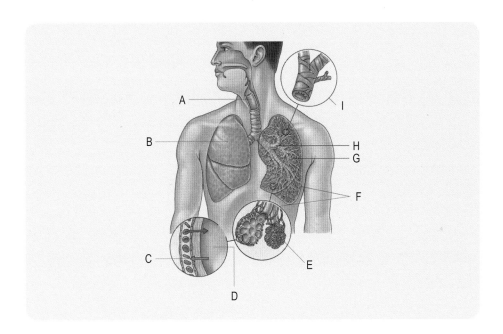

01  숨쉴 때 공기가 드나들며 후두에서 폐로 이어진 숨길은?

(기호 :          의학용어 :                    )

02  폐 내의 이차기관지가 다시 가지를 쳐서 직경이 1mm 이하의 작은 가지는?

(기호 :          의학용어 :                    )

03   기관지 끝에 달려있으며, 가스교환이 일어나는 곳은?

    (기호 :        의학용어 :               )

＊4~16 문제를 아래 보기에서 골라 답을 쓰시오.

〈보기〉

| | |
|---|---|
| • diaphragm | • mediastinum |
| • pyothorax | • hemothorax |
| • emphysema | • pneumothorax |
| • caldwell-luc operation | • thoracotomy |
| • sinusitis | • pyopneumothorax |
| • lobectomy | • tonsil |
| • wedge resection | • asthma |
| • epiglottis | • endotracheal intubation |
| • pulmonary tuberculosis | • pneumoconiosis |
| • bronchiectasis | • pleura |

04   사람의 입속 양쪽 구석에 퍼져 있는 림프 소절의 집합체로 면역기능에 관여하는 것은?

05   음식물이 식도로 넘어갈 때 기관과 후두로 들어오지 못하도록 후두를 덮는 기관은?

06   폐의 표면 및 흉곽벽의 내면을 덮고 있는 이중 막은?

07 좌우의 흉강 사이에서 양쪽폐를 분리하고 있는 조직과 기관은?

08 바이러스, 세균, 진균 감염과 알레르기비염에 의해 생긴 부비동 염증은?

09 기관지의 근육과 탄력지지조직이 파괴되어 영구히 확장되는 질환은?

10 여러 자극에 대해서 기관지가 과민한 반응을 일으켜 생기는 기관지의 가역적인 경련성 막힘은?

11 조직이나 기관에 공기가 병적으로 축적되는 질환은?

12 폐에 먼지가 쌓여 생기는 직업병으로 광부에서 발생빈도가 높은 질환은?

13 결핵균이 폐에 들어가 염증을 일으키는 질환은?

14 상악동염 치료를 위해 상악동에 구멍을 만드는 수술은?

호흡기계

15 흉벽의 외과적 절개술은?


16 의식소실로 기도유지가 어려워 기도확보와 호흡조절을 목적으로 하는 처치는?


17 좌우측 콧구멍 사이에 있는 중간 칸막이가 한쪽으로 휘는 질환은?


18 호흡의 깊이가 규칙적으로 증감하며 무호흡기가 교대하는 호흡은?

① orthopnea　　　　② dyspnea　　　　③ tachypnea
④ hyperventilation　⑤ Cheyne-Stokes respiration


19 호흡기계 질환의 진단에서 들을 수 있는 비정상적인 소리가 아닌 것은?

① pleural rub　　　② rales　　　　③ murmur
④ wheeze　　　　　⑤ stridor


20 DPT에 속하는 질환이 아닌 것은?

① 파상풍　　　　　② pertussis　　　③ 디프테리아
④ 풍진　　　　　　⑤ tetanus


**정답**

| | | | |
|---|---|---|---|
| 01. A, trachea | 02. F, bronchiole | 03. E, alveolus | 04. tonsil |
| 05. epiglottis | 06. pleura | 07. mediastinum | 08. sinusitis |
| 09. bronchiectasis | 10. asthma | 11. emphysema | |
| 12. pneumoconiosis | 13. pulmonary tuberculosis | 14. caldwel-luc operation | 15. thoracotomy |
| 16. endotracheal intubation | 17. deviated nasal septum / deviation of nasal septum | | 18. ⑤ |
| 19. ③ | 20. ④ | | |

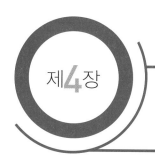

# 제4장 소화기계

## 1.소화기계란?

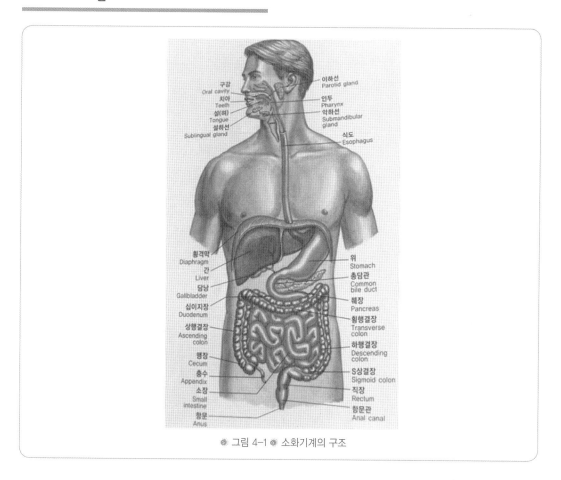

◎ 그림 4-1 ◎ 소화기계의 구조

• digestive system(alimentary system, gastrointestinal system) 소화기계

소화기계는 전반적으로 점막, 점막하층, 근육, 장막으로 이루어져 있으며 각각에 동정맥과 림프, 신경이 분포한다. 소화운동, 소화액분비 및 흡수의 기능을 통해 섭취된 음식물을 흡수 가능한 물질로 만들어 신체 내부로 이동시키는 작용을 한다.

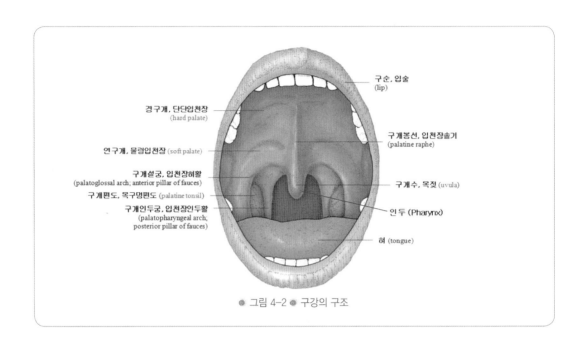

● 그림 4-2 ● 구강의 구조

■ 소화기계의 주요 기능
- 소화 : 음식물의 영양소를 소화관 점막을 통해 흡수될 수 있도록 작은 입자로 분해하는 과정
- 흡수 : 분해된 최종 산물이 소화관의 점막을 통해 체내로 이동되는 과정
- 배설 : 흡수되지 않은 노폐물을 몸 밖으로 내보내는 것

## 2. 해부학적 용어

### 1) 구강, 인두

- oral cavity 구강
  입에서 목구멍에 이르는 입안의 빈 곳으로 음식물 섭취, 소화와 발음기관의 일부분이다.

- lip 입술
  음식을 먹는 동안 입안에 담고, 혀와 뺨을 도와 음식물이 잘 씹히도록 돕는다.

- tongue 혀
  말하는데 도움을 주고 씹거나, 삼키도록 음식물을 이동시킨다.

• hard palate – 앞쪽 2/3 경구개, 단단입천장

바닥에 뼈가 있어 단단하다(단단입천장). 정중앙에 입천장솔기, 앞쪽부분에 몇 개의 가로입천장
주름이 있다(rugae 추벽).

• soft palate – 뒤쪽 1/3 연구개, 물렁입천장

뼈가 없고, 횡문근과 점막으로 이루어져 부드럽다(물렁입천장). 점막밑 횡문근이 있어 코로 음
식물이 들어가는 것을 막는다. 뒤끝 중앙부분은 목젖이 늘어져 있다.

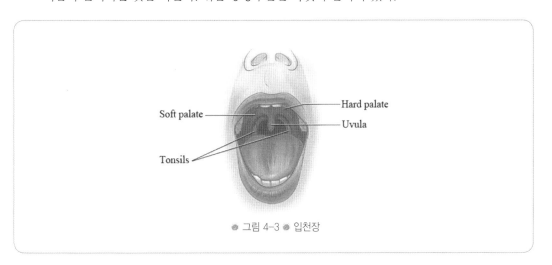

◉ 그림 4-3 ◉ 입천장

• tooth 치아 그림 4-4

음식물을 씹는데 쓰이는 위아래턱 내에 있는 작고 딱딱한 구조로 되어있다.

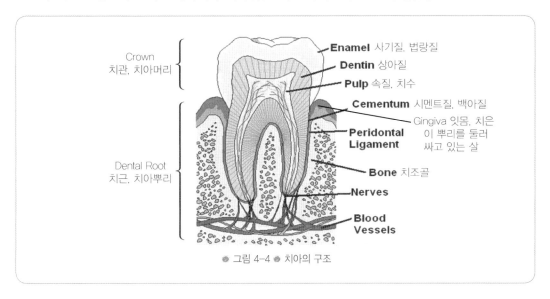

◉ 그림 4-4 ◉ 치아의 구조

- deciduous tooth 젖니, 탈락치아 20개

  앞니 8개, 송곳니 4개, 작은어금니 8개, 큰어금니 0개. 생후 7~8개월부터 나와 7~12세에 차례로 빠져 새로운 치아로 교환된다. 그림 4-5

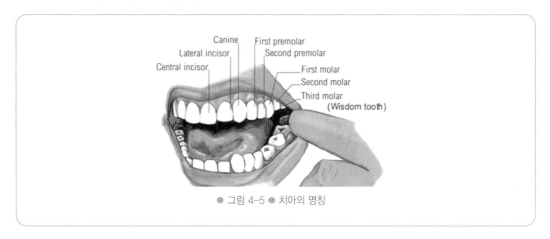

◉ 그림 4-5 ◉ 치아의 명칭

- permanent tooth 영구치, 간니 32개

  앞니 8개, 송곳니 4개, 작은어금니 8개, 큰어금니 12개로 되어있다.

- salivary gland 침샘, 타액선

  입 안으로 열리는 샘으로 침을 분비하여 음식물을 적시고 소화를 시작하며 입을 깨끗하게 한다. 아밀라제, 말타제 등 소화액을 분비한다.

- saliva 침, 타액

  분비량(일 1~1.5L) pH 5.8~7.8(안정상태에서 분비되는 침은 약산성) 턱밑샘 분비량이 가장 많다. 그림 4-6

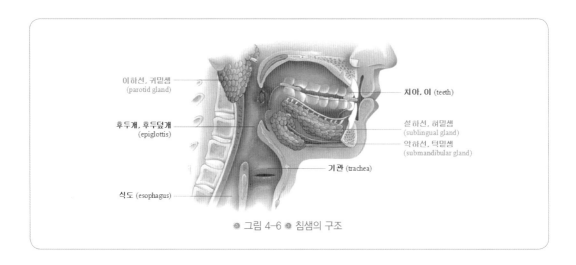

◉ 그림 4-6 ◉ 침샘의 구조

## 2) 식도, 위

- **pharynx 인두** 그림 4-7

  혀의 뒷부분부터 후두와 식도 앞까지의 부분으로 식도로 음식을 전달하고, 비강에서 후두(larynx)로 공기를 전달한다.
  - 구성

    nasopharynx 코인두 : 물렁입천장 높이보다 상부에 있는 인두부분

    oropharynx 입인두 : 입의 뒤쪽

    laryngopharynx 후두인두 : 후두로 바로 넘어가기 전

- **esophagus 식도**

  인두에서 위를 연결하는 근육성 관제6경추의 높이로 위로는 인두에서 계속되고 아래쪽은 제11흉추의 높이에서 횡격막을 뚫고 위의 들문에 이어진다. 길이는 약 25cm 정도이다.
  - 경부식도(cervical esophagus)

    위쪽 1/3 ⇒ 식도의 윗쪽 1/3로 가로무늬근육으로 이루어짐
  - 흉부식도(thoracic esophagus)

    중간 1/3 ⇒ 식도의 중간 1/3로 가로무늬근육과 민무늬근육으로 이루어짐
  - 복부식도(abdominal esophagus)

    아래 1/3 ⇒ 식도의 아래쪽 1/3로 민무늬근육으로 이루어짐

- **stomach 위**

  위는 위장관 중에서 가장 확장성이 좋은 장기이며, 가로막의 바로 하면에 놓이며 좌상복부에 위치한다. 위는 분문(들문), 저부(바닥), 체부(몸통) 및 유문(날문)의 네 부분으로 구성된다. 분문은 식도와 연결되는 상부의 좁은 부위이며, 저부는 좌측 상부에서 반구형으로 돌출된 부위이며 가로막에 직접 닿아 있다. 그림 4-8

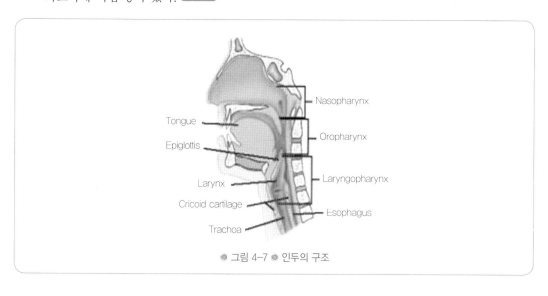

● 그림 4-7 ● 인두의 구조

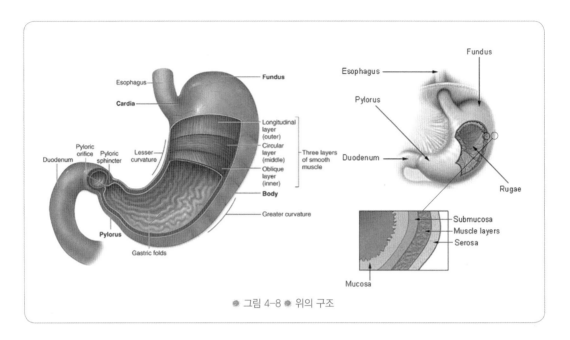

◉ 그림 4-8 ◉ 위의 구조

## 3) 장, 복막

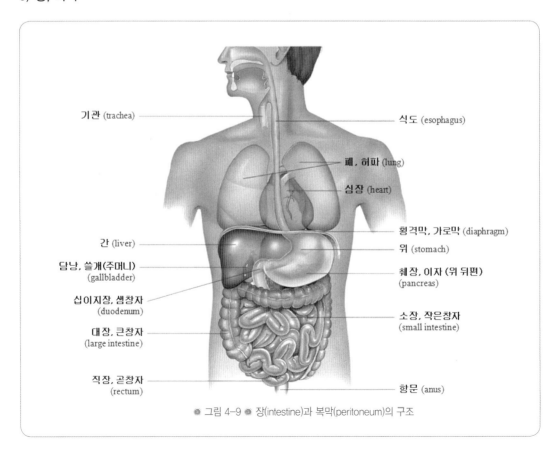

◉ 그림 4-9 ◉ 장(intestine)과 복막(peritoneum)의 구조

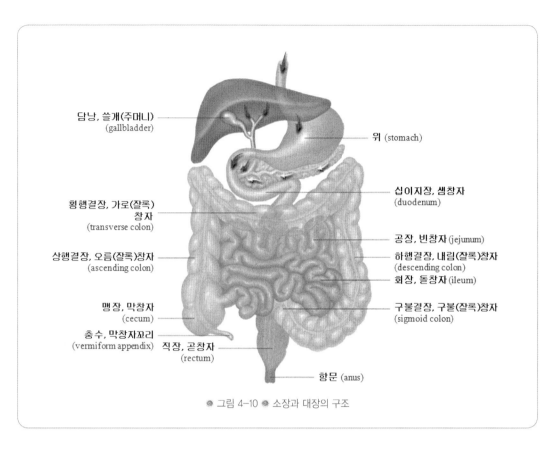

◎ 그림 4-10 ◎ 소장과 대장의 구조

- small intestine 소장

  길이는 약 6~7cm 정도이고 벽은 수백만개의 미세 융모(villi)로 덮혀있다. 융모에서 장액을 분비하여 소화작용을 하며 꿈틀, 분절운동을 하여 음식물로부터 얻어진 영양소를 혈류로 흡수한다. 큰 창자보다 지름이 작아서 작은 창자라고 부른다. 그림 4-11

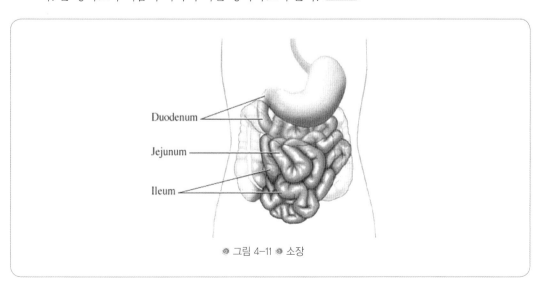

◎ 그림 4-11 ◎ 소장

소화기계

- duodenum 샘창자, 십이지장
  위로부터 음식물을 전달한다. 간과 쓸개로부터 담즙, 이자로부터 췌장즙을 전달한다. 길이가 손가락 마디 12개를 늘어놓은 것 같다하여 이름 붙여졌다.

- jejunum 빈창자, 공장
  음식물의 소화, 흡수에 관여하며, 다량의 소화효소 분비(2/5)한다. 작은 창자는 샘창자, 빈창자, 돌창자의 세 부분으로 구성되어 있는데, 이것의 가운데 부분을 빈창자라고 하며, 다량의 소화효소를 분비하여 음식물의 소화·흡수에 관여한다.

- ileum 돌창자, 회장
  작은 창자 중 가장 길다(3/5).
  영양소의 흡수

- large intestine 큰창자, 대장
  맹장(cecum)에서 항문에 이르는 부위이다.

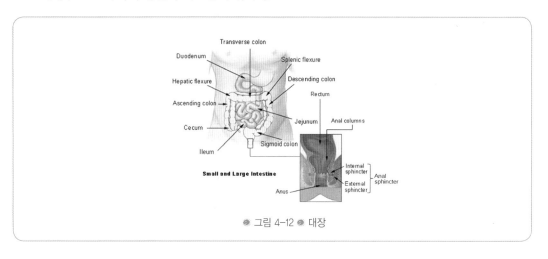

◉ 그림 4-12 ◉ 대장

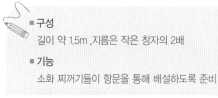

■ 구성
길이 약 1.5m ,지름은 작은 창자의 2배
■ 기능
소화 찌꺼기들이 항문을 통해 배설하도록 준비

- ileocecal valve 돌막창자판, 회맹판막
  돌창자에서 막창자로 가는 장 내용물의 통과를 조절한다.

- anal sphincter 항문조임근
  항문을 조이는 근육으로 바깥항문조임근과 속항문조임근이 있다.

• peritoneum 복막, 배막

복부 내장을 싸고 있는 장막. 아주 얇은 상피와 그 밑에 접착하는 결합조직의 층으로 형성된다.

　－ 벽쪽 복막

　　복벽의 내면을 덮고 있는 부분

　－ 내장쪽 복막

　　내장의 표면을 덮고 있는 부분

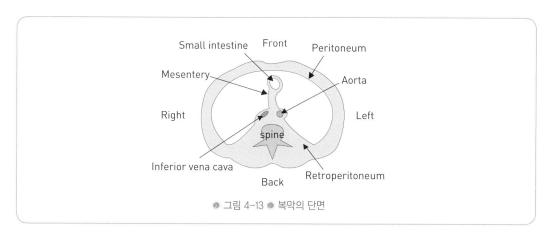

● 그림 4-13 ● 복막의 단면

• mesentery 창자사이막, 장간막

작은 창자의 바깥을 싸고 있는 막으로 작은 창자를 후복벽에 부착시키는 역할을 한다. 그림 4-14

• mesocolon 잘록창자사이막, 결장간막

벽측 복막의 일종으로 잘록 창자를 후복벽에 부착시키는 역할을 한다. 그림 4-14

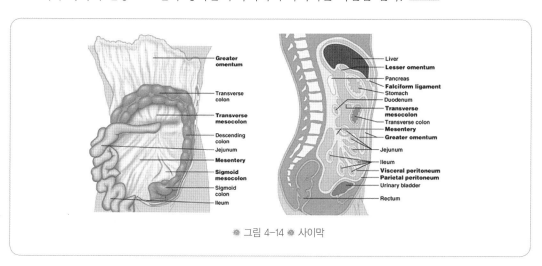

● 그림 4-14 ● 사이막

• omentum 그물막, 대망
 – greater omentum 큰그물막
   위의 창자사이막 일부가 위의 큰굽이로부터 아래로 늘어져 앞복벽 바로 뒤에서 앞치마모양을 한
   복막의 큰 주름이다.
 – lesser omentum 작은그물막
   간문과 위의 작은굽이, 샘창자 첫 부위사이에 있는 2중복막이다.

### 4) 간, 담낭, 췌장

• liver 간
 복부의 오른쪽 위사분역에 위치하며 혈류로부터 혈당에서 glucose를 제거하여 전분형태인
 glycogen으로 저장한다. 혈당수준이 낮으면 glycogen을 glucose로 다시 전환하여 사용하
 게 한다. 오래된 적혈구를 파괴하고, 혈액에서 독소를 제거하며 Bilirubin은 헤모글로빈을 분
 해하여 얻어지며 간에서 쓸개즙(bile)이 되어 방출된다. 또한 지방 분해효소를 함유하는 황록색
 의 즙이 배출된다. 그림 4-15

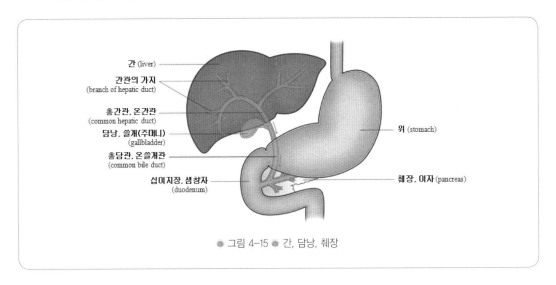

● 그림 4-15 ● 간, 담낭, 췌장

• gallbladder 쓸개(주머니), 담낭
 달걀 크기의 배 모양 기관으로 간 아래에 위치하며 담도계의 중요한 조절기관으로 담즙의 농축,
 저장 및 배설을 조절한다. 나중에 사용하기 위해 쓸개즙을 농축하여 저장하며 쓸개즙이 필요하
 면 쓸개는 수축하여 담도계를 통해 쓸개즙을 분비한다.

• biliary tract 담도계
 쓸개즙이 간에서 작은 창자로 수송되는 통로를 말한다.

- common hepatic duct 온간관, 총간관
  간의 바깥쪽 줄기이다.

- cystic duct 쓸개주머니관, 담낭관
  담낭에서 뻗어 나온 관으로 총담낭관으로 연결된다.

- common bile duct(CBD) 온쓸개관, 총담관
  간에서 나간 총간관과 담낭에서 나간 담낭관이 합류하는 곳. 췌관와 합류하여 십이지장내로 통해 있다. 담즙을 십이지장내로 공급하는 역할을 한다.

- Oddi sphincter 오디괄약근
  십이지장 유두벽에 위치하여 담즙의 배출을 조절한다.

- pancreatic duct 이자관, 췌장관
  췌장의 소화 효소를 분비하는 관이다.

- pancreas 이자, 췌장
  깃털 모양의 커다란 기관으로 위의 뒤쪽에 위치하며 소화와 내분비계통에 중요한 역할을 한다.

■ 기능
외분비기능 : amylase, lipase 분비
내분비기능 : insulin(혈액내 혈당량 조절) 분비
췌장액은 무색 투명, 1일 평균 700mg분비

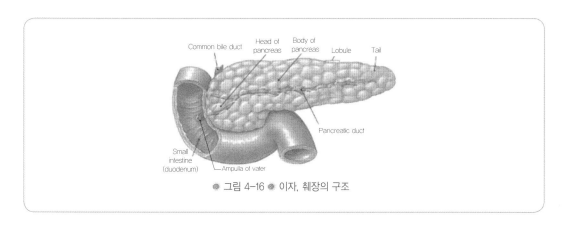

● 그림 4-16 ● 이자, 췌장의 구조

- ampulla of vater 바터팽대부
  췌장과 총담관이 십이지장으로 함께 개구하여 담즙과 췌장액을 분비하는 체계의 십이지장에 닿는 끝부분에 있다.

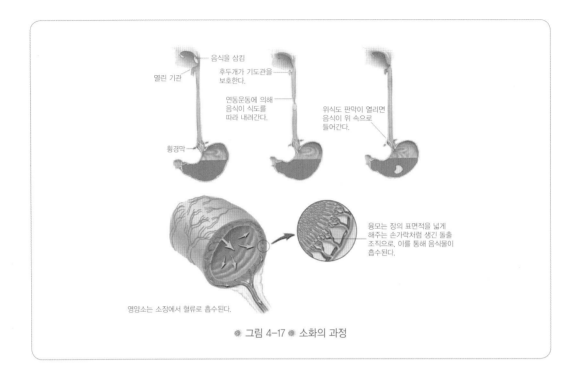

영양소는 소장에서 혈류로 흡수된다.

◉ 그림 4-17 ◉ 소화의 과정

## 5) 소화 생리

- absorption 흡수
  소화관 벽에서 영양소를 받아들이는 것. 사람의 위와 소장에서 소화된 영양소는 소장점막에서 흡수된다.

- mastication 씹기, 저작
  위턱에 대하여 아래턱을 좌우, 상하로 움직여 상하의 치아에 의해 구강내의 음식물을 마쇄하는 작용한다.

- swallowing 삼키기, 연하
  구강 내에 있는 음식물 또는 액체를 위에 보내주는 운동이다.

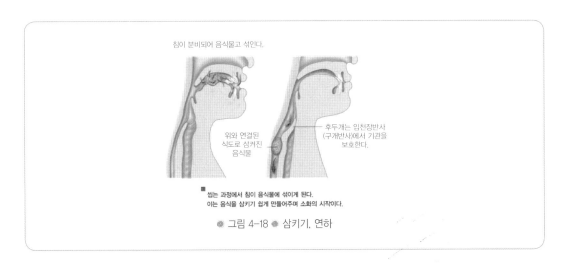

침이 분비되어 음식물고 섞인다.

위와 연결된 식도로 삼켜진 음식물

후두개는 입천장반사 (구개반사)에서 기관을 보호한다.

■ 씹는 과정에서 침이 음식물에 섞이게 된다.
이는 음식을 삼키기 쉽게 만들어주며 소화의 시작이다.

◉ 그림 4-18 ◉ 삼키기, 연하

· peristalsis 꿈틀운동, 연동
소화관 등에서 볼 수 있는 전파성의 수축파를 형성하는 운동이다.

· digestion 소화
소화는 입에서 시작, 위와 소장에서 계속, 영양소는 창자에서 흡수되며, 남은 물질은 항문을 통해 배출된다.

· alimentary canal 소화관
구강 → 인두 → 식도 → 들문 → 위 → 날문 → 소장(십이지장 → 회장) → 대장(결장 → 직장)
※ (소장 말단부와 대장 시작 접점 → 맹장)

## 3.증상 용어

· anorexia 입맛없음, 식욕부진
식욕이 없거나 부족해지는 증상을 말한다.

· aphagia 못삼킴증, 연하불능증
음식물을 삼키지 못하는 증상을 말한다.

· dysphagia 삼킴곤란, 연하곤란
음식물을 삼키기 어려운 증상으로 목, 식도, 위로 음식물의 이동에 문제가 있거나 삼킴반사가 제대로 이루어지지 않아 나타나는 증상을 말한다. 소화계통의 기질적 장애나 삼킴에 관여하는 말초신경 및 중추신경에 의한 원인으로 구분된다.

- ascites 복수
  복강에 액체가 고이는 증상 및 그 액체를 이르는 용어로 배가 불러오고 호흡곤란이 동반되기도 한다. 주로 간경화증, 결핵복막염, 문맥혈전증이 있는 경우에 발생하는 증상이다.

- borborygmus 창자가스소리, 목명
  장관(intestine) 내의 가스와 액체 등의 내용물이 장의 꿈틀운동에 의해서 발생하는 소리로 소화계통의 감별진단에 쓰인다.

- constipation 변비
  배변은 보통 3일에 1번에서 최대 하루에 3회까지가 정상이나 이보다 적게 배변하는 경우를 말한다.

- cholestasis 쓸개즙정체, 담즙정체
  담즙의 흐름이 정지되거나 억제되는 증상을 말한다. 주로 간염, 독성 약물, 알코올성 간질환 등에 의한 간내 원인과 총담관 결석과 췌장암과 같이 간외 원인이 대표적이다.

- diarrhea 설사
  수분이 많이 함유된 대변을 보는 증상으로 소화 불량, 세균 감염, 소장이나 대장에서 분비액이 늘어나 장의 꿈틀운동이 활발하게 될 때 일어난다.

- dyspepsia, indigestion 소화불량
  섭취한 음식물이 위나 장에서 제대로 흡수되지 못하는 증상으로 과음, 과식, 감염, 피로 등의 원인으로 발생한다.

- dumping syndrome 빠른비움증후군, 덤핑증후군
  부분적으로 위절제술이나 위공장연결술을 받은 환자에게서 음식물 섭취 후 일어나는 증후군으로 명치 부분의 팽만감과 긴장, 구역, 구토와 탈력감, 현기증, 발한, 가슴뜀 등 순환장애 증상이 동반된다. 이런 증상은 섭취한 음식물이 위에서 작은창자로 추락하듯 배출됨으로써 음식물의 무게로 인해 소화관이 아래쪽으로 처지게 된다.

- epigastric pain 상복부통증, 명치통증
  복부 위의 부분에 발생하는 통증을 말한다.

- eruction, belching 트림
  위 속의 가스가 식도를 지나 구강을 통해 나오는 소리로 소화불량시 동반되거나 위속의 가스가 대량 발생시 일어난다.

- flatus 위창자가스, 방귀
  대장의 음식물이 소화되면서 생겨난 가스가 항문으로 배출되는 현상을 말한다.

- halitosis 입냄새, 구취
  구강의 청소불량이나 위장관 계통의 병변으로 입안 또는 구강에서 풍기는 불쾌한 냄새를 말한다.

- hematemesis 혈액구토, 토혈
  위나 십이지장과 같은 소화관 내에서 출혈이 발생하고 이것을 구강을 통해 뱉어내는 증상이다.
  cf) hemoptysis 객혈 : 기관지나 폐의 출혈로 인해 구강으로 객담과 더불어 피를 토하는 증상을 말한다.

- hyperglycemia 고혈당증
  혈액속의 포도당 농도가 비정상적으로 증가하는 상태로 보통 공복시의 혈당치가 140 mg/dL 이상인 경우를 말한다.

- hypoglycemia 저혈당증
  혈액속의 포도당 농도가 비정상적으로 감소하는 상태로 공복시의 혈당치가 50 mg/dL 이하로 떨어지는 경우를 말한다. 전신경련, 혼수에 빠질 수 있고 지속되면 사망에도 이른다.

- hypercholesterolemia 고콜레스테롤혈증
  콜레스테롤의 과잉섭취나 콜레스테롤 대사장애로 인해 혈액 속의 콜레스테롤이 정상치를 넘은 상태를 말한다. 보통 동양인에서의 정상치는 혈액 1dL당 약 130~250mg 이다.

- hypocholesterolemia 저콜레스테롤혈증
  혈중 코레스테롤 수치가 비정상적으로 감소된 상태를 말한다.

- hyperbilirubinemia 고빌리루빈혈증
  혈액 속에 있는 쓸개즙색소인 빌리루빈의 총 농도가 정상보다 많아진 상태. 빌리루빈에는 글루크론산과 화합한 직접빌리루빈(정상 0.4mg/dL 이하)과 그렇지 않은 간접빌리루빈(정상 0.8mg/dL 이하)의 두 종류가 있는데, 혈액 속의 두 빌리루빈을 합한 총 농도가 정상수치인 1.2mg/dL보다 많아진 것을 말한다.

- melena 흑색변
  검은 타르질의 대변으로 소화된 혈액을 포함하고 있다. 주로 상부위장관의 출혈에 의해 나타난다. cf) hematochezia 혈변배설 : 곧창자로부터 선홍색의 혈액이 배설되는 것으로 주로 대장의 암, 궤양, 용종에 의해 나타난다.

소화기계

- nausea 욕지기, 구역질
  구토가 일어나기전 목이나 앞가슴에서 느끼는 불쾌한 감정을 말한다. 반드시 구토(vomiting)가 동반되지는 않는다.

- steatorrhea 지방변증, 지방설사
  지방의 소화와 흡수가 원활하지 못해 다량의 지방이 섞인 대변을 말한다.

- tenesmus 뒤무직
  대변을 보고 나서도 다시 대변을 보고 싶은 잔변감을 말한다.

- vomiting 구토
  위나 소장의 음식물이 소화되지 못하고 역으로 구강을 통해 몸 밖으로 배출되는 것을 말한다.

## 4.진단 용어

- inflammation(-itis) 염증
  생체에 해로운 자극에 대한 방어반응으로 자극이 가해지고 나서 수복과정까지의 모든 경과를 가리킨다.

■ 종류
물리적 자극
기계적 자극
화학적 자극
생물학적 자극
■ 증상
발적, 부기, 열감, 통증, 기능장애 등

- aphthous stomatitis 아프타구내염, 아프타입안염
  입 안의 점막부에 발현, 윤곽뚜렷, 홍반이 있는 통증성 괴양점막의 외상, 헤르페스바이러스 등에 기인

- cheilitis 입술염
  입술을 침범하는 모든 종류의 염증, 피부가 갈라져 나타나는 입술의 비정상적인 상태를 말한다.

- gingivitis 잇몸염, 치은염
  단순성, 궤양성, 괴저성, 비대성, 기타 임신성 등 그림 4-19

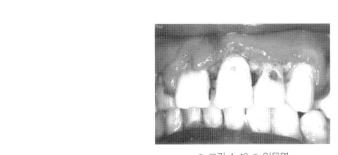

● 그림 4-19 ● 잇몸염

• periodontal disease 치주병, 치주질환

   치주조직의 기능을 침해하는 병적상태를 맗한다. 그림 4-20

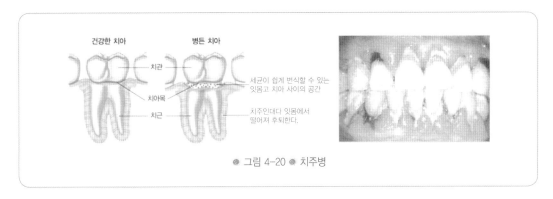

● 그림 4-20 ● 치주병

• glossitis 혀염, 설염

   혀의 염증을 말한다. 그림 4-21

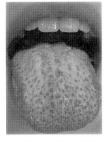

● 그림 4-21 ● 혀염

소화기계

- stomatitis 입안염, 구내염
  입 안 조직에 생기는 염증을 말한다(단순, 궤양성, 아프타성 등).

- thrush 아구창, 구강칸디다증
  진균류인 칸디다(candida albicans)가 구강점막에 증식하며 저항력이 약한 유아기에 주로 나타난다. 혀, 볼의 안쪽, 목구멍 등의 부위에 백태와 같은 흰 물질이 덮이게 되며, 그 밑의 점막이 짓무르는 것을 말한다.

- candidiasis 칸디다증
  칸디다속의 곰팡이에 의한 감염병. 피부, 입안, 기도나 질 등 점막 또는 축축한 부분에 상재하는 진균인 칸디다가 원인이다. 면역기능 저하시 감염된다(면역억제제 투약 환자).

- adenoid 아데노이드
  인두편도가 커진 것으로 코의 깊숙한 안쪽(상인두의 후상벽)에 있다. 3~4세경에 나타나서 14~15세가 되면 없어진다. 코가 막혀 입으로 호흡하고, 말이 분명하지 못하게 된다.

- adenotonsillitis 아데노이드편도염
  아데노와 편도를 동시에 침범하는 염증이다.

- tonsillitis 편도염
  편도, 특히 입천장 편도의 염증으로 감기나 환절기 때, 과로 등으로 발생하며 편도가 벌겋게 붓고 음식물을 삼키기 어렵다. 대부분 사슬구균 감염에 의한 것으로 열, 두통, 목부위 림프절 비대를 동반한다.

- peritonsillar abscess 편도주위고름집, 편도주위농양
  편도염의 합병증으로 생겨 심한 통증을 동반하며 입천장편도의 결합조직피막과 근육성편도 사이에 생기는 고름집이다.

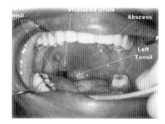

● 그림 4-22 ● 편도주위고름집

- hypertrophy of tonsil 편도비대

  편도가 여러가지 원인으로 정상보다 커지는 것이다.

- necrotizing gingivitis 괴사성 잇몸염, 괴사성 치은염

  궤양, 출혈, 고열 및 림프절 비대를 동반하는 잇몸의 통증성 염증질환을 말한다.

- parotitis 귀밑샘염, 이하선염

  멈프스 바이러스, 콕사키 바이러스 또는 황색포도구균을 포함한 세균에 의해 일어나는 귀밑샘의 염증을 말한다.

  cf) proctitis(직장염)

- epidemic parotitis = mumps 볼거리, 유행귀밑샘염

  주로 소아에서 일어나고, 그 결과로 지속성 면역을 주는 전염성의 파라믹소바이러스(para-myxovirus) 병을 말한다. 흡기에 의해서 감염되는데, 가장 농후한 바이러스이다. 감염은 침샘 내에 생기며, 특히 턱밑샘이나 혀밑샘보다도 귀밑샘이 더욱 심하다. 잠복기는 18~22일정도이다.

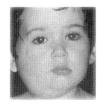

● 그림 4-23 ● 볼거리

- sialadenitis 침샘염, 타액선염

  salivary gland(귀밑, 턱밑, 혀밑)에 생기는 염증을 말한다.

- pharyngitis 인두염

  세균이나 바이러스의 감염 등에 의한 인두점막 및 림프조직의 급성염증을 말한다.

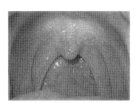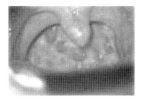

● 그림 4-24 ● 인두염

- sialolithiasis 침돌증, 타석증 → 수술 : sialolithotomy(침돌 or 타석절개술)

  침 배설관 내에서 탈락상피나 이물이 핵이 되어 침샘체내 또는 도관내에 석회화 침착된다. 타액선 또는 타액관내의 결석 또는 타석의 형성, 턱밑샘에 80%가 발생한다.

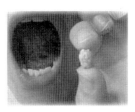
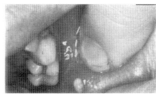
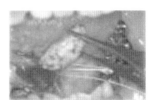

● 그림 4-25 ● 침돌증과 타석절개술

## (1) congenital anomaly 선천성 기형

- ankyloglossia = tongue tie 혀유착(증), 설소대단축증

  선천적으로 설소대가 짧은 증상으로 설소대 절개술(frenotomy)로 치료한다. 그림 4-26

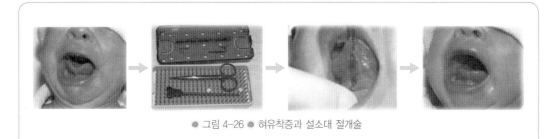

● 그림 4-26 ● 혀유착증과 설소대 절개술

- cleft palate입천장갈림증, 구개열 → 수술 : palatoplasty(구개성형술)

  태생기에 구개가 형성되는 도중 어떤 저해인자가 작용하여 유합하지 않아 생기는 갈라짐 기형이다.

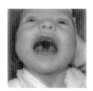
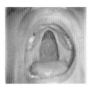
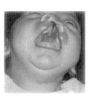

● 그림 4-27 ● 입천장갈림증

- cleft lip = harelip  입술갈림증, 구순열

  입천장갈림증과 함께 외표기형의 빈도가 가장 높은 기형으로 수술은 cheiloplasty(입술성형술)을 실시한다.
  - 편측성(unilateral) vs 양측성(bilateral)
  - 완전(complete) vs 불완전(incomplete)

    파열이 입술 가장자리에서 콧구멍 바닥까지 이르면 완전 그렇지 않은 것은 불완전이다. 그림 4-28

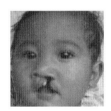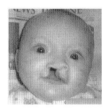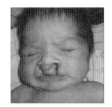

◉ 그림 4-28 ◉ 입술갈림증

- macrocheilia 큰 입술증, 대구순증

  입술이 이상하게 큰 것을 말함. 후천적으로 입술빨기, 갑상샘기능저하증으로 크게 탄병, 점액부족, 육아종, 입술염 등과 수반하는 경우가 많다.

- macroglossia 큰 혀증, 대설증

  과도하게 큰 혀를 말한다.

- macrostomia 큰 입증, 대구증

  위턱과 아래턱 돌기가 유합되지 않아서 귀쪽으로 뻗친 극단적으로 확대된 입을 말한다.

- microstomia 작은 입증, 소구증

  입이 비정상적으로 작은 선천기형을 말한다.

- oligodontia 치아부족(증) cf) edentia (무치증)

  선천적으로 치아가 대부분 결여된 것. 외배엽 이형성에 수반해서 발견되는 경우가 많다.

- dental caries 치아우식

  치아조직이 세균에 의해 용해되거나 파괴되는 것이다.

  동의어 : dental decay, tooth decay

## (2) 식도, 위

- esophageal atresia 식도폐쇄증
  식도가 선천적으로 막힌 상태를 말한다.

- esophageal varix 식도정맥류
  식도의 정맥이 혹처럼 부풀어 오르는 병으로 대개 간경화증(liver cirrhosis)이 원인이다.

- esophagotracheal fistula 식도기관 샛길, 식도기관루
  식도와 기관의 사이에 샛길을 형성한 상태이다.

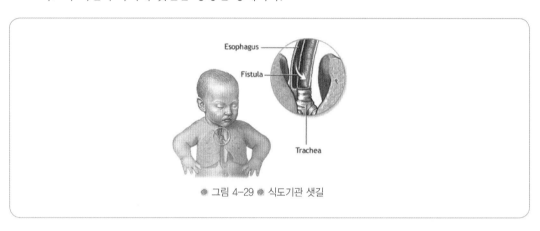

◉ 그림 4-29 ◉ 식도기관 샛길

- esophagitis 식도염
  식도에 생기는 염증을 말한다.

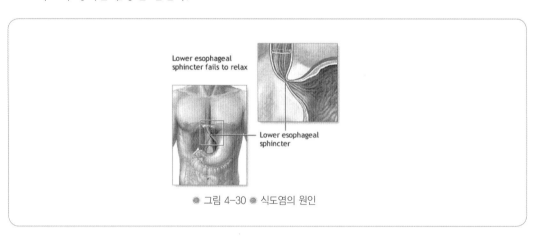

◉ 그림 4-30 ◉ 식도염의 원인

- esophageal diverticulum 식도곁주머니, 식도게실
  식도벽에 생기는 비정상적인 주머니를 말한다.

• achalasia 이완불능증, 이완못함증

　식도하부의 조임근이 이완되지 않는 병적상태를 말한다.

• hiatal hernia 틈새탈장, 열공탈장

　식도가 횡격막을 통과하는 구멍을 통해서 위의 일부가 가슴공간으로 빠져나간 상태이다.

• gastroesophageal reflux disease(GERD) 위식도역류질환

　위식도 역류질환은 식도로 역류된 위의 내용물로 인해 불편한 증상이나 합병증이 유발되는 상태이다.

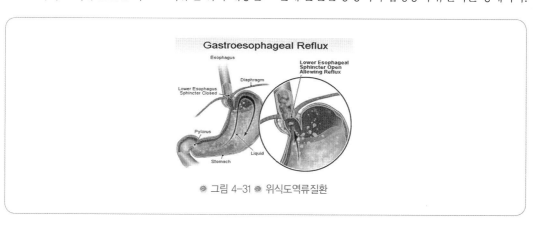

● 그림 4-31 ● 위식도역류질환

• esophageal cancer 식도암

　식도의 악성종양으로 60세 정도에 가장 많이 발생하며 여성보다 남성에게서 3배 이상 많이 발생한다. 위험인자로는 과음, 흡연, 바렛식도, 이완불능증이 있고 아플라톡신 섭취도 관련된다.

• gastritis 위염

　위점막의 염증성 질환의 총칭. 원발성, 속발성.

　– 급성위염 acute gastritis

　– 만성위염 chronic gastritis

• gastroduodenitis 위샘창자염, 위십이지장염

　위와 십이지장의 염증을 말한다.

• gastroenteritis 위창자염, 위소장염, 위장염

　위와 장의 내막에 생긴 급성 염증으로 개별적으로 일어나기도 하나 대개 위염, 장염이 동시 발생한다.

• gastroptosis 위처짐, 위하수 　그림 4-32

　위가 정상 위치보다 처지는 병증으로 선천이상, 개복수술과 출산에 따른 복강압 저하가 원인이다.

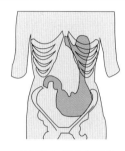

● 그림 4-32 ● 위처짐

- gastric ulcer 위궤양

  위벽의 점막근층을 지나서 점막하층으로부터 근층까지 손상 있는 병변으로 위의 소만과 유문부에 흔히 발생한다.

- peptic ulcer 소화성 궤양

  산성 위액의 작용에 의해서 식도, 위 또는 십이지장 점막이 파괴되어 결손부가 생기는 것으로 산성위액에 의한 위벽이 허는 것을 말한다.

- zollinger-ellision syndrome 졸링거-앨리슨증후군

  과다염산으로 인한 소화성궤양과 췌장섬의 비베타 세포종양으로 때때로 가족성 다발성내분비선종증과 연관되어 생기는 것이다.

- pyloric stenosis 날문협착증, 유문협착증

  위의 유문이 좁아져서 위의 내용물이 잘 지나가지 못하게 된 상태를 말한다.

- pylorospasm 날문연축, 유문연축

  유문조임근이 경련성으로 수축하여 생기는 병으로 유문에 경련이 일어난 상태를 말한다. 음식물이 위에서 십이지장으로 내려가기 어렵고, 그 결과 잦은 구토, 위확장(gastroectasia) 등을 초래한다.

- stomach cancer 위암

  위에 발생하는 모든 종류의 악성종양으로 위의 내면 점막에 발생하는 선암이 가장 많다. 종양이 점막층과 점막하층에만 국한된 조기 위암과 점막하층을 넘어 침범한 진행성 위암이다.

  - early gastric cancer(EGC) 조기위암
  - advanced gastric cancer(AGC) 진행성 위암

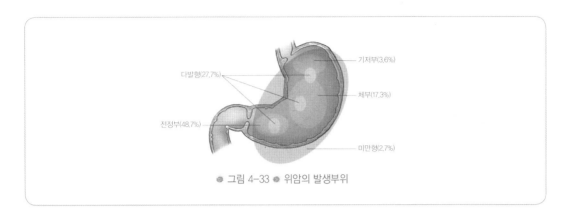

다발형(27.7%)

기저부(3.6%)

체부(17.3%)

전정부(48.7%)

미만형(2.7%)

● 그림 4-33 ● 위암의 발생부위

## (3) 장, 복막

- duodenitis 샘창자염, 십이지장염

  샘창자를 침범하는 모든 종류의 염증으로 위염에 뒤따라 발생하거나 다른 창자염과 함께 발생한다. 원인으로 소화성, 자극성, 신경성, 인접장기의 염증에 따른다.

- ileitis 돌창자염, 회장염

  장속에 있는 세균이 원인이며 알레르기와 일접한 관련이 있다. 발작적인 복통, 설사와 구토, 경련이 잦고 식욕과 체중이 준다.

- jejunitis 빈창자염, 공장염

  빈창자에 생기는 염증을 말한다.

- colitis 잘록창자염, 결장염, 대장염

  세균감염이나 장내용물의 병적 발효등으로 인한 대장의 염증
  - 좁은 의미로 상행, 횡행, 하행, 구불결장(S상결장)의 염증
  - 넓은 의미로 결장에 맹장과 직장을 포함한 대장전체의 염증

- appendicitis 충수염, 막창자꼬리염

  맹장의 아래쪽에 있는 돌기에 생기는 염증. 오른쪽 아랫배에 심한 통증 동반한다. 터지면 복막염 등의 합병증을 일으키므로 빨리 수술해야하며 엄밀히 맹장염(cecitis)과는 구분된다. 그림 4-34

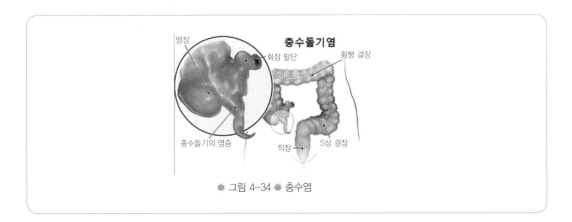

● 그림 4-34 ● 충수염

- ileocolitis 돌잘록창자염, 회장결장염
  회장과 결장에 동시 침범하는 염증이다..

- proctitis = rectitis 직장염, 곧창자염
  직장 점막에 생기는 염증이다.

- enteritis 창자염, 장염, 소장염
  장에 오는 염증을 모두 말하지만 좁은 의미로는 소장에 국한하는 염증을 말한다. 장의 점막이나 근층에 생기는 염증이며 세균 감염이나 폭음, 폭식 등으로 복통, 설사, 구토, 발열 만성보다 대개 급성이 많다.

- ulcerative colitis 궤양잘록창자염, 궤양성대장염
  대장의 만성, 재발성 궤양으로 염증이 주로 점막 및 점막하부에 일어나는 원인불명의 염증이다.

- dysentery 이질
  유행성 또는 급성으로 발병하는 소화기 계통의 전염병, 혈액이 섞인 설사를 일으킨다. 대개 아메바성이질보다 세균성이질이 많다.

- Crohn's disease = terminal ileitis(종말돌창자염, 말단회장염) 크론병
  회장의 끝부분에 호발하는 설사 복통 열을 동반한 원인불명의 장의 만성 염증. 장의 폐쇄나 궤양 혹은 누공을 만든다.

- diverticulitis 곁주머니염, 게실염
  대장의 벽에 생긴 곁주머니내에 장의 내용물이 고여 발생하는 염증이다. 그림 4-35

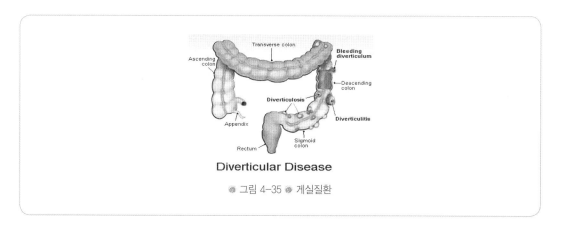

**Diverticular Disease**

◉ 그림 4-35 ◉ 게실질환

• peritonitis 복막염, 배막염

　세균감염에 의한 복막에 발생한 염증. 급성, 만성을 말한다.

• hirschsprung's disease 히르슈슈프룽병

　대장 말단부의 근육층신경절세포의 선천적 결여에 의한 병으로 출생 후 48시간 내에 태변이 통과
하지 못한다. 남성에게 잘 발생하고, 변비, 복부팽만, 구토, 발육지연 등의 증상이 있다.

• meckel's diverticulum 메켈곁주머니, 메켈게실

　난황장관이 막히지 않아서 생긴 기형. 돌창(회장)에 생기며, 장간막 부착부의 반대쪽에 생긴다.
작은창자 점막과 함께 소화점막이나 이소성 이자조직을 포함하기도 한다. 그림 4-36.

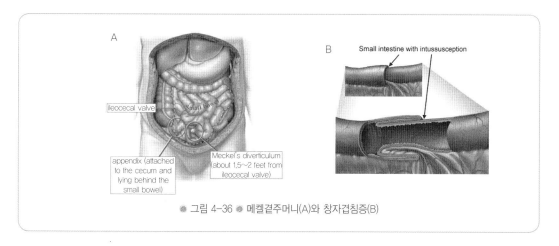

◉ 그림 4-36 ◉ 메켈곁주머니(A)와 창자겹침증(B)

- ileus 창자막힘증, 장폐색증

  장, 특히 소장이 막히는 것

  – 기계적 폐색(mechanical ileus)

     수술후 6개월 이후 발생

  – 마비성 폐색(paralytic ileus)

     복강수술 후에 흔하게 발생하며, 이것은 마취 및 수술로 인해 장의 운동이 일시적으로 마비되는 현

     상으로 수일이내 회복된다.

- irritable bowel syndrome(IBS) 과민대장증후군

  배변장애, 복통, 복부팽만 등의 증상이 있으나 기질적인 병변이 없음이 확인된 예를 총망라한 임

  상 증후군으로 가장 흔한 소화기 질환이며(전소화기 환자의 70~80%), 가장 흔한 질병(전체 인

  구의 약 20%)이다.

- intussusception, indigitation 창자겹침증, 장중첩증, 중첩

  상부 장이 하부 장으로 말려 들어가는 것으로 6개월에서 1세 미만의 남아에게서 호발한다.

- volvulus 창자꼬임, 장염전

  장관이 장간막(창자간막)을 축으로 하여 뒤틀리거나 서로 꼬이는 병, 창자막힘증의 하나로 창자

  관의 통과 장애 증상과 혈행 장애를 일으킨다.

- hernia 탈장, 탈출

  장기의 일부가 원래 있어야 할 장소에서 벗어난 상태(틈새탈장은 위의 일부가 식도가 통과하는

  구멍을 통해서 가슴공간으로 빠져 나가는 것을 말함)

  – 복부 : 사타구니, 허벅지, 배꼽, 횡경막 등

  – 복부 이외 : 척추골 사이 연골이나 뇌에서 발생

- inguinal hernia 샅굴탈장, 서혜부탈장

  장의 일부가 복벽의 약한 부위나 비정상적으로 존재하는 고환 부위의 공간을 통해 나온 상태이다.

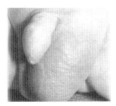

● 그림 4-37 ● 샅굴탈장

- hemorrhoid 치핵, 치질

  항문관을 둘러싸는 점막이나 항문의 외부를 덮는 피부 아래에 있는 정맥의 망상조직이 부풀어서 생긴 덩어리이다.

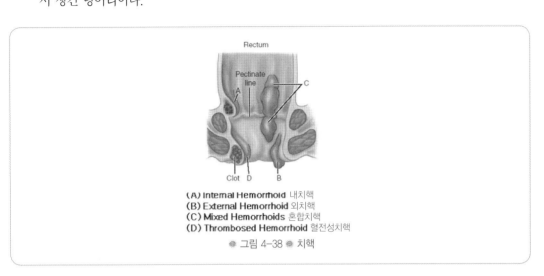

◉ 그림 4-38 ◉ 치핵

- hemoperitoneum 혈액복막, 혈액복강

  복강 내에 혈액이 고이는 것이다.

- rectal cancer 곧창자암, 직장암

  직장에 생긴 악성종양

- colorectal cancer 대장암

  대장에 생긴 악성종양. 50세 이후 빈번히 발생한다. 결장의 가족성 용종증을 가진 환자에서 호발한다.

## (4) 간, 담낭, 췌장

- hepatitis 간염

  간에 생기는 염증을 통틀어 이르는 말. 발열 – 황달 – 전신권태 – 소화 장애의 증상이다. 주된 원인은 음식물과 혈액을 통한 바이러스 감염이고, 그 밖에 약물, 알코올, 알레르기 등이 원인인 것도 있다.

  - 급성 바이러스성 간염

    A(전염성), B(혈청), C, D, E 형

  - 만성 간염(chronic hepatitis)

    6개월 이상 간세포 괴사와 염증이 지속(B, C, D 형)

    – 알코올성 간염(alcoholic hepatitis)

    – 독성 간염(toxic hepatitis)

      약이나 화학약품으로 인해 간에 중독 or 과민반응

    – 자가면역성 간염(autoimmune hepatitis)

      자신의 간 세포를 공격하는 항체와 면역 세포가 활성화

    – 전격성 간염 (fulminant hepatitis)

      간이식, 간성뇌증, 혼수 동반, 갑작스런 사망(50%)

- liver cirrhosis, hepatic cirrhosis 간경화증

  간의 섬유조직이 많이 자라 굳어지면서 오그라들고, 표면에 이상한 융기가 생겨 울퉁불퉁해진다.

- fatty liver 지방간

  간에 중성지방이 축적된 것. 비만, 당뇨병, 알코올 과다 섭취시 발생한다.

- jaundice 황달

  – obstructive jaundice 폐쇄황달

    담즙유출이 장애를 받아 발생한다.

  – hepatic jaundice 간성황달

    간질환으로 인한 혈액 내에 빌리루빈이나 담즙이 축적되어 발생한다.

  – hemolytic jaundice 용혈황달

    대량의 적혈구의 붕괴가 일어나며 간접형 빌리루빈이 과잉하게 생산되는 황달. 생리적으로는 신생아 황달, 병적으로는 태아적아구증*이 대표적이다.

■ *태아적아구증 (erythroblastosis fetalis)
산모와 신생아 간의 혈액형의 부적합에 의한 항원–항체 반응의 결과로 일어난다.

- hepatoma 간암

  간세포에서 발생하는 간세포암과 담관상피세포에서 발생하는 담관암종이다. 대부분 간세포에서 기원하는 간세포암종(hepatocellular carcinoma, HCC)을 말한다.

- cholecystitis 쓸개염, 담낭염

  세균감염으로 인한 담낭의 염증. 담석의 유무 확인이 중요하다.

- cholangitis 쓸개관염, 담관염

  간내 담관, 간외 담관, 담관, 총담관에 일어나는 염증의 총칭이다.

• cholelithiasis = gallstone 쓸개돌증, 담석증

담낭에서 생긴 담석이 담낭 경부, 담낭관 혹은 총담관으로 이동하여 염증이나 폐쇄를 일으켜 증상을 일으키는 것이다.

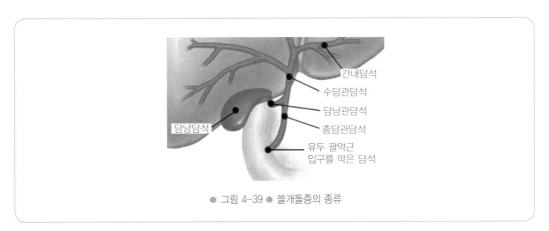

● 그림 4-39 ● 쓸개돌증의 종류

• hydropsy of the gallbladder 담낭수종

담낭 내에 점액이 가득 차 있는 것이다.

• gallbladder cancer = GB cancer 쓸개암, 담낭암

담낭에 생기는 악성종양을 말한다.

■증상
식욕감퇴, 메스꺼움, 구토, 체중감소, 오른쪽 상복부 통증, 황달 등
■증상
대개 선암(adenocarcinoma), 종종 담석과 수반되며, 여자가 남자에 비해 3~4배 많다.

• pancreatitis 이자염, 췌장염

췌장에 생긴 염증. 소화효소액이 역류하여, 췌장으로 분비될 때 발생한다. 담석증, 알코올 과다섭취가 원인이며, 합병증으로 췌장 내의 고름주머니나 낭을 형성한다.

• pancreas cancer=pancreatic cancer 췌장암

췌장에 생긴 악성종양. 췌관의 세포에서 발생한 췌관 선암종이 90% 정도를 차지한다. 기타 낭종성암(낭선암), 내분비종양 등 췌장암은 5년 생존율이 5% 이하로 예후가 매우 나쁜 암이다.

# 5. 수술 용어

## 1) 입, 구강, 인두

- cheiloplasty 입술성형술, 구순성형술
  주로 구순열(입술갈림증)에 대해서 이루어지는 성형수술. 입술의 외상, 암, 종양 등에 의한 입술 결손에 대해서 이루어지는 수술도 포함한다.

- cheilostomatoplasty 입술입성형술
  입술과 입의 외과적 수술. 외상 또는 종양 제거 후 입술과 입의 재건술이다.

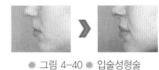

● 그림 4-40 ● 입술성형술

- frenotomy 설소대절개
  설소대를 절개하여 혀의 운동을 원활하게 한다. 주로 ankyloglossia(=tongue tie) 진단시 시행한다.

- glossectomy 혀절제술
  혀의 일부 또는 병변을 외과적으로 절제해내는 수술 그림 4-41

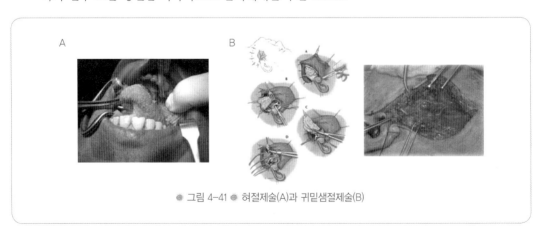

● 그림 4-41 ● 혀절제술(A)과 귀밑샘절제술(B)

- glossorrhaphy 혀꿰맴술, 혀봉합술
  혀 상처의 꿰맴

- palatoplasty 입천장성형술, 구개성형술
  입천장갈림증의 수술을 포함한 입천장의 성형수술이다.

- parotidectomy 귀밑샘절제술
  대개 종양으로 인한 귀밑샘의 절제수술이다.

- stomatoplasty 입안성형술, 구내성형술
  구강의 성형 또는 수술적 수복(repair)

- sialoadenectomy 침샘절제술, 타액선절제술
  침샘을 전체로 적출하는 것이다.

- sialoadenotomy 침샘절개술, 타액선절개술
  침샘의 절개 및 배액(drainage)

- sialodochoplasty 침샘관성형술, 타액관성형술
  침샘관의 재협착이나 다시 좁아지는 것을 예방하기 위해 시행한다.

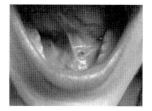

◎ 그림 4-42 ◎ 침샘관성형술

- sialolithotomy 침돌절개술, 타석절개술
  침샘 또는 침샘관을 절개하여 침돌증(타석증, sialolithiasis)을 제거한다.

- adenotonsillectomy(T&A) 아데노이드편도절제술
  아데노이드와 편도를 함께 외과적으로 떼어 내는 것으로 잦은 편도염으로 인하여 편도절제시 필요에 따라 아데노이드절제도 함께 시행한다.

## 2) 식도, 위

- esophagectomy 식도절제술
  식도의 일부 또는 전체를 절제하는 수술이다.

• esophagogastrostomy 식도위연결(문합)술

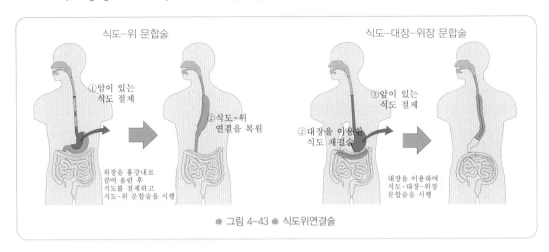

식도-위 문합술

①암이 있는 식도 절제

②식도-위 연결을 복원

위장을 흉강내로 끌어 올린 후 식도를 절제하고 식도-위 문합술을 시행

식도-대장-위장 문합술

①암이 있는 식도 절제

②대장을 이용한 식도 재결술

대장을 이용하여 식도-대장-위장 문합술을 시행

● 그림 4-43 ● 식도위연결술

• gastrectomy 위절제술
　－ Billroth's operation 빌로트수술
　　위의 부분절제술로 위와 십이지장의 끝끼리 연결하는 방법(Billroth Ⅰ) 또는 위와 빈창자를 연결하는 방법(Billroth Ⅱ)이다.

• gastrotomy 위절개술
　위를 단순히 열어보는 것이다.

• gastrostomy 위루형성술, 위창냄술, 위조루술
　위상부, 식도, 구강의 병소로 인해 음식물 섭취가 어려운 경우 영양보급을 목적으로 위벽에 구멍을 뚫고 복벽과 봉합하여 교통구멍을 만드는 수술이다. 그림 4-44

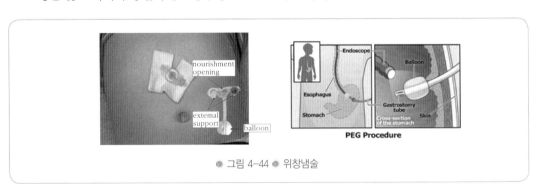

● 그림 4-44 ● 위창냄술

- gastroduodenostomy 위샘창자연결술, 위십이지장연결술
  위와 십이지장 사이를 외과적으로 연결하는 것이다.
  Gastrectomy & gastroduodenostomy → Billroth I

- gastrojejunostomy 위빈창자연결술, 위공장연결술
  위와 공장 사이에 연결을 외과적으로 만드는 것이다.
  Gastrectomy & gastrojejunostomy → Billroth II

- anastomosis 연결, 문합
  장을 연결하여 내용물이 통과할 수 있도록 하는 수술. 창자의 끝과 끝, 끝과 옆 등 연결 장소에 따라 끝끝, 끝옆, 옆옆 연결 등이다. 그림 4-45

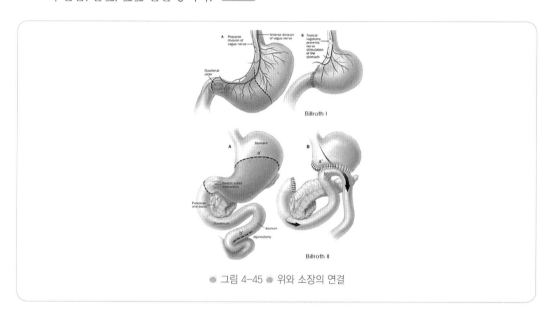

◎ 그림 4-45 ◎ 위와 소장의 연결

- pyloroplasty 날문성형술, 유문성형술
  유문협착의 치료, 위 내용물의 수송촉진을 위한 재건수술이다.

- pyloromyotomy 날문근육절개술, 유문근층절개술
  유문의 윤상근과 종주근의 절개를 통해 좁아진 유문부의 내강을 넓히는 수술이다. 그림 4-46

- gastric lavage 위세척
  식염수와 증류수로 위를 세척하는 것이다. 그림 4-47

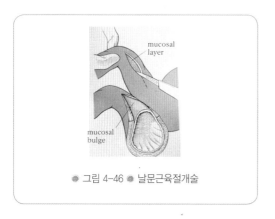

● 그림 4-46 ● 날문근육절개술

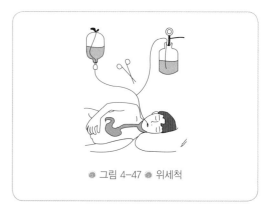

● 그림 4-47 ● 위세척

- vagotomy 미주신경절단술
  주로 십이지장궤양치료를 위해 위산 분비를 감소시킬 목적으로 미주신경을 절단한다.

- gastropexy 위고정술
  위의 위치가 잘못된 것을 원상태로 회복하기 위해 고정하는 수술. 주로 gastroptosis(위하수증(처짐증)) 치료를 위해 수술한다.

- ileostomy 돌창자창냄술, 회장조루술
  외과적으로 복벽에 창을 만들어 그 곳에 회장의 개구부를 만드는 것이다.

- enterocolostomy 작은잘록창자창냄술, 소장결장연결술
  소장과 결장을 외과적으로 연결하는 것이다.

- enterolysis 창자박리술, 장유착박리술
  창자의 부분 사이 또는 장과 복벽 사이의 유착(adhesion)을 떼어놓는 수술이다.

- enterectomy 창자절제술, 장절제술
  창자, 특히 소장의 일부를 잘라내는 수술이다.

- enteroenterostomy 소장소장연결술
  소장의 두 개 부분을 외과적으로 연결하는 것이다.

- enterostomy 창자창냄술, 장루술
  배벽을 통하여 외과적으로 창자에 창을 내는 것이다.

### 3) 장, 복막

- appendectomy 충수절제술, 막창자꼬리절제술, 맹장꼬리절제술
  충수염 치료를 위해 충수의 외과적 제거하는 수술이다.

- cecectomy 막창자절제술, 맹장절제술
  맹장을 절제하는 수술, 충수절제와 다르다.

- colectomy 결장절제술, 잘록창자절제술
  결장의 일부 혹은 전체를 절제하는 수술이다.

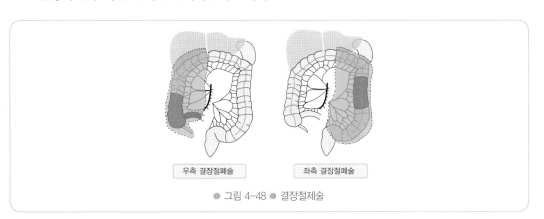

우측 결장절폐술　　　좌측 결장절폐술

◎ 그림 4-48 ◎ 결장절제술

- colostomy 잘록창자창냄술, 결장창냄술, 대장창냄술
  결장 혹은 대장의 일부를 잘라 직접 피부에 연결하는 것이다.

- colocolostomy 결장결장연결
  결장과 결장을 연결하는 것이다.

- colopexy 잘록창자고정술, 결장고정술
  외과적으로 결장을 고정하는 것이다.

- proctectomy 직장절제술, 곧창자절제술
  직장의 외과적 절제수술이며, 보통 직장암의 경우 직장을 제거하고 결장루를 배벽에 만들어 배변을 하게 한다.

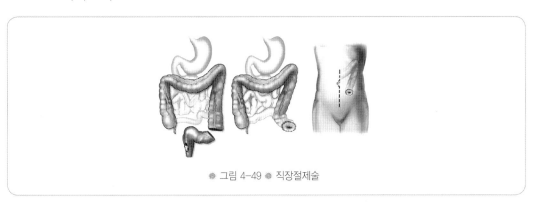

◎ 그림 4-49 ◎ 직장절제술

소
화
기
계

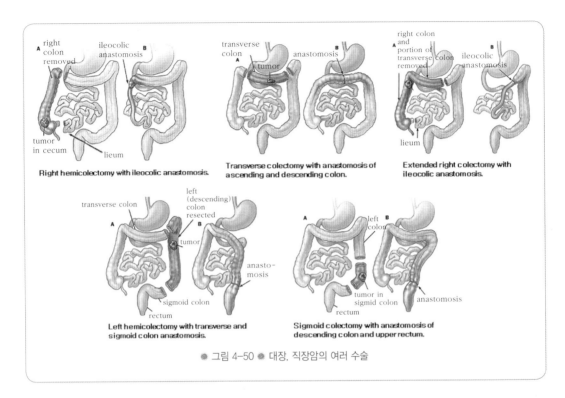

● 그림 4-50 ● 대장, 직장암의 여러 수술

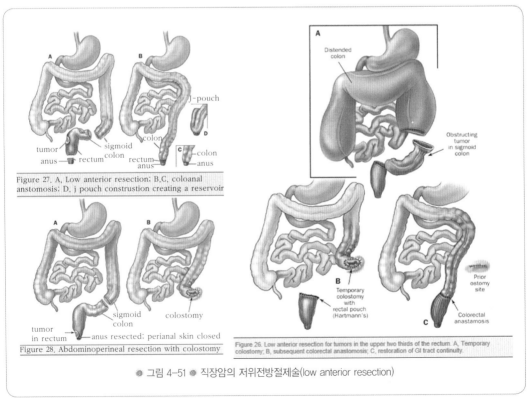

● 그림 4-51 ● 직장암의 저위전방절제술(low anterior resection)

- proctoplasty 직장성형술

  항문과 곧창자에 시행하는 성형수술이다.

- proctoscopy 직장경검사, 곧창자보개검사

  직장경을 통한 직장의 검사방법이다.

- 대장직장암의 여러 수술

  암의 발생 부위에 따라 여러 수술이 행해진다. 그림 4-51

- miles' operation 마일즈수술

  구불결장 하부암 및 직장암에서의 배샅절제수술, 직장절제술을 말한다. 그림 4-52

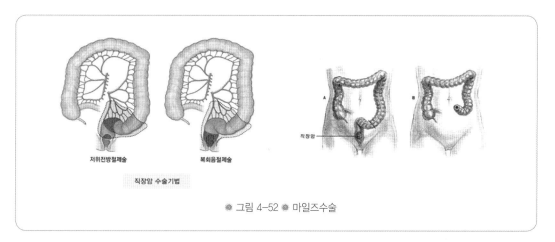

저위전방절제술     복회음절제술

**직장암 수술기법**

◉ 그림 4-52 ◉ 마일즈수술

- herniorrhaphy 탈장봉합술

  탈장의 외과학적 수복

- hemorrhoidectomy 치핵절제술

  치질(hemorrhoid)을 외과적으로 절제한다.

- laparotomy(= celiotomy, ventrotomy) 개복술

  일반적으로 배안의 병적인 상태에서 의사가 배를 열고 그 병의 부위를 확인하고, 진단을 내리고 그 정도를 판별한다.

- exploratory laparotomy 진단적 개복술

## 4) 간, 담낭, 췌장

- cholecystectomy 쓸개주머니절제술, 담낭절제술
  담석증과 담낭염의 치료를 위해 담낭을 외과적으로 제거
  - laparoscopic laser cholecystectomy (LLC) 복강경 레이저 담낭절제술

- cholecystotomy 쓸개주머니절개술, 담낭절개술
  검사, 배출 및 돌의 제거 등을 위하여 담낭을 잘라서 여는 것

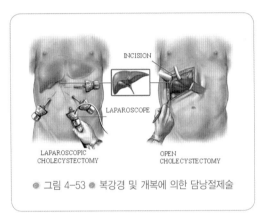

INCISION

LAPAROSCOPE

LAPAROSCOPIC
CHOLECYSTECTOMY

OPEN
CHOLECYSTECTOMY

● 그림 4-53 ● 복강경 및 개복에 의한 담낭절제술

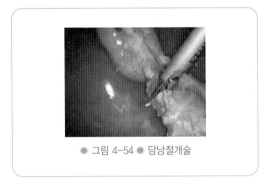

● 그림 4-54 ● 담낭절개술

- cholecystostomy 쓸개주머니창냄술, 담낭조루술
  담즙의 배출을 위하여 담낭에 구멍을 만드는 것

- choledochotomy 온쓸개관절개술, 총담관절개술
  진단적 검사 또는 돌을 꺼내기 위하여 총담관을 잘라서 여는 것

- choledochoduodenostomy 온쓸개관샘창자연결술, 총담관십이지장연결술
  총담관을 십이지장에 연결하는 것

- choledochogastrostomy 온쓸개관위연결술, 총담관위연결술
  총담관과 위를 연결시켜주는 것

- choledocholithotomy 온쓸개관돌제거술, 총담관결석제거술
  총담관을 절개하여 돌을 꺼내는 수술

- hepatorrhaphy 간꿰맴술, 간봉합술
  간의 상처를 봉합하는 수술이다.

- pancreatectomy 이자절제술, 췌장절제술
  종양 등으로 췌장의 외과적 제거하는 수술이다.

- whipple's operation 휘플수술
  췌장두부, 십이지장과 위의 말단부위, 총담관 아래 부분을 절제한 후 남아있는 췌장, 위, 총담관을 공장에 연결해주는 수술이다.

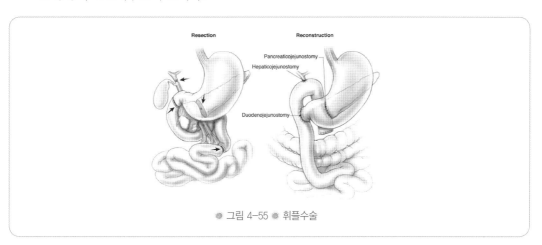

● 그림 4-55 ● 휘플수술

- PPPD(pylorus-preserving pancreatoduodenectomy) 위유문보존 췌장십이지장 절제술
  췌장의 머리, 십이지장, 소장의 일부, 위의 하부, 총담관과 담낭을 절제하며, 소장을 남은 췌장, 담관과 위의 상부에 붙여준다. 최근 수술, 치료기술의 발달로 수술사망률이 1~2% 이하로 감소, 5년 생존율도 증가하여 국소적인 절제가 가능한 췌두암에서 최선의 치료법으로 여겨진다(합병증은 40% 전후 발생률이 보고되고, 가장 흔한 합변증은 췌장문합부 누출, 위배출 지연 등이다).

그림 4-56

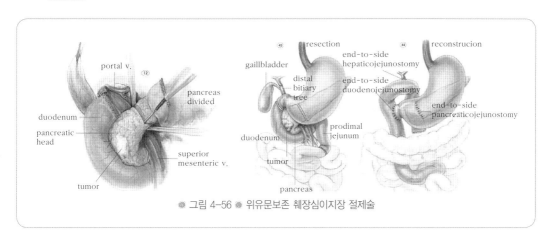

● 그림 4-56 ● 위유문보존 췌장심이지장 절제술

- Endoscopic Retrograde Cholangiopancreatography : ERCP 내시경적 역행성 췌관·담관 조영검사

  십이지장 내시경을 사용하여 십이지장 유두부에서 역행성으로 조영제를 주입시켜 췌관, 담관, 담낭 등을 한 번에 검사하는 방법이다. 생검이나 세포진 검사를 병행한다.

- Endoscopic Sphincterotomy : EST 내시경적 유두괄약근 절개술

  십이지장 벽 내의 경직된 유두괄약근의 하부 총담관을 전류가 흐르는 특수한 칼(papillotome) 을 이용해 절개하는 시술이다.

- Endoscopic Nasobiliary Drainage ENBD 내시경적 경비적 담즙배액술

  전신 상태가 불량하여 수술이 불가능한 폐색성 황달 환자에게 담즙을 배출한다.

- Endoscopic Retrograde Biliary Drainage : ERBD 내시경적 역행성 담즙배액술

  치료를 목적으로 하는 내시경적 담관 배액법

- Extracorporeal Shock Wave Lithotripsy : ESWL 체외 충격파 쇄석술

  체내에 생긴 결석을 체외에서 충격파를 조사함으로써 잘게 부숴 체외로 배출을 유도

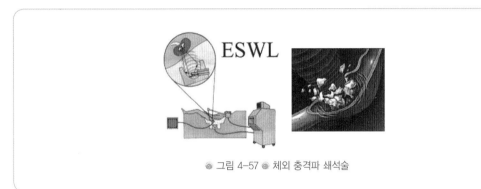

◎ 그림 4-57 ◎ 체외 충격파 쇄석술

- Percutaneous transhepatic biliary drainage : PTBD 피부간경유쓸개관배액술, 피부간경유담관 배액술, 경피경담도배액술

  간, 담도에 결석 또는 종양으로 인해 담즙체액에 문제가 있거나 수술이 불가능한 악성 담도 폐색환자에게 tube나 stent를 삽입하여 체외로 일시적인 담도누공을 형성시켜 담즙을 배출하게 한다.

- 적응증

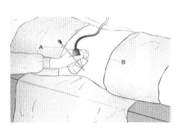

초음파유도하에서 우측 상복부를 천자

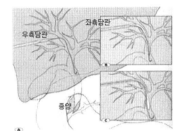

담관으로 유도철사를 삽입하고 철사를 따라 배액카테터를 담관에 위치시킴

● 그림 4-58 ● 피부간경유쓸개관배액술 percutaneous transhepatic bile drainage(PTBD)

- cholangiocarcinoma 담관암, 담낭암
  담도폐쇄의 고식적 치료(고통경감, 생명연장)

- 수술 후 재발한 폐쇄성 황달

- 화농성 담관염 및 간농양
  패혈증 발생시 응급상황으로 담즙배액이 우선시 된다.

- 담도계 중재적 시술을 위한 접근 경로 확보
  담석 제거, 담도 내 생검

- PTBD track을 통하여 담도 협착증을 확장

- 담도결석으로 인한 bilirubin 수치가 상승한 경우

- OP 전 bilirubin을 낮추기 위해 실시

# 확인문제

Check! 소화기계

*아래는 소화기계의 내부 모습이다. 1~3 물음에 답하시오.

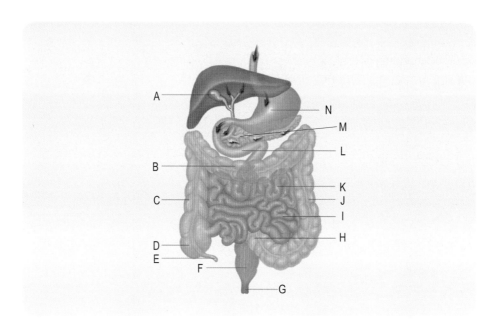

01   대장의 끝에서 항문에 이르는 곧은 부분은?

     (기호 :          의학용어 :                    )


02   소장의 말단부에서 대장으로 이행하는 부위에 있는 소화관은?

     (기호 :          의학용어 :                    )


03   담즙을 저장하는 주머니는?

     (기호 :          의학용어 :                    )

\*4∼14 문제를 아래 보기에서 골라 답을 쓰시오.

〈보기〉

- cardia
- dental root
- ascites
- pylorus
- submandibular gland
- ampullar of Vater
- crohn's disease
- melena
- jaundice
- common hepatic duct
- gingiva
- crown
- esophageal varix
- salivary gland
- hematemesis
- sialolithiasis
- hemorrhoid
- fundus
- inguinal hernia
- peritoneum

04 췌장과 총담관이 십이지장으로 함께 개구하여 담즙과 췌장액을 분비하는 체계의 십이지장에 닿은 끝 부분은?

05 입안으로 열리는 샘으로 귀밑샘, 턱밑샘, 혀밑샘의 세 종류를 이르는 것은?

06 이뿌리를 둘러싸고 있는 살은?

07 위의 한 부분으로 식도와 연결이 되는 부위는?

08 복강에 장액성 액체가 괴는 병적 상태 또는 그 액체는?

09 침 배설관 내에서 탈락상피나 이물이 핵이되어 챔샘체내 또는 도관 내에 석회화 침착이 일어나 돌이 된 것은?

10 대개 간경화증이 원인으로 간문맥에 혈액이 고여 문맥압이 높아져서 생기는 것은?

11 회장의 끝부분에 호발하는 설사, 복통, 열을 동반한 원인불명의 장의 만성염증은?

12 항문관을 둘러싸는 점막이나 항문의 외부를 덮는 피부아래에 있는 정맥의 망상조직이 부풀어서 생긴 덩어리는?

13 혈액중에 빌리루빈 양이 증가하여 피부 및 점막 내 담즙의 축적으로 황색을 나타내는 병적상태는?

14 사타구니굴을 통하여 장이 빠져나오는 것은?

15 위암환자의 위절제수술에서 아래와 같은 수술의 문합술을 각각 기재하시오.
   - Billroth I :
   - Billroth II :

16  선천적으로 설소대가 짧은 경우에 해당하는 질환명과 이에 적합한 수술을
    의학용어로 각각 쓰시오.

    (질환명 :              수술명 :              )

17  소화효소의 하나인 쓸개즙을 생성하는 장기는?

    ① stomach          ② spleen          ③ liver
    ④ pancrease        ⑤ villi

18  간성뇌증, 혼수동반으로 갑작스런 사망에 이르는 간염의 종류는?

    ① fulminant hepatitis          ② autoimmune hepatitis
    ③ toxic hepatitis              ④ alcoholic hepatitis
    ⑤ chronic hepatitis

19  췌장암과 관련이 없는 수술은?

    ① pancreatectomy          ② miles' operation
    ③ whipple's operation     ④ PPPD
    ⑤ pancreatoduodenectomy

정답

01. F-rectum              02. D-cecum          03. A-gallbladder
04. ampullar of Vater     05. salivary gland   06. gingiva          07. cardia
08. ascites               09. sialolithiasis   10. esophageal varix
11. crohn's disease       12. hemorrhoid       13. jaundice         14. inguinal hernia
15. gastroduodenostomy, gastrojejunostomy      16. ankyloglossia(=tongue tie), frenotomy
17. ③                     18. ①               19. ②

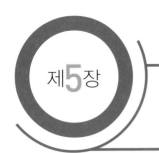

제5장 **비뇨기계**

## 1. 배설이란?

비뇨기계는 체액의 농도, 삼투압, 산성도를 일정하게 유지하며, 필요이상으로 많이 존재하는 무기질, 물 등을 배출하고 노폐물을 내보냄으로써 세포의 정상활동을 유지하도록 한다. 또한 물의 생리작용을 원활하게 한다.

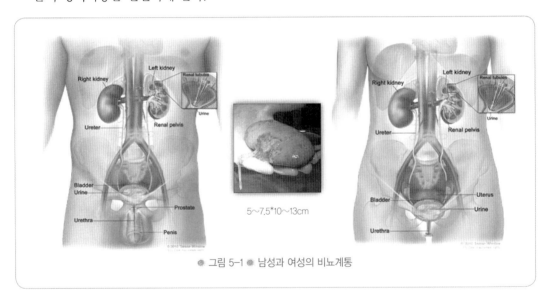

5~7.5*10~13cm

◉ 그림 5-1 ◉ 남성과 여성의 비뇨계통

- 비뇨기계의 구성

  남자, 여자, 소아에서 소변을 만들어 저장하였다가 배출한다.

  콩팥(신장), 요관, 방광, 요도

- 생식기계

  성기능, 생식기능

  고환, 부고환, 정관, 전립선, 정낭, 음경 등

- kidney 신장, 콩팥

  혈액의 노폐물을 걸러 소변을 생성한다.

- ureter 요관

  신장에서 생성된 소변을 방광으로 운반한다.

- urinary bladder 방광

  소변을 일시적으로 저장하는 곳이다.

- urethra 요도

  소변의 체외 배설하는 곳이다.

## 2. 해부학적 용어

### 1) 신장, 콩팥

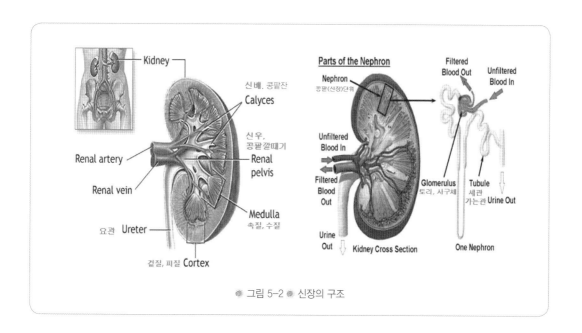

● 그림 5-2 ● 신장의 구조

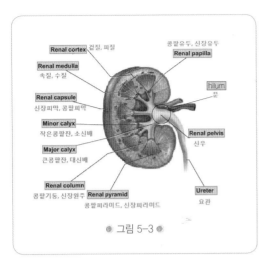

◎ 그림 5-3 ◎

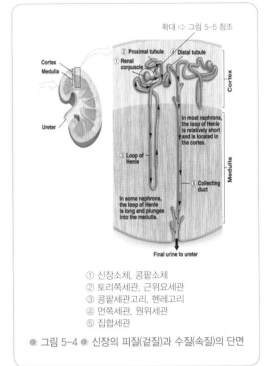

① 신장소체, 콩팥소체
② 토리쪽세관, 근위요세관
③ 콩팥세관고리, 헨레고리
④ 먼쪽세관, 원위세관
⑤ 집합세관

◎ 그림 5-4 ◎ 신장의 피질(겉질)과 수질(속질)의 단면

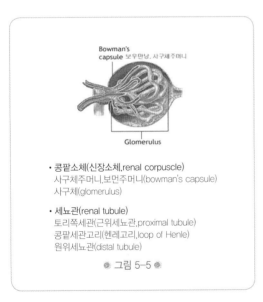

• 콩팥소체(신장소체,renal corpuscle)
　사구체주머니,보먼주머니(bowman's capsule)
　사구체(glomerulus)

• 세뇨관(renal tubule)
　토리쪽세관(근위세뇨관,proximal tubule)
　콩팥세관고리(헨레고리,loop of Henle)
　원위세뇨관(distal tubule)

◎ 그림 5-5 ◎

## 2) 요로

• 방광의 악성 신생물(malignant neoplasm of bladder)

• 방광암의 질병코드
C67.0 방광 삼각부(trigone of bladder)
C67.1 방광의 둥근 천장부(dome of bladder)
C67.2 방광의 측벽(lateral wall of bladder)
C67.3 방광의 전벽(anterior wall of bladder)

C67.4 방광의 후벽(posterior wall of bladder)

C67.5 방광경부(Bladder neck)

      내요도구(internal urethral orifice)

C67.6 요관구(ureteric orifice)

C67.7 요막관(urachus)

C67.8 방광의 중복병변(overlapping lesion of bladder)

C67.9 상세불명의 방광(bladder, unspecified)

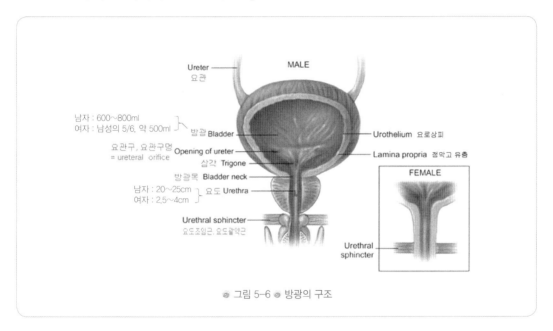

● 그림 5-6 ● 방광의 구조

- azotemia 질소혈증

신장의 기능이 떨어져서 질소 함유 화합물이 혈액속에 지나치게 많은 상태이다.

- renal pain 신성통증

  - 신장피막, 신우 또는 요관 등이 긴장하면서 생긴 심한 통증이다.

  - 급통증, 산통 (colic) 급격하고 참기 어려운 통증이다.

  - 이뇨 (diuresis) 소변배출이 그 빈도나 양에 있어서 증가하는 것이다.

    ex) diuretics(이뇨제)

- dysuria 배뇨통, 배뇨장애

오줌을 눌 때마다 일어나는 동통이다.

- enuresis = nocturia 유뇨증, 야뇨증

방광기능의 조절을 획득한 연령의 어린이가 밤에 자면서 무의식적으로 오줌을 싸는 병증이다.

• urinary incontinence 요실금, 오줌새기, 오줌지림

자신의 의지와 관계없이 요도를 통하여 소변이 나오는 증상이다.

가. 참실금(true incontinence)

나. 절박 요실금(urge incontinence) = 과민성 방광

특별한 질병 없이 하루 8번 이상 참을 수 없을 정도의 매우 급작스러운 오줌 마려움을 느끼고, 수면중에도 자주 소변을 보는 질환이다.

다. 스트레스성 요실금(stress urinary incontinence, SUI) = 긴장성 요실금 = 복압성 요실금

방광에서 요도에 이르는 방광경부와 요도를 지지하는 근육에 손상이 생겨 발생, 분만경험이 있는 중년 또는 노년의 여성에게 주로 발생한다.

라. 일류성 요실금(overflow incontinence)

방광내에 다량의 요가 잔류해 내압이 상승함으로써 통과장애로 소량의 요가 넘쳐 나오는 상태이다.

마. 치료

tension free transvaginal tape (TVT Sling) operation

• urinary frequency 빈뇨

방광용량의 감소에 의하여 1일간의 배뇨 총량은 증가하지 않는 상태에서 자주 배뇨하는 것이다.

• micturition 배뇨

소변을 보는 것이다.

• voiding 배뇨

오줌을 밖으로 배출하는 것이다.

• urination 배뇨, 소변보기

콩팥에서 생성된 오줌이 수뇨관을 거쳐 방광에 모여 요도를 통해 배설되는 일이다.

• anuria 무뇨

 - 신장에서 오줌이 생성되지 않는 경우

 - 지속되면 노폐물이 체내에 축적되어 요독증(uremia)이 발생한다.

• oliguria 소변감소, 요감소, 핍뇨

 - 하루에 보는 소변량 500mL이하

 - 정상 : 남자 1,500mL, 여자 1,200mL

• polyuria 다뇨

소변 배설량이 증가, 하루 3,000mL 이상

- urinalysis 소변검사 : 소변의 물리, 화학, 현미경적 검사
  - 물리적 검사 : 요비중, 혈뇨, 소변색깔, 24시간 크레아티닌
  - 화학적 검사 : 단백뇨의 유무, 당뇨의 유무, 각종 요성분(Na, Ca) 검사
  - 현미경적 검사 : 혈구의 유무, 세균, 각종 원주 및 요석의 유무

- pyuria 고름뇨, 농뇨
  요 중에 고름이 존재하는 상태이다.

- hematuria 혈뇨
  신장염, 신장결핵, 종양, 신장결석, 방광염, 방광종양, 결석 등으로 소변에 적혈구가 섞인 것이다.

- proteinuria 단백뇨
  하루 500mg 이상(성인기준) 단백질이 섞여 나오는 소변이다.

- albuminuria 알부민뇨 = 단백뇨
  단백뇨의 일종으로 알부민이 신장에서 걸러지지 않고 소변을 통해 체외로 배출되는 것이다. 정상소변에서는 배출되지 않는다.

- glycosuria 당뇨
  소변에 당이 검출될 정도로 함유되어 있는 소변이다.
  Cf) diabetes mellitus 당뇨병

- uremia 요독증
  신장의 기능 장애로 몸 안의 노폐물이 소변으로 빠져나오지 못하고 혈액 속에 들어가 중독을 일으키는 병태이다.

- ureteral spasm 요관연축
  요관내에 결석 등 자극물이 있을 때 요관이 경련을 일으켜 좁아지는 것이다.

# 3.진단 용어

## 1) 신장, 콩팥

- fused kidney 융합신장
  두개의 신장이 하나로 붙어 있는 선천적인 기형이다.

- polycystic kidney 다낭성 콩팥, 다낭성 신장 그림 5-7
  양측성의 다발성 콩팥주머니가 특징적인 유전적 선천성 병태이다.

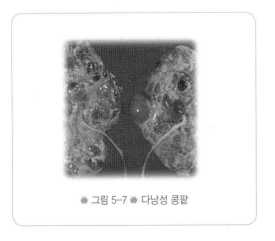

● 그림 5-7 ● 다낭성 콩팥

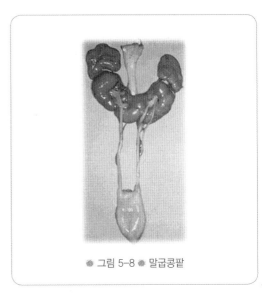

● 그림 5-8 ● 말굽콩팥

- horseshoe kidney 말굽콩팥, 마제신 그림 5-8
  신장의 밑부분이 서로 붙어서 말굽모양으로 된 선천성 기형이다.

- supernumerary kidney 과다콩팥, 과다신장
  두 개의 신장 외에 더 있는 신장이다.

- glomerulonephritis 사구체신염, 토리콩팥염
  콩팥의 토리에 광범위하게 일어나는 염증성 병으로 얼굴이 붓고, 소변량 감소로 혈뇨를 보게 된다.

- renal abscess 신장농양
  신장 내에 생긴 고름집

- perinephric abscess 콩팥주위고름집, 신장주위농양
  콩팥 주위의 지방조직에 생기는 고름집. 옆구리 통증, 발열, 만져지는 종괴가 특징이다.

- interstitial nephritis 사이질콩팥염, 간질신장염
  콩팥의 세뇨관 사이의 결합조직의 염증이 신장전체에 병변이다.

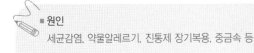

■ 원인
세균감염, 약물알레르기, 진통제 장기복용, 중금속 등

• pyonephritis 고름콩팥염, 화농신장염

  신장의 화농성 염증이다.

• nephrolithiasis 콩팥돌증, 신장결석증

  신장에 돌(요산, 칼슘 등)이 생기는 병적 상태이다. 그림 5-9

■ 치료
체외충격파쇄석술 or 외과적 절제
ESWL(extracorporeal shock wave lithotripsy)

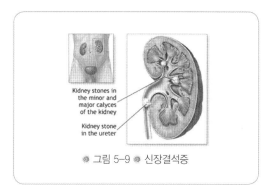

Kidney stones in the minor and major calyces of the kidney

Kidney stone in the ureter

◉ 그림 5-9 ◉ 신장결석증

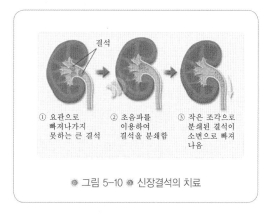

결석

① 요관으로 빠져나가지 못하는 큰 결석

② 초음파를 이용하여 결석을 분쇄함

③ 작은 조각으로 분쇄된 결석이 소변으로 빠져 나옴

◉ 그림 5-10 ◉ 신장결석의 치료

• nephrotic syndrome 콩팥증후군, 신증후군

  콩팥사구체의 병에 의해 전신에 부종이 생기고 심한 단백뇨, 핍뇨를 초래하는 신장병이다.

• nephrosis 콩팥증, 신장증

  신장의 사구체에 이상이 있어 혈액속의 단백질이 소변속에 다량으로 배출되며 몸이 붓는 병이다.

• nephritis 콩팥염, 신장염

  콩팥에 생기는 염증. 급성, 만성, 위축콩팥 세가지가 있고, 증상으로는 부종, 단백뇨, 혈뇨 등 요량이 증가한다.

• pyelonephritis 신우신염, 깔때기콩팥염

  요로감염의 일종으로 신장에서 요세관, 간질 및 신우의 병변을 일으키는 병으로 급성과 만성이 있다.

• hydronephrosis 물콩팥증, 수신증

  요로폐쇄로 인하여 신장에서 만들어진 소변을 모으는 깔때기와 신배가 확장되어 오줌이 저류되어 있는 상태로 신장에서 소변을 만드는 기능을 하는 실질이 위축되는 현상이다.

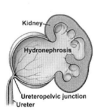

● 그림 5-11 ● 수신증

• nephrosclerosis 콩팥굳음증, 신장경화증

　신장이 혈관병에 의하여 굳어진 상태이다.

• acute tubular necrosis 급성 세뇨관 괴사

　대개 세뇨관으로의 혈액순환이 중단됨으로써 발생, 전신감염이나 쇼크 등 순환장애가 있을 때
　흔히 발생한다.

• renal failure 콩팥기능상실, 신부전

　혈액속의 노폐물을 걸러내고 배출하는 신장의 기능에 장애가 있는 상태이다.

　－ acute renal failure(ARF)

　　급성콩팥기능상실, 급성신부전

　　갑자기 신장이 제 기능을 하지 못하는 상태이다.

　－ chronic renal failure(CRF)

　　만성콩팥기능상실, 만성신부전

　　신장의 기능이 되돌릴 수 없을 만큼 저하된 상태이다.

• renal cancer=kidney cancer 콩팥암, 신장암 　그림 5-12

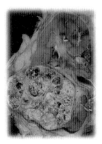

● 그림 5-12 ● 신장암

- 소아 : Wilms' tumor= nephroblastoma 윌름즈 종양(콩팥에서 발생하는 악성 종양)
- 성인 : renal cell carcinoma, RCC
  신장세포암종
  전체장기 1~3%, 신장종양의 85~90%

- nephromegaly 신장비대증, 콩팥비대증
  여러 가지 원인에 의해 신장이 커지는 것이다.

- nephroptosis 콩팥처짐증
  신장이 아래쪽으로 처지는 것이다.

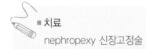

■치료
nephropexy 신장고정술

## 2) 요관, 방광, 요도

- ureteritis 요관염
  요관의 염증이다.

- ureterolithiasis 요관결석증, 요관돌증
  요관 내에 있는 돌의 형성

- hydroureter 물요관증
  소변 또는 액체가 저류하여 요관이 비정상적으로 확장된 것이다.

- pyoureter 요관축농
  요관 내에 고름이 차 있는 것이다.

- ureterectasis 요관확장증
  요관이 확장된것이다.

- ureterostenosis 요관협착증
  요관이 협착된것이다.

- ureterocele 요관꽈리, 요관류
  요관이 방광에 들어가는 최종 부분의 소낭형성으로서 요관 출구의 협착의 결과로 생긴다.

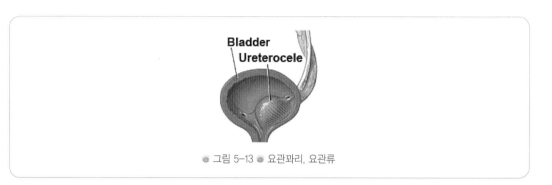

● 그림 5-13 ● 요관꽈리, 요관류

• cystitis 방광염
방광에 발생한 염증으로 방광 질환중 가장 많고, 여성에게 많이 발생한다. 주로 세균으로 감염
된다.

• trigonitis 방광삼각염
방광삼각부위의 염증이다.

• neurogenic bladder 신경성방광
중추 또는 말초 신경계의 병변이 원인이 되어 방광의 기능장애를 일으키는 상태이다.

• irritable bladder 과민방광
요의를 동반하는 방광수축의 빈도가 많아지는 방광의 상태이다.

• cystocele 방광탈출증, 방광류
밑으로 처져서 질쪽으로 내려온 것으로 반복되는 분만과 노령으로 인해 발생한다. 그림 5-14

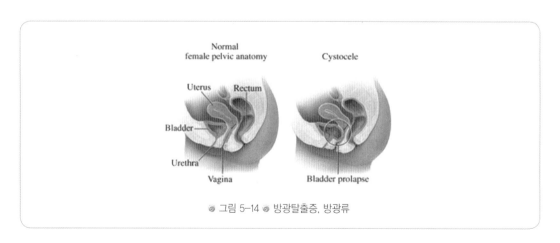

● 그림 5-14 ● 방광탈출증, 방광류

• cystoptosis 방광하수

방광의 내측피막이 요도 내에 빠져서 처져 있는 것이다.

• vesicovaginal fistula 방광질샛길, 방광질루

방광에서 질로 통하는 비정상적인 연결통로, 소변이 질로 배출된다.

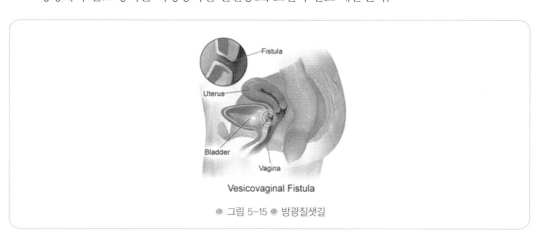

◉ 그림 5-15 ◉ 방광질샛길

• vesicorectal fistula 방광직장루, 방광곧창자샛길

방광과 직장의 누공에 의해 연결되어 있는 상태로서 소변에 대변이 섞여 배출된다.

• cystolithiasis=bladder stone 방광돌증, 방광결석증

방광내에 돌이 발생한다. 그림 5-17

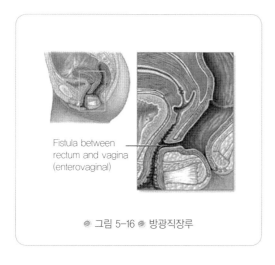

◉ 그림 5-16 ◉ 방광직장루

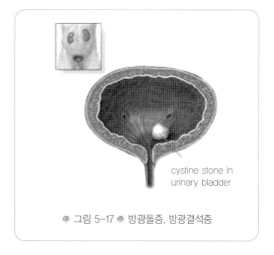

◉ 그림 5-17 ◉ 방광돌증, 방광결석증

- bladder cancer 방광암

요로계에서 가장 흔한 악성 종양으로 남자가 2.3배 더 많이 발생하며 이행세포암종(transitional cell carcinoma)과 선(샘)암종(adenocarcinoma)이 대부분이다.

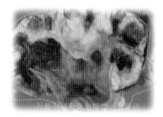

◉ 그림 5-18 ◉ 방광암

- urethritis 요도염

요도에 생기는 염증이다. 주로 임균, 대장균, 사슬구균, 포도구균 등 세균에 의한 경우가 많다. 질 트리코모나스, 바이러스 등, 또는 기계적, 화학적 원인으로 성교에 의해 감염되고 발생빈도도 높은 임균성 요도염이 대표적이다.

- urethral stricture 요도협착

요도벽에 반흔이 생겨서 요도내강이 좁아진 상태이다. 후천적 염증 후 발생하거나 외상 후에 발생한다.

- hypospadias 요도밑열림증, 요도하열

요도의 개구가 음경 아래쪽에 있는 경우이다.

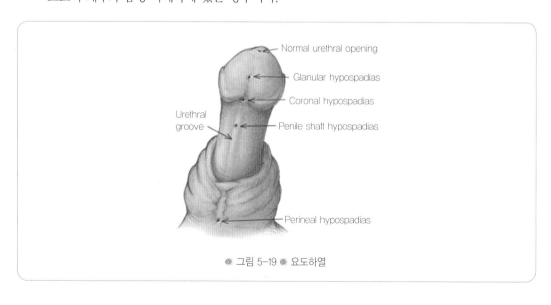

◉ 그림 5-19 ◉ 요도하열

- hyperspadias 요도상열

  요도의 개구가 음경 위쪽에 있는 경우이다.

## 4. 수술 용어

### 1) 요관, 방광, 요도

- renal biopsy 콩팥생검, 신장생검

  신장 조직을 떼어내는 것. 개방(open) vs 폐쇄(closed)

- nephrectomy 콩팥절제술, 신장절제술

  부분 콩팥절제술이다. heminephrectomy

- nephrolysis 콩팥박리술

  콩팥에서 염증성 유착물을 떼어내는 것으로 피막은 유지하나 콩팥세포들은 파괴된다.

- nephropexy 콩팥고정술

  콩팥을 고정 또는 달아매는 수술이다.

- nephrolithotomy 콩팥절개돌제거술, 신장절개결석제거술

  콩팥을 절개해서 콩팥돌을 제거하는 수술이다.

- pyelolithotomy 신우결석제거술, 깔대기돌제거술

  콩팥돌을 깔대기에서 제거하는 수술이다.

- pyelotomy 신우절개술, 깔대기절개술

  콩팥 깔대기의 절개술이다.

- nephrorrhaphy 콩팥꿰맴술, 신장봉합술

  콩팥을 꿰맴으로서 행하는 콩팥 고정술이다.

- pyeloplasty 신우성형술, 깔대기성형술

  깔때기 뇨관이행부의 협착이나 이상혈관, 신생물의 압박에 의한 물콩팥증에 대한 성형수술이다.

- kidney transplantation, KT 콩팥이식, 신장이식

  신장의 기능이 많이 상실된 환자에게 다른 사람의 신장을 이식해줌으로써 정상적인 기능을 할 수 있도록 해주는 수술이다.

- dialysis 투석

  – peritoneal dialysis 복막투석

  복강 내로 관을 연결하여 이 속으로 투석액을 넣어 투석하는 방법

  복막투석에는 간간히 혈액투석과 같이 시행하는 간헐적복막투석이 있고, 항상 환자가 착용하는 continuous ambulatory peritoneal dialysis(CAPD)가 있다.

  – hemodialysis 혈액투석

  인공신장기계를 사용하여 동맥으로 피를 받아 정맥으로 피를 걸러서 내보낸다.

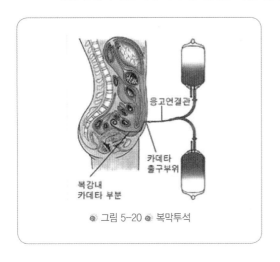

◎ 그림 5-20 ◎ 복막투석

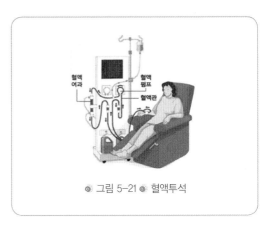

◎ 그림 5-21 ◎ 혈액투석

- extracorporeal shock wave lithotripsy 체외충격파쇄석술, 몸밖충격파돌깸술

  요관 내의 콩팥돌을 강력한 음파를 보내 부숴서 통증없이 제거하는 것이다.

- nephrostomy 콩팥창냄술

  콩팥깔때기에 직접적으로 통하는 영구적인 창을 만드는 수술이다.

- ureterectomy 요관절제술

  요관 또는 그 일부를 외과적으로 절제하는 것이다.

- ureterolysis 요관박리술, 요관파열

  요관을 주위 병 또는 유착물에서 수술을 통해 분리하는 것이다.

- ureterolithotomy 요관결석제거술, 요관돌제거술

  요관을 절개하여 돌을 제거하는 수술이다.

- ureterostomy 요관창냄술, 요관조루술 그림 5-22

  요관의 소변을 배설하는 샛길을 영구적으로 만드는 외과 수술이다.

• ureterocystostomy 요관방광연결술 그림 5-23
  요관을 방광과 별도의 위치로 이식하는 외과적 수술이다.

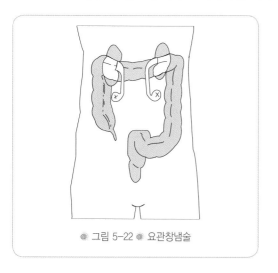

◉ 그림 5-22 ◉ 요관창냄술

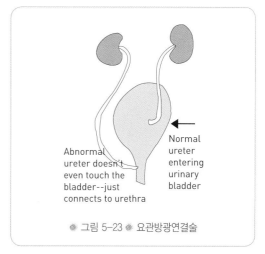

Abnormal ureter doesn't even touch the bladder--just connects to urethra

Normal ureter entering urinary bladder

◉ 그림 5-23 ◉ 요관방광연결술

• ureterovesicoplasty 요관방광성형술
  요관과 방광에 대한 성형술이다.

• cystectomy 방광절제술, 낭종절제술
  방광암 치료 시 방광의 일부 또는 모두를 제거하는 수술이다.

• lithotripsy 쇄석술, 돌깸술
  방광 속에 기계를 끼워넣고 돌을 갈아서 부수는 방광돌 치료법. 초음파로 깨는 경우도 있다.

• cystoscopy 방광경검사, 방광보개검사 그림 5-24
  방광경에 의해 비뇨계통을 직접 보면서 검사하는 것이다.

• urethral catheterization 도뇨 그림 5-25
  치료, 진단의 목적으로 요도 카테터를 방광에 삽입하여 소변을 뽑아내는 일이다.

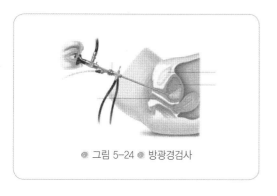

◉ 그림 5-24 ◉ 방광경검사

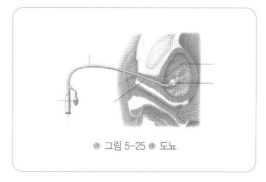

◉ 그림 5-25 ◉ 도뇨

• meatotomy 요도구절개술

요도구를 확대하기 위한 요도구 절개술이다.

• urethrotomy 요도절개술

요도협착을 치료하기 위한 절개 수술. 외 · 내부로 하는 두가지 방법이 있다.

• urethroscopy 요도경검사, 요도보개검사

요도 내부를 직접 관찰하는 검사법이다.

• cystostomy 방광창냄술

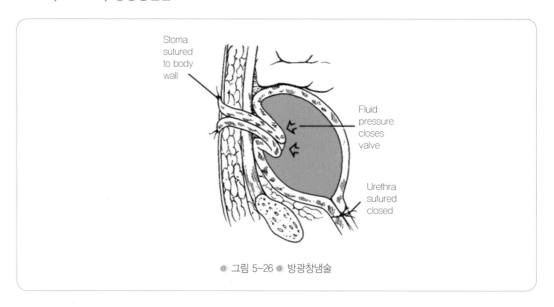

Stoma
sutured
to body
wall

Fluid
pressure
closes
valve

Urethra
sutured
closed

◎ 그림 5-26 ◎ 방광창냄술

• urethroplasty 요도성형술

요도의 상처나 결손 부위를 수술로 수복하는 수술이다.

• urethrorrhaphy 요도봉합술, 요도페맴술

봉합에 의한 요도샛길이 폐쇄되는것이다.

# 확인문제

Check! 비뇨기계

*아래는 비뇨기계의 내부 모습이다. 1~3 물음에 답하시오.

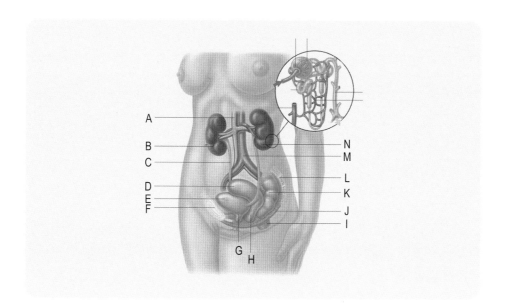

01 소변을 체외로 배설하는 기관은?

(기호 :        의학용어 :                    )

02 소변을 방광으로 운반하는 가늘고 긴 관은?

(기호 :        의학용어 :                    )

03 소변을 생산하여 배출하는 기관은?

(기호 :        의학용어 :                    )

*4~14 문제를 아래 보기에서 골라 답을 쓰시오.

<보기>

- vesicovaginal fistula
- urinary catheterization
- colic
- renal cell carcinoma
- renal pelvis
- uremia
- interstitial nephritis
- nephrosis
- wilms' tumor
- pyonephritis
- ureterostomy
- urethrotomy
- azotemia
- glomerulus
- nephrostomy
- cystocele
- vesicorectal fistula
- hypospadias
- meatotomy
- ureterovesicoplasty

04　신장 안에 있는 깔대기 모양의 빈곳은?

05　신장의 피질에 있는 모세혈관 덩어리로 혈액성분이 여과되어 요세관으로 운반되는 곳은?

06　신장의 기능이 떨어져서 질소 함유 화합물이 혈액속에 지나치게 많이 들어 있는 상태는?

07　신장의 사이질에 염증이 일어나서 차차 신장전체에 병변이 미치는 형태의 신장염은?

08    방광이 제자리를 지키지 못하고 밑으로 처져서 내려온 것은?

09    선천성 기형으로 요도의 개구가 음경아래쪽에 있는 경우는?

10    신장에서 발생하는 악성종양으로 소아에서 자주발생하는 것은?

11    방광에서 질로 통하는 비정상적인 연결통로는?

12    요도협착을 치료하기 위한 절개수술은?

13    치료, 진단의 목적으로 가느다란 긴 관을 방광에 삽입하여 소변을 뽑아내는 일은?

14    요관의 소변을 배설하는 샛길을 영구적으로 만드는 수술은?

15    복막강 내로 관을 연결하여 이 속으로 투석액을 넣어 투석하는 방법은?

16 신장의 구조적, 기능적 단위로 한쪽신장에 100만개 있는 이것은?

17 신혈관 및 요관이 통과하는 신장 안쪽의 오목한 부분은?

① calyx        ② cortex        ③ hilum
④ renal pelvis   ⑤ renal papillae

18 두 개의 신장이 하나로 붙어 있는 선천적인 질환은?

① renal ectopia          ② polycystic kidney
③ horseshoe kidney       ④ fused kidney
⑤ supernumerary kidney

19 소변 내 RBC가 검출된 경우는?

① hematuria     ② glycosuria     ③ uremia
④ proteinuria    ⑤ nocturia

20 다음중 renal failure 환자에게 실시하는 시술은?

① urinalysis     ② hemodialysis     ③ transsonography
④ cystectomy    ⑤ renal plasty

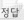
정답

01. G, urethra          02. C, ureter          03. B or N, kidney          04. renal pelvis
05. glomerulus          06. azotemia          07. interstitial nephritis     08. cystocele
09. hypospadias         10. wilms' tumor       11. vesicovaginal fistula     12. urethrotomy
13. urinary catheterization  14. ureterostomy       15. peritoneal dialysis       16. nephron
17. ③                  18. ④                 19. ①                       20. ②

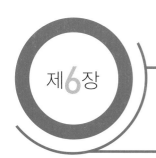

제6장

# 여성 생식기계

## 1. 여성생식기란?

여성생식기란 임신, 분만 등 생식 기능에 관계된 여성의 모든 신체기관이다.

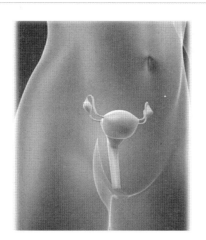

◉ 그림 6-1 ◉ 여성생식기의 위치

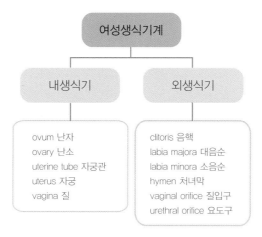

여성생식기계

내생식기

ovum 난자
ovary 난소
uterine tube 자궁관
uterus 자궁
vagina 질

외생식기

clitoris 음핵
labia majora 대음순
labia minora 소음순
hymen 처녀막
vaginal orifice 질입구
urethral orifice 요도구

## 2.해부학적 용어

### 1) 외생식기

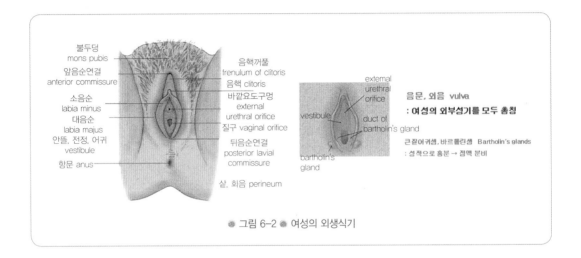

● 그림 6-2 ● 여성의 외생식기

### 2) 내생식기

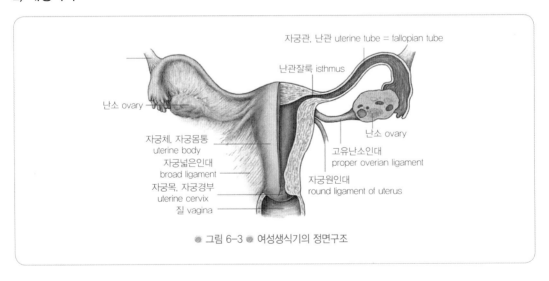

● 그림 6-3 ● 여성생식기의 정면구조

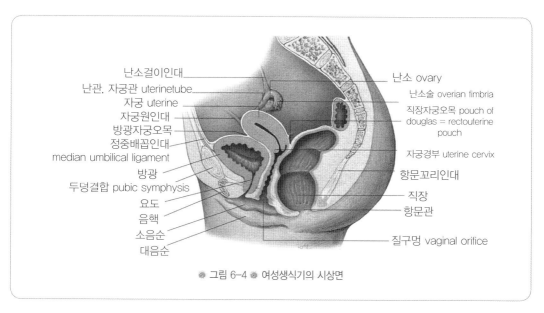

난소걸이인대
난관, 자궁관 uterinetube
자궁 uterine
자궁원인대
방광자궁오목
정중배꼽인대
median umbilical ligament
방광
두덩결합 pubic symphysis
요도
음핵
소음순
대음순

난소 ovary
난소술 overian fimbria
직장자궁오목 pouch of douglas = rectouterine pouch
자궁경부 uterine cervix
항문꼬리인대
직장
항문관
질구멍 vaginal orifice

● 그림 6-4 ● 여성생식기의 시상면

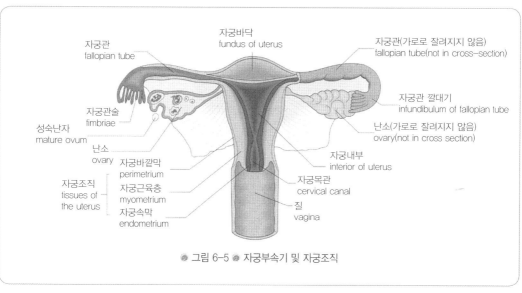

자궁관
fallopian tube
자궁바닥
fundus of uterus
자궁관(가로로 잘려지지 않음)
fallopian tube(not in cross-section)
자궁관술
fimbriae
자궁관 깔대기
infundibulum of fallopian tube
성숙난자
mature ovum
난소(가로로 잘려지지 않음)
ovary(not in cross section)
난소
ovary
자궁바깥막
perimetrium
자궁내부
interior of uterus
자궁조직
tissues of the uterus
자궁근육층
myometrium
자궁목관
cervical canal
질
vagina
자궁속막
endometrium

● 그림 6-5 ● 자궁부속기 및 자궁조직

## 3) 월경

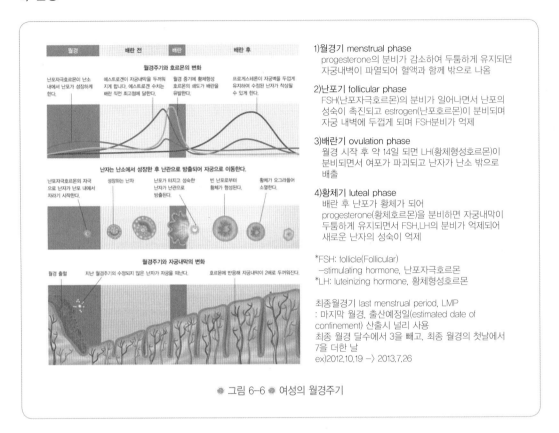

1)월경기 menstrual phase
progesterone의 분비가 감소하여 두툼하게 유지되던 자궁내벽이 파열되어 혈액과 함께 밖으로 나옴

2)난포기 follicular phase
FSH(난포자극호르몬)의 분비가 일어나면서 난포의 성숙이 촉진되고 estrogen(난포호르몬)이 분비되며 자궁 내벽에 두껍게 되며 FSH분비가 억제

3)배란기 ovulation phase
월경 시작 후 약 14일 되면 LH(황체형성호르몬)이 분비되면서 여포가 파괴되고 난자가 난소 밖으로 배출

4)황체기 luteal phase
배란 후 난포가 황체가 되어 progesterone(황체호르몬)을 분비하면 자궁내막이 두툼하게 유지되면서 FSH,LH의 분비가 억제되어 새로운 난자의 성숙이 억제

*FSH: follicle(Follicular)
 -stimulating hormone, 난포자극호르몬
*LH: luteinizing hormone, 황체형성호르몬

최종월경기 last menstrual period, LMP
: 마지막 월경, 출산예정일(estimated date of confinement) 산출시 널리 사용
최종 월경 달수에서 3을 빼고, 최종 월경의 첫날에서 7을 더한 날
ex)2012.10.19 → 2013.7.26

● 그림 6-6 ● 여성의 월경주기

## 4) 산과

- ovum 난자

  여성의 생식세포. 정상적인 세포의 DNA 숫자에 비해 반수정도인 22개의 보통염색체와 한 개의 성 염색체를 가지고 있으며 정자가 들어올 경우 완전한 세포로 변한다.

- sperm 정자

  남성의 성숙된 생식세포. 0.05mm 길이이고 머리, 목, 꼬리로 이루어져 있으며 운동성이 뛰어나다. 고환에서 생성되며 정관을 통해 배출한다.

- fertilized ovum 수정난자, 수정란

  수정된 난자로 보통 개체 발생을 시작한다.

- embryo 배아, 배

  수정란으로부터 태아가 되기까지의 사이(수정 후 약 2주부터 8주까지 발육한 생체)

- fetus 태아

  임신 제2개월 말(8주) 이후(수태 후 7~8주부터 태어날 때까지 뱃속의 아기)

- fertilization 수정

  난자와 정자가 결합하는 과정, 난관에서 이루어 진다.

- implantation 착상, 이식, 삽입

  수정 후 자궁내막에 착상된다. 그림 6-7

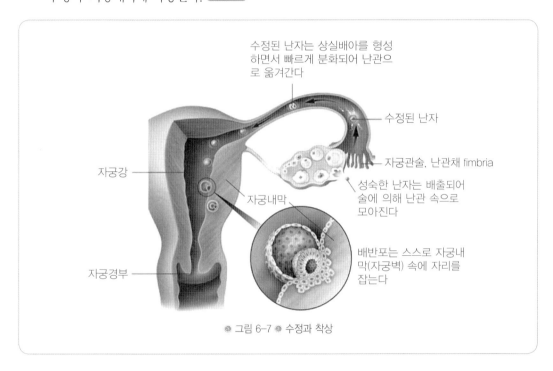

수정된 난자는 상실배아를 형성
하면서 빠르게 분화되어 난관으
로 옮겨간다

수정된 난자

자궁강

자궁관술, 난관채 fimbria

성숙한 난자는 배출되어
술에 의해 난관 속으로
모아진다

자궁내막

배반포는 스스로 자궁내
막(자궁벽) 속에 자리를
잡는다

자궁경부

◉ 그림 6-7 ◉ 수정과 착상

- placenta 태반

  임신하였을 때, 태아와 모체 사이의 가스 및 물질 교환과 임신유지를 위한 내분비물질을 분비하
  는 기관 모체의 자궁내에 위치하는 태아에 속하는 조직이다.

- true pelvis=lesser pelvis 작은골반

  엉덩두덩뼈결합선을 통과하는 면보다 아래쪽의 골반이다.

- false pelvis=greater pelvis 큰골반

  엉덩두덩뼈결합선을 통과하는 면보다 위쪽의 골반이다.

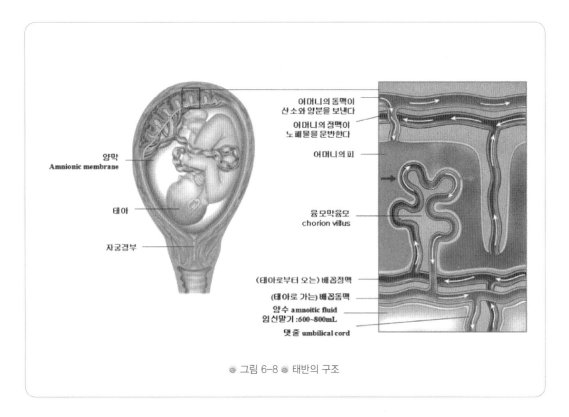

양막
Amnionic membrane

태아

자궁경부

어머니의 동맥이
산소와 양분을 보낸다

어머니의 정맥이
노폐물을 운반한다

어머니의 피

융모막융모
chorion villus

(태아로부터 오는) 배꼽정맥

(태아로 가는) 배꼽동맥

양수 amnoitic fluid
임신말기 : 600~800mL

댓줄 umbilical cord

◈ 그림 6-8 ◈ 태반의 구조

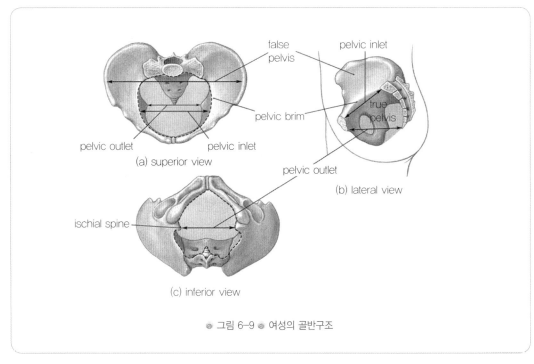

false
pelvis

pelvic inlet

pelvic brim

pelvic outlet

pelvic inlet

(a) superior view

true
pelvis

pelvic outlet

(b) lateral view

ischial spine

(c) inferior view

◈ 그림 6-9 ◈ 여성의 골반구조

- pelvic inlet 골반입구, 위골반문

  치골의 능선과 빗, 장골의 궁상선, 천추 바닥의 앞모서리로 경계되어 있는 작은 골반의 윗구멍이다.

- pelvic outlet 골반출구, 아래골반문

  미추, 천결절인대, 좌골의 일부, 치골궁측부, 치골결합부에 둘러싸인 소골반 하방의 불규칙한 출구

- contraception 피임

  임신이 되는 것을 방지하는 것. 수태를 인공적으로 조절하는 일이다.

- pregnancy, gestation 임신

  임신은 수정으로 시작하여 출산으로 끝난다.

- gravida 임신부

  아이를 밴 여자를 뜻하는 말이다.

- primigravida 초임녀, 초임부

  첫 번째 임신을 한 여자를 뜻하는 말이다.

- multigravida 다임신부, 경임부, 다임신녀

  두 번 이상 임신한 경험이 있는 임신부를 뜻하는 말이다.

- delivery 분만(= parturition)

  태아와 태반이 자궁 밖으로 나오는 것이다.

- primipara 초산녀(부)

  출산경험이 처음인 경우의 여성을 뜻하는 말이다.

- multipara 다산부, 다분만부, 다분만녀

  출산아의 생존여부에 관계없이, 두 번 이상 출산경험이 있는 여성을 뜻하는 말이다.

## 5) 유방, 젖, 가슴

- mammary gland 젖샘, 유선

  15~25개의 유선엽으로 구성된 복합 관상포상 선유두 주위에 방사성으로 배열되어있다.

- lactiferous duct 젖샘관, 유관

  유선에서 만들어진 젖을 젖꼭지까지 나르는 관이다.

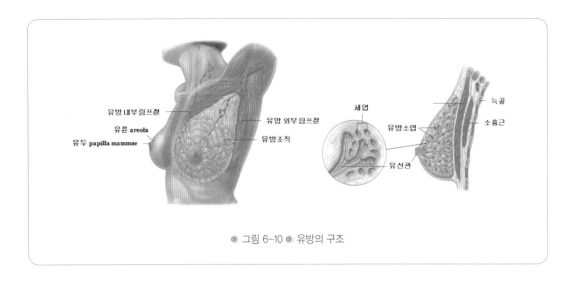

◎ 그림 6-10 ◎ 유방의 구조

## 3.증상 용어

- anovulation 배란없음, 무배란
  난소에서 난자가 배출되지 못하는 현상, 난소의 미성숙, 과성숙, 임신과 수유중 난소의 기능 변화로 일어날 수도 있다.

- menarche 초경, 첫월경
  여성이 2차 성발달을 시작하여 처음 맞는 월경. 대략 12세에서 15세사이 처음 시작한다.

- menopause 폐경
  40~50대에 많이 일어난다. 필요에 따라 호르몬치료를 한다.

- amenorrhea 무월경
  내분비질환, 해부학적 이상 등이 나타난다.

- dysmenorrhea 월경통
  월경 때 하복부, 자궁 등에 생기는 통증이 나타난다.

- menorrhagia 월경과다
  주기 규칙, 기간이 길며(7-8일 이상), 양이 많다.

- hypermenorrhea 월경과다증, 과다월경
  주기 규칙적, 기간 정상, 월경출혈량이 지나치게 많은 월경이상이 나타난다.

반대어) 과소월경, 월경과소증 hypomenorrhea

- metrorrhagia 자궁출혈
  병적으로 일어나는 자궁의 출혈을 말한다.

- polymenorrhea 잦은월경, 다발월경
  21일 이하의 간격, 규칙적 혹은 불규칙, 월경의 빈도가 빈번해지는 현상이다.
  반대어) oligomenorrhea 사이뜬월경, 희발월경: 35-40일 이상의 간격, 불규칙

- cryptomenorrhea 은폐무월경
  월경은 실제로 있으나 외부로 출혈을 볼 수 없는 것, 질폐쇄증의 경우 볼 수 있다.

- sterility 불임증
  자손 생산능력이 완전히 결여된 것이다.(거세, 불임술 상태 등)

- Infertility 불임
  자손의 생산능력이 감소 또는 상실된 것으로 결혼 후 2년이 지나도 임신이 안 되거나, 임신이 되어도 유산·조산으로 살지 못하는 경우를 말한다.

- leukorrhea 백색질분 비율, 백대하
  질 내부에 이상소견이 있을 때 나타나는 백색질 분비물이다. 대개 자궁목염(cervicitis)에 의한 삼출물이다.

- pruritus vulva 외음부소양증
  외음부가 심하게 가려운 상태인 것이다.

- dyspareunia 이상성감증, 성교불쾌증
  정상적인 성욕을 가지고 있으나 성교시에 불쾌하거나 동통을 느끼는 것. 불감증과는 다르다.

- amenorrhea 무월경
  월경이 있어야 할 연령의 여성에게 월경이 없는 상태 또는 중지한 상태
  - 생리적 무월경 이유 : 사춘기 전의 소녀, 폐경기 이후의 노년, 임신, 산후, 수유부 무월경)
  - 병적 무월경 이유 : 자궁성, 난소성, 뇌하수체성, 과여포호르몬성 등이 있다.

- vaginal bleeding 질출혈
  월경 외에 질을 통해 혈액이 유출되는 비정상적인 상태인 것이다.

- vaginal spotting 점상질출혈
  질을 통해 혈액이 나타나는 상태로 그 정도가 경미한 것이다.

- hemosalpinx 혈액자궁관(증), 혈액난관(증)
  자궁관 내 혈액의 고임을 말한다.

- hyperemesis=morning sickness, emesis gravidarum 과다구토, 입덧
  임신 2~4개월 초까지 계속되는 입맛이 떨어지고 구역질이 나는 소화계통의 증세이다.

- false labor 거짓진통, 가진통
  자궁경관의 확장이 일어나지 않는 효과가 없는 진통

- show 이슬, 전징후, 비침
  임산부의 자궁입구를 막고 있던 점액이 분비되는 것. 출산의 시작신호이다

- lochia 산후질분비물, 오로
  분만 후 1~2주 사이에 나타나는 질분비물이다.

- abscess of breast 유방농양
  유방에 생긴 고름집이다.

- amastia 유방없음, 무유방(증)
  선천적으로 유방이 없거나, 때로는 성인 여성에게서 나타나는 남성적인 유방을 나타내는 것이다.

- athelia 유두없음(증)
  선천적으로 젖꼭지가 없는 것을 말한다.

- breast cancer 유방암
  유방에 발생하는 악성종양
  자궁경부암〉위암〉유방암
  1기의 경우 5년 생존율이 85%

- mammary dysplasia 유방형성이상
  유방의 섬유낭성 질환의 옛 이름이다. 비종양성 병변이지만, 염증, 섬유선종, 유방암과 감별이 필요하다.

- mastadenitis 젖샘염, 유선염
  유두에 생긴 상처로 화농균이 침입하여 일어나는 유선의 염증을 말한다.

- Paget's disease 파제트병
  유방 파제트병, 유륜(젖꽃판) 및 유두(젖꼭지)의 염증성 암성 병변, 유선 및 유방 깊은 곳의 암을 동반한다. 보통 중년 부인에게 발생한디.

# 4.진단 용어

## 1) 음문

- condyloma acuminatum 첨형(뾰족)콘딜로마
  성교에 의해 전파되며 외음, 회음, 항문주위에 다양한 크기의 유두종 형성한다. 그림 6-11

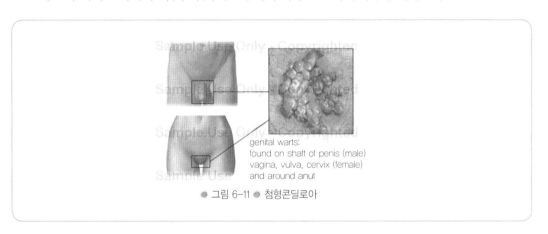

genital warts:
found on shaft of penis (male)
vagina, vulva, cervix (female)
and around anut

● 그림 6-11 ● 첨형콘딜로아

- atresia of vulva 외음폐쇄
  외음이 선천 혹은 후천적으로 막히는 것이다.

- atresia of hymen 처녀막 폐쇄
  처녀막이 선천적으로 막혀 있는 것이다.

- Bartholinitis 큰질어귀샘염, 바르톨린샘염
  큰질어귀샘에 생기는 염증이다.

- leukoplakic vulvitis 백색판음문염, 백색판외음염
  여성 외음부에 일어나는 위축성 병이다. 노인에 많다.

- vulvitis 음문염, 외음염
  여성의 외음부에 생기는 피부병이다.

- vulvovaginitis 음문질염, 외음질염
  질과 외음의 염증을 말한다.

## 2) 난소

- oophoritis 난소염

  임균, 화농균, 결핵균으로 인한 난소의 염증이다.

- ovarian cyst 난소낭, 난소물혹, 난소낭종

  난소에 발생한 낭. 단순한 물혹인 낭이 있고 종양성낭이 있다. 그림 6-12

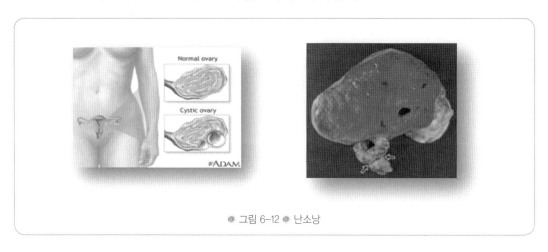

● 그림 6-12 ● 난소낭

- torsion of ovarian pedicle 난소낭종염전

  난소낭종이 선회함으로서 꼬이는 것이다. 그림 6-13

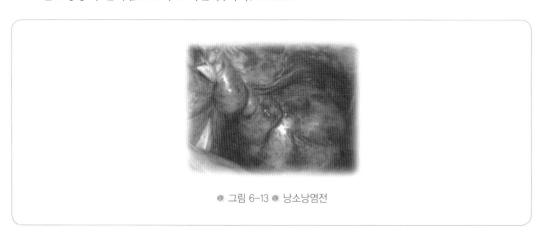

● 그림 6-13 ● 낭소낭염전

- ovarian tumor 난소종양

  난소에 생기는 종양의 총칭이다.

- Brenner tumor 브렌너종양

  난소의 종양으로, 구조는 섬유성 결합조직 기질에 상피세포가 줄지어 있는 것이다.

- salpingitis 자궁관염, 난관염

  임균, 화농균, 결핵균으로 인한 난관의 염증이다.

- salpingo-oophoritis 자궁관난소염, 난관난소염

  난관과 난소의 염증이다.

- hydrosalpinx 물자궁관증, 수난관증

  난관강내에 점액이나 분비액이 저류하여 난관이 팽대하여 있는 병태이다. 그림 6-14

- pelvic inflammatory disease(PID) 골반염증성질환

  자궁 내막이나 나팔관을 통한 감염으로 골반내 다른 장기에까지 염증을 파급시키는 질환이다.

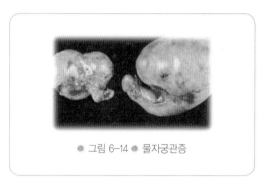

◎ 그림 6-14 ◎ 물자궁관증

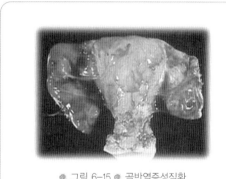

◎ 그림 6-15 ◎ 골반염증성질환

## 2) 자궁

- cervicitis 자궁목염, 자궁경부염

  자궁경부에 생기는 염증이다.

- endocervicitis 자궁목점막염, 자궁경관내막염

  자궁목굴의 상피세포와 샘에 염증이 생기는 비정상적인 상태이다.

- erosion of cervix 자궁경부미란, 자궁목까짐

  자궁경부의 질쪽이 허는 상태이다. 그림 6-16

- cervical polyp 자궁경관폴립

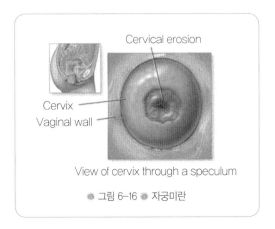

◉ 그림 6-16 ◉ 자궁미란

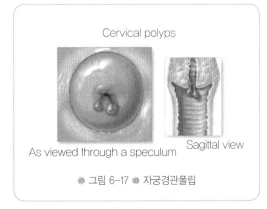

◉ 그림 6-17 ◉ 자궁경관폴립

• cervical cancer 자궁경부암 그림 6-18

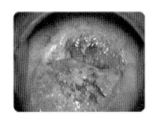

◉ 그림 6-18 ◉ 자궁경부암

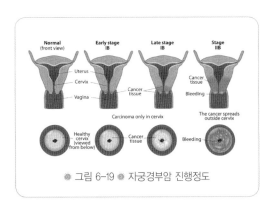

◉ 그림 6-19 ◉ 자궁경부암 진행정도

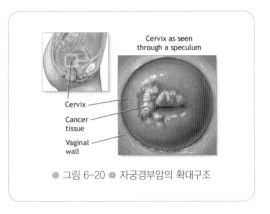

◉ 그림 6-20 ◉ 자궁경부암의 확대구조

• endometriosis 자궁내막증

자궁내막외에 자궁내막 조직이 존재하는 것, 즉 자궁근육 가운데나 난소 등에 존재한다.

• adenomyosis 샘근육증, 선근증

자궁근조직 내에 자궁내막이 안쪽으로 깊이 들어가 성장하는 것이다.

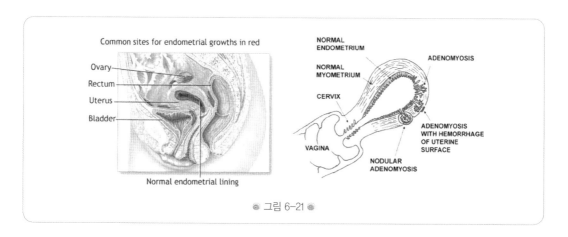

◎ 그림 6-21 ◎

• metrectopia of uterus 자궁전위 그림 6-22

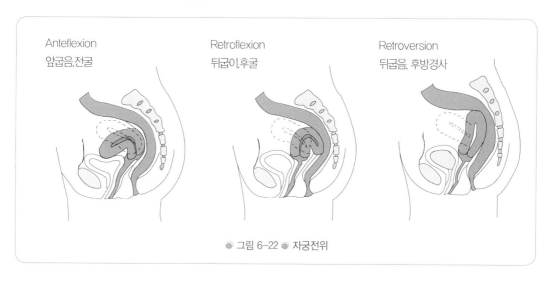

◎ 그림 6-22 ◎ 자궁전위

• endometritis 자궁내막염
자궁내막에 국한한 모든 종류의 염증으로 분만, 유산, 인공임신중절, 성교에 의한 임균의 감염, 결핵균, 자궁내피임장치 등이 원인이 된다.

• endometrial polyp 자궁내막폴립
자궁내막상에 돌출된 작은 톱니모양의 양성종괴이다.

• leiomyoma 평활근종
평활근 조직으로 이루어진 양성종양으로 자궁에 가장 많이 생긴다.

- uterine myoma 자궁근종

  자궁의 평활근과 결합조직섬유의 이상증식에 의하여 근종 결절을 만드는 양성종양이다. 그림 6-23

- endometrial cancer 자궁내막암

  자궁내막에 생긴 암이다.

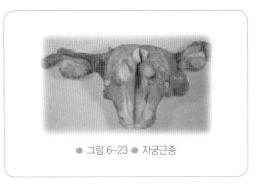

● 그림 6-23 ● 자궁근종

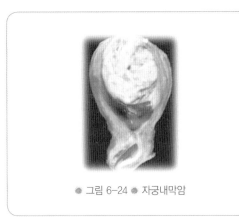

● 그림 6-24 ● 자궁내막암

### 4) 질

- atresia of vagina 질폐쇄

  질이 선천적으로 막혀 있는 것이다.

- vaginitis, colpitis 질염

  질 점막의 세균 감염에 의한 염증이다.

  - trichomonas vaginitis 편모충질염 : 트리코모나스에 의한 염증
  - mycotic vaginitis 진균성질염 : 진균에 의한 염증
  - monilia vaginitis 모닐리아질염 : 칸디다에 의한 염증
  - gonorrheal vaginitis 임균성질염 : 임균에 의한 염증
  - senile vaginitis 노년질염 : 노년에 나타나는 질염

- Vaginal cancer 질암

  질에 발생하는 악성 상피성 종양이다.

- 자궁 및 질의 샛길

  ① vesicouterine fistula 방광자궁샛길, 방광자궁루 : 방광과 자궁앞 벽의 사이에서 샛길에 의해 오줌이 자궁 입구에서 질로 흘러나오는 상태이다.

  ② vesicovaginal fistula 방광질샛길, 방광질루 : 방광에서 질로 통하는 비정상적인 연결통로. 소변이 샛길을 통해 질강으로 항상 유출되므로 요실금 상태가 된다.

③ urethrovaginal fistula 요관질샛길, 요관질루 : 요도와 질 사이의 샛길

④ rectovaginal fistula 직장질루, 곧창자질샛길 : 질과 곧창자 사이에 생기는 샛길

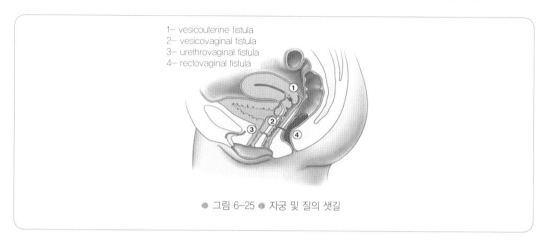

1– vesicouterine fistula
2– vesicovaginal fistula
3– urethrovaginal fistula
4– rectovaginal fistula

● 그림 6-25 ● 자궁 및 질의 샛길

## 5) 임신전기 (20주전)

- ectopic pregnancy 딴곳임신, 자궁외임신 그림 6-26
  - tubal pregnancy
    자궁관임신, 난관임신
  - ovarian pregnancy 난소임신
  - abdominal pregnancy
    복강임신, 배안임신

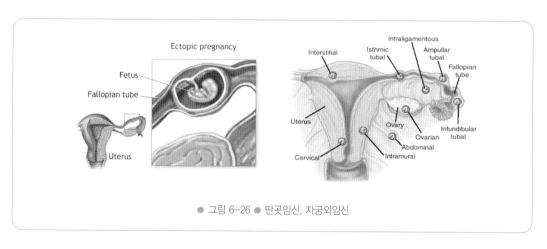

● 그림 6-26 ● 딴곳임신, 자궁외임신

- hydatidiform mole 포상기태, 포도송이기태

  정자와 난자가 수정되어 태반형성시 비정상적으로 융모가 과다증식하면서 수포성 변성을 일으켜 작은 낭포를 형성하는 일종의 자궁 종양이다. 포상기태의 태아는 수정란 발육 도중에 사망하여 소멸하는 경우가 대부분이다. 그림 6-27

  – 완전포상기태

    태반을 이루는 모든 DNA가 정자로부터만 유래
  – 부분포상기태

    한 개의 난자에 두 정자가 수정되어 형성

■ 증상

과도한 입덧, 질출혈, 심한 복통.

■ 치료

흡입소파술, 수술전 예방적 항암치료

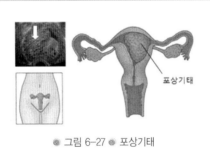

포상기태

◉ 그림 6-27 ◉ 포상기태

- choriocarcinoma 융모막암종

  융모막을 이루는 세포인 영양막세포의 악성변화로 인해서 생기는 악성종양으로 대부분 자궁내에서 발생하고 포상기태로부터 발전(50%)하거나, 유산을 동반하거나(25%) 정상임신 중(22%)에 발생하기도 한다. 악성도가 높고 첫 증상이 전이 병변에서 비롯되는 것이 보통이다.

- abortion 유산, 낙태

  임신 22주 미만, 태아체중 500g미만에서 임신이 종결된 것이다.
  – complete abortion 완전유산

    태아와 태반 모두가 자궁에서 배출된 유산

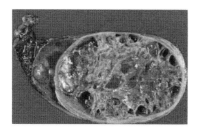

● 그림 6-28 ● 융모막암종

- incomplete abortion 불완전유산

  유산 후 태아 또는 태반의 일부가 자궁에 남아 있는 경우를 말한다.
- spontaneous abortion 자연유산

  저절로 일어나는 유산을 말한다.
- habitual abortion 습관성유산

  2~3회 이상의 연속적인 자연유산을 말한다.
- threatened abortion 절박유산

  임신초반기 20주 내에 혈성 질분비물이나, 확실한 질출혈이 나타나는 현상을 말한다.
- missed abortion 계류유산

  임신초기에 태아가 사망하여 수주간 자궁에 부착되어 머무는 상태를 말한다.
- inevitable abortion 불가피유산

  자궁경부가 열린 상태에서 양막이 파열되는 현상으로, 대량 자궁출혈로 유산된다.
- induced abortion 유도유산, 유발유산

  자연유산의 반대로 의도적으로 유산을 일으키는 것이다.
- therapeutic abortion 치료적 유산

  의학적 이유, 환자의 생명에 위험, 강간 등에 의한 임신, 태아의 정신지연이나 심한 신체결함의 가능성이 있을 때 인공적으로 임신을 종결시키는 것이다.
- criminal abortion 범죄유산

  의학적 이유가 아닌 불법으로 시행된 유산을 말한다.

## 6) 임신전기(20주 이후)

- placenta previa 전치태반

  태반이 자궁출구의 전부 혹은 일부분을 막는 태반의 위치이상이 나타나는 현상이다. 그림 6-29

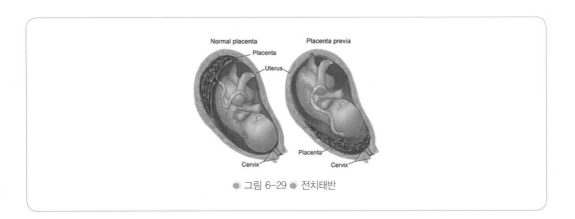

● 그림 6-29 ● 전치태반

• abruptio placenta 태반조기박리
태반이 태아가 분만되기 이전에 자궁에서 부분적으로 혹은 완전히 분리되는 상태이다. 그림 6-30

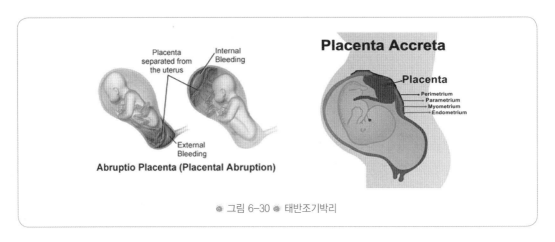

● 그림 6-30 ● 태반조기박리

• placenta accreta 유착태반
태반 분리가 일어나는 해면 탈락막이 없거나 부족한 부위에 태반이 착상되어서 하나 이상의 태반엽(cotyledon)에 결함이 있는 기저 탈락막이 자궁근층과 단단히 붙어 있는 경우이다.

• toxemia 임신중독증
임신부에서 나타나는 혈관 과잉반응성으로 인한 증상이다. 고혈압, 단백뇨, 체중 증가를 동반한 전신적 부종이 3대 주증상이다.

• preeclampsia 자간전증, 전자간증
임신후기에 관찰되는 중독증으로 주요 증상은 고혈압, 단백뇨 및 부종이다. 전자간증에서는 용혈, 간효소 증가, 혈소판 감소 등의 증상이 나타난다.

　－ eclampsia 자간

　　임신기간이나 분만전후의 여성에게서 일어나는 전신의 경련 발작과 의식 불명을 일으키는 병으로 뇌자체의 병변이 원인이 아닌 것이다. 임신 중독증 가운데 가장 중증인 형태로 사망률이 높으며 심한 단백뇨, 부종, 고혈압 증상이 있는 고령의 초산부에게 많다.

## 7) 분만, 산후기

- parturition, labor, delivery 분만
  - -1단계 : 분만통이 시작되어 자궁경부가 완전히 확장되는 시기
  - -2단계 : 열려진 자궁경부를 통해 아기가 출산되는 순간까지의 시기
  - -3단계 : 아기가 나온 후 아기에게 영양을 공급하던 태반이 따라 나올 때까지의 시기
  - -4단계 : 태반이 나온 후 약 1시간까지이며, 이시기에 출산 후 출혈이 잘 발생

- stillbirth 사산

  임신 22주 이상 또는 500g 이상의 태아가 죽어서 나온 경우이다.

- dystocia 난산, 이상분만

  분만 과정에 이상이 생겨 분만 시간이 길어 모체나 태아에 여러가지 장애가 생기는 것이다.

- pseudocyesis 거짓임신, 가임신

  수태 및 태아의 발육이 인정되지 않는 데도 월경이 정지하고 기타 임신증후가 나타나는 상태

- involution of uterus  자궁퇴축

  자궁이 분만 후에 정상으로 돌아오는 것이다.

- cephalopelvic disproportion (CPD) 머리골반불균형

  태아의 머리크기가 산모의 골반보다 큰 경우로 제왕절개로 분만한다.

- puerperal infection 산후기감염

  산후기나 분만후기에 오는 감염인데, 분만으로 인해 생긴 생식기의 상처를 통해 세균이 침입, 감염되어 고열을 내는 병이다.

- puerperal sepsis 산후패혈증

  산도에서 흡수된 물질에 의하여 산후에 일어나는 패혈증을 말한다.

## 5.수술 용어

• oophorectomy 난소절제술 그림 6-31

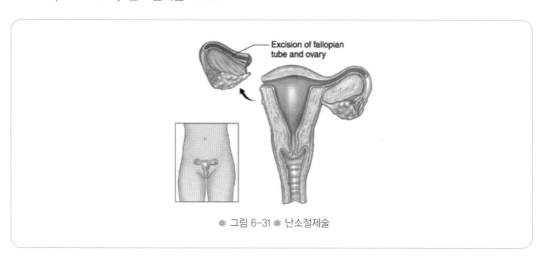

◉ 그림 6-31 ◉ 난소절제술

• oophoropexy 난소고정술
난소를 위로 올려서 복벽에 고정하는 수술이다.

• salpingectomy 자궁관절제술, 난관절제술
자궁관을 외과적으로 제거하는 것이다.

• salpingo-oophorectomy 자궁관 난소절제술
난관과 난소를 외과적 제거하는 것이다.

• tubal ligation 자궁관묶음, 난관결찰술
결찰(실로 묶는 것)에 의해 난관을 폐쇄시킴으로써 난자의 이동을 막아 임신을 막는 여성의 불
임수술로 이에 부가하여 난관을 절단하거나 뭉그러뜨리는 수도 있다.

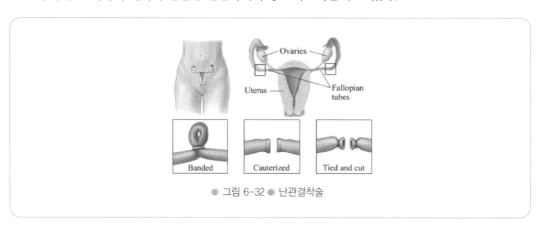

◉ 그림 6-32 ◉ 난관결착술

- conization, cone biopsy 원추절제술 그림 6-33

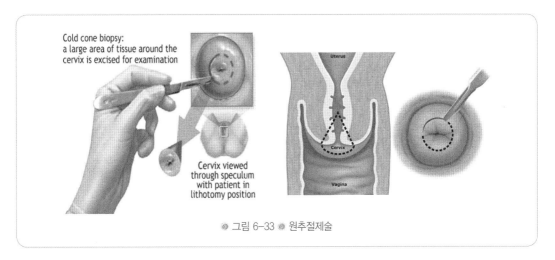

◎ 그림 6-33 ◎ 원추절제술

- cryosurgery 냉동수술 그림 6-34

- dilation and curettage 자궁경부확장소파술 그림 6-35

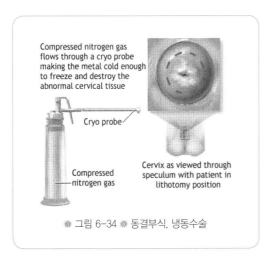

◎ 그림 6-34 ◎ 동결부식, 냉동수술

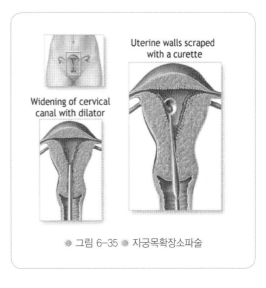

◎ 그림 6-35 ◎ 자궁목확장소파술

- hysterectomy 자궁절제술
  - total hysterectomy 전체자궁절제술
    자궁 및 자궁목을 완전히 절제하는 것
  - total abdominal hysterectomy 전복식자궁절제술
    개복하여 완전히 자궁을 절제

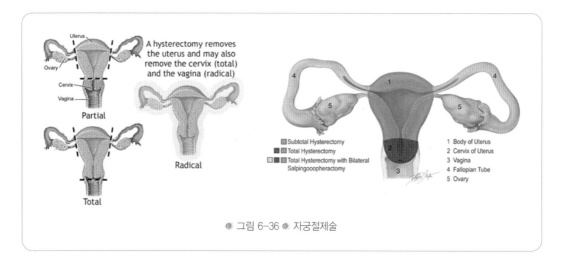

● 그림 6-36 ● 자궁절제술

- total vaginal hysterectomy 전질식자궁절제술
  질을 통하여 자궁을 완전히 절제하는 것이다.
- subtotal hysterectomy 대부분자궁절제술
  자궁경부를 남기는 자궁절제술을 말한다.
- radical hysterectomy 근치자궁절제술
  자궁, 난관, 난소, 자궁옆 조직, 질의 일부, 골반림프절까지 포함하여 근치적적출을 한다.
- panhysterectomy 범자궁절제술
  자궁체와 경부 전체에 대한 외과적 제거하는 것으로 주위 난소, 질 등은 남겨둔다.

* laparoscopically assisted ∼ 복강경을 이용한 자궁절제술

• loop electrosurgical excision proce dure(LEEP) 루푸전기절제수술, 환상투열요법
  검사 · 치료목적으로 자궁경부의 상피내 병변을 가진 환자에게 전기로 달구어진 가는 전기선을
  이용하여 조직을 제거하는 과정이다. 확진을 위해 많이 쓰이며, 전암성 상태의 치료로 사용, 출
  혈 없이 쉽게 수행한다. 그림 6-37

• vaginal delivery 질분만 그림 6-38
  질을 통해서 아이를 낳는 것이다.

• episiotomy 회음부절개(술)
  모체 보호 및 태아 머리의 압박을 최대한으로 줄이고 분만시간을 단축시킴. 항문과 외음사이의
  상처를 예방하기 위해서 샅부위 및 질벽의 일부를 절개하는 것이다. 그림 6-39

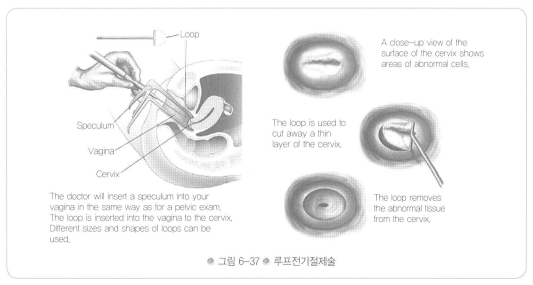

The doctor will insert a speculum into your vagina in the same way as for a pelvic exam. The loop is inserted into the vagina to the cervix. Different sizes and shapes of loops can be used.

A close-up view of the surface of the cervix shows areas of abnormal cells.

The loop is used to cut away a thin layer of the cervix.

The loop removes the abnormal tissue from the cervix.

◉ 그림 6-37 ◉ 루프전기절제술

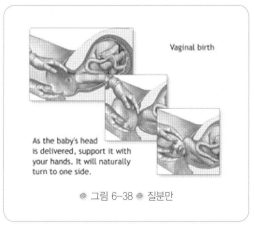

As the baby's head is delivered, support it with your hands. It will naturally turn to one side.

◉ 그림 6-38 ◉ 질분만

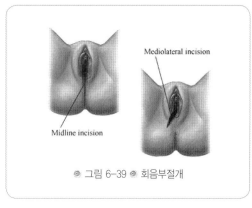

◉ 그림 6-39 ◉ 회음부절개

- 정중회음절개

  회음의 중앙을 항문을 향해 절개하는 것이다.

- 중외측회음절개

  회음중심부에서 1.5~2cm 옆으로 비스듬히 절개하는 것이다.

• forceps delivery 집게분만, 겸자분만 그림 6-40

 - low forceps delivery 저위집게분만, 저위겸자분만

   아기의 머리가 분명히 보이고 머리뼈가 회음바닥에 도달한 상태가 된 후에 집게를 넣어 분만하는 것이다.

 - midforceps delivery 중위집게분만, 중위겸자분만

   태아의 머리는 이미 고정되었으나 저위집게분만을 시행할 상태에 이르지 않은 시점에서 집게

　　를 사용하는 것
　- Hight forceps delivery 고위겸자분만
　　태아의 머리가 골반 입구에 감입된 시점에서 태아 머리를 집게로 잡아 행하는 분만

• vacuum delivery 진공분만, 흡입분만
　흡인 분만 장치를 사용하여 분만을 하는 것이다. 　그림 6-40

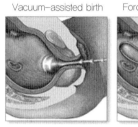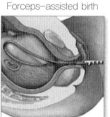

Vacuum–assisted birth　　Forceps–assisted birth

◉ 그림 6-40 ◉ 집게분만 및 진공분만

• version 회전, 태아회전술, 동향운동, 공동운동
　자궁내에서 태아의 위치를 바꾸는 것이다.

• cesarean section(C/S) 제왕절개
　복벽 및 자궁벽을 절개하여 인공적으로 태아를 들어내는 수술이다.

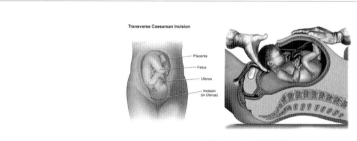

◉ 그림 6-41 ◉ 제왕절개

• amniotomy 인공양막파열, 양막절개술
　분만을 유발시키기 위하여 인공적으로 양막을 파열시키는 것이다.

• amniocentesis 양막천자, 양수천자
　임신 시 태아는 얇은 막에 둘러 쌓여 있고 이 막과 태아 사이에는 액체가 있다. 이 막을 양막이
　라고 하고 양막속의 액체를 양수라고 한다. 태아기의 이상진단을 위해 양수를 산모의 배에서 주

사기로 뽑는 행위를 말한다.

- culdocentesis 곧창자자궁오목천자, 맹낭천자술
  난관임신, 난소 낭종, 부속기 종양, 골반염증성질환(PID) 등을 감별하기 위해 맹낭 부위의 고여 있는 혈액 등의 액체를 뽑는 것이다. 그림 6-42

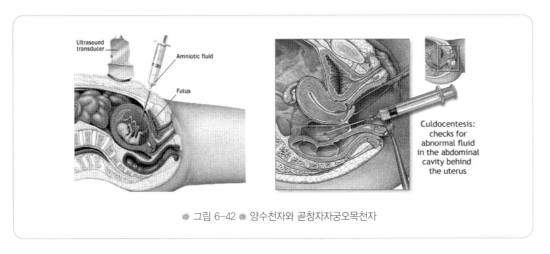

● 그림 6-42 ● 양수천자와 곧창자자궁오목천자

- mastectomy 유방절제술
  유방암 등이 생겼을 때 치료를 위해 유방의 일부를 절제하는 수술이다.
  - lumpectomy 덩이절제술, 종괴절제술
    유방을 그대로 둔 채, 그 병터 부위만 자르는 경우에 해당한다.
  - simple mastectomy 단순유방절제술
    병터가 있는 유방전체를 절제하는 수술이다.
  - radical mastectomy 근치유방절제술
    유방암을 치료하기 위해 유방, 흉근, 겨드랑이 림프절 및 관련된 피부, 피하조직을 절제하는 수술이다.
  - modified radical mastectomy (MRM) 변형근치유방절제술(=유방전절제술)
    가슴근육을 보존하면서 유방 전체와 겨드랑이 아래 림프절을 절제하는 시술이다.

- mastopexy 유방고정술
  처진 유방을 교정하기 위해서 시행하는 수술이다.

- mammoplasty 유방성형술
  유방의 크기를 늘리거나 줄이기 위해서 시행하는 등의 성형수술이다.

• mastotomy 유방절개술

유방의 외과적 절개수술이다. 그림 6-43

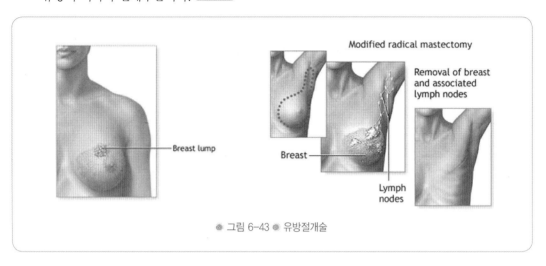

⊛ 그림 6-43 ⊛ 유방절개술

＊1~3 아래의 그림을 보고 물음에 답하시오.

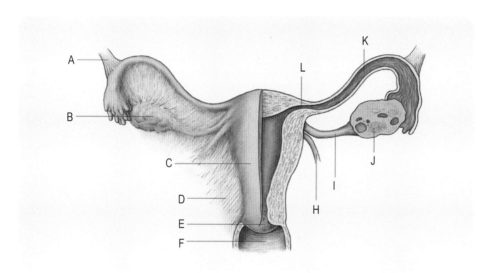

01 난자가 자궁으로 운반되는 곳으로 자궁의 난소부까지 뻗는 길고 가는 관?

   (기호 :　　　　　의학용어 :　　　　　　　)

02 수정에 필요한 난자를 생성하는 곳은?

   (기호 :　　　　　의학용어 :　　　　　　　)

03 출산 시 팽창하여 열리며, 자궁과 질 또는 산도를 잇는 연결관으로 질의 상
   부에 있는 곳은?

   (기호 :　　　　　의학용어 :　　　　　　　)

*4~15 문제를 아래 보기에서 골라 답을 쓰시오.

〈보기〉

- D&C
- conization
- uterine myoma
- colpitis(=vaginitis)
- secretory phase
- adenomyosis
- endometriosis
- placenta
- Brenner tumor
- varian tumor
- leiomyoma
- ectopic pregnancy
- ovulation period
- show
- leukorrhea
- fertilization
- pelvic inflammatory disease
- lochia
- vulvovaginitis
- cesarean resection

04  progesterone이 최고로 분비되는 월경주기에 해당하는 것은?

05  주로 자궁경부염으로 인하여 여성의 질분비물이 흘러나오는 것은?

06  외음부, 질 등의 아래쪽에 생긴 염증이 자궁, 난관, 난소, 복막 및 인접조직 등 여성생식기에 전파되는 상행염증성 질환?

07  자궁내막 조직이 존재하여야 하는  부위 이외의 장소에 존재하는 것은?

08  자궁의 평활근과 결합조직섬유의 이상증식으로 발생하는 대표적 양성종양은?

09  세균, 칸디다, 트리코모나스의 감염이나 약물 등으로 질 점막에 생기는
    염증은?

10  분만 또는 월경이 일어나기 전에 나타나는 출혈?

11  태아와 모체 사이의 가스 및 물질 교환과 임신유지를 위한 내분비물질을
    분비하는 기관은?

12  남성과 여성의 생식세포가 결합하는 과정은?

13  분만 후 제1주 또는 제2주 사이에 나타나는 질분비물은?

14  난소종양으로 섬유성 결합조직 기질에 상피세포가 줄지어 있는 것은?

15  자궁경부를 넓혀서 자궁 속의 내막조직을 긁어내는 것?

16  여성의 대표적인 불임수술로 난관을 폐쇄시키는 것은?

17  자궁경관의 확장이 일어나지 않는 효과가 없는 진통은?

18  자궁, 난관, 난소, 자궁옆 조직, 질의 일부, 골반림프절까지 포함하여 절제하는 수술은?

① LEEP          ② TAH          ③ TVH
④ panhysterectomy   ⑤ RH

19  다음중 임신과 가장 관련이 먼 것은?

① pseudocyesis   ② false labor   ③ gravida
④ toxemia        ⑤ amniocentesis

20  menstruation시 탈락되는 자궁 조직은?

① myometrium   ② epimetrium   ③ endometrium
④ parametrium   ⑤ perimetrium

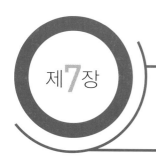

제7장

# 남성 생식기계

## 1. 남성생식기란?

고환, 부고환, 정관, 정낭, 전립선, 음경으로 구성되며 생식과 관련된 남성의 모든 신체기관을 뜻한다.

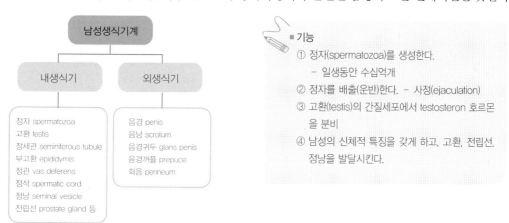

```
                    남성생식기계
              ┌──────────┴──────────┐
           내생식기                외생식기
              │                       │
      정자 spermatozoa          음경 penis
      고환 testis               음낭 scrotum
      정세관 seminiferous tubule  음경귀두 glans penis
      부고환 epididymis          음경꺼플 prepuce
      정관 vas deferens         회음 perineum
      정삭 spermatic cord
      정낭 seminal vesicle
      전립선 prostate gland 등
```

■ 기능
① 정자(spermatozoa)를 생성한다.
   – 일생동안 수십억개
② 정자를 배출(운반)한다. – 사정(ejaculation)
③ 고환(testis)의 간질세포에서 testosteron 호르몬을 분비한다.
④ 남성의 신체적 특징을 갖게 하고, 고환, 전립선, 정낭을 발달시킨다.

## 2. 해부학적 용어

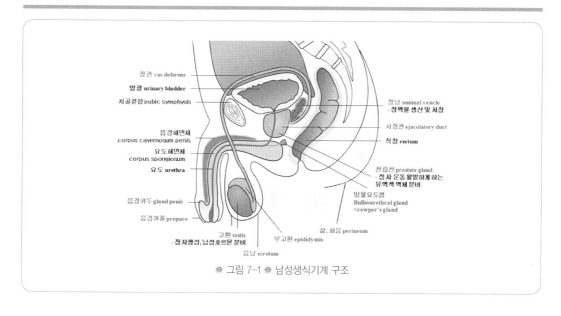

정관 vas deferens
방광 urinary bladder
치골결합 pubic symphysis
음경해면체 corpus cavernosum penis
요도해면체 corpus spongiosum
요도 urethra
음경귀두 gland penis
음경꺼풀 prepuce
고환 testis
- 정자생성, 남성호르몬 분비
음낭 scrotum

정낭 seminal vesicle
- 정액을 생산 및 저장
사정관 ejaculatory duct
직장 rectum
전립선 prostate gland
- 정자 운동 활발하게 하는 유백색 액체 분비
망울요도샘 Bulbourethral gland =cowper's gland
살, 회음 perineum
부고환 epididymis

◉ 그림 7-1 ◉ 남성생식기계 구조

남성생식기계

## 3.증상 용어

- azoospermia 무정자증
  정액 속에 정자가 전혀없는 병적 상태이다.

- oligospermia 정자부족증
  정액 중 정자 수의 결핍(6000만~1억5천만/mL)

- prostatism 전립샘증
  전립샘의 질환때문에 생긴 신체의 병적 상태. 특히 전립샘비대증으로 인한 배뇨장애에 기인한 상태이다.

- male sterility 남성불임
  난자를 수정시키지 못하는 남성의 불임(약 1/3)이다. 주로 정자수가 적거나, 활동성이 약한 경우에 발생한다.

## 4.진단 용어

### 1) 감염증

- orchitis 고환염
  고환에 생기는 염증. 보통 임질, 매독 또는 결핵에 의해서 나온다.

- epididymitis 부고환염
  부고환의 염증, 임질이나 전립샘의 수술 후에 많이 볼 수 있다.

- vasitis 정관염
  여러 원인에 의해 정관에 염증이 생기는 것이다.

- seminal vesiculitis 정낭염
  정낭에 생기는 염증. 감염이나 성교의 과다로 정낭점막에 생기며 흔히 전립샘에 이어서 나타난다.

- balanitis 귀두염
  귀두에 생기는 염증이다.

- prostatitis 전립샘염
  혈행성 또는 요로로부터의 감염에 의한 전립샘의 염증으로 급성과 만성이 있다. 촉진상 딱딱하고 전립샘분비액 중에 고름세포가 보인다.

## 2) 성병, 성매개질환 Venereal disease

- syphilitic chancre 굳은 궤양

  매독에 감염되었을 경우에 최초로 나타나는 특정적인 병변으로 주로 생식기 부위의 궤양 형태로 나타나며 발상 후 약 5일이 지나면 저절로 나아 없어진다.

- chancroid 무른 궤양

  성적 접촉으로 전염되는 성병으로 무른궤양균에 의하여 발생하고 무통반으로 시작하나 확대되어 고름집 형성 후 통증성 궤양을 초래한다.

- gonorrhea 임질

  임균이 원인. 전염은 대개 성교나 출생같은 접촉에 의해, 손, 수건, 잠옷같은 중간 물건을 통해 간접으로 전염되기도 한다.

- syphilis 매독

  매독균에 의해서 여러 장기와 피부에 병변을 일으키는 전염성 성병으로 성교, 키스, 수혈등에 의해 감염될 수 있다.

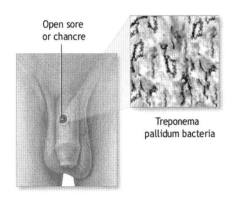

Open sore
or chancre

Treponema
pallidum bacteria

◈ 그림 7-2 ◈ 매독

- trichomoniasis 질편모충증

  트리코모나스에 의해 감염되고 여성의 질부위에 자주 발생한다. 불결한 위생조건과 성교가 주요 발병 요인이다.

남성 생식기계

• herpes genitalis 음부 포진

주로 성관계에 의해 옮겨지는 단순 포진 바이러스 2형에 의한 만성감염. 남녀 생식기의 피부와 점막에 통증이 있는 잔물립발진을 일으킨다.

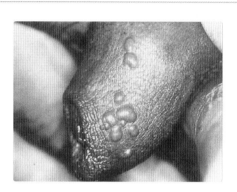

◈ 그림 7-3 ◈ 음부포진

### 3) 기타 질환

• phimosis 포경, 우멍거지

남자 외부 성기의 개구가 포되에 의해 좁아져 있는 상태로 소변이 나오는 것을 방해하고 외부생 식기로부터 분비되는 분비물의 축적으로 감염이 발생하기 쉽다. 치료는 포경수술이다.

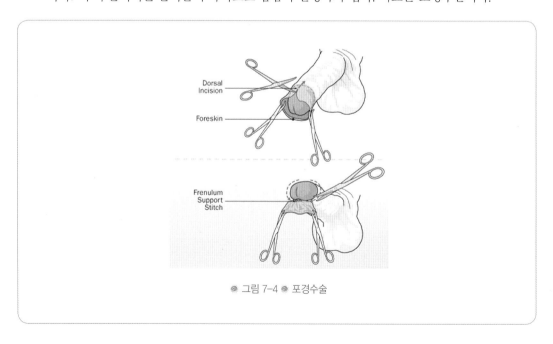

◈ 그림 7-4 ◈ 포경수술

- hydrocele 음낭수종

  음낭 내의 고환 주위의 공간 내에 무취의 담황색 액체가 괴는 상태. 커지면 음낭속으로 음경이 묻히는 수도 있다.

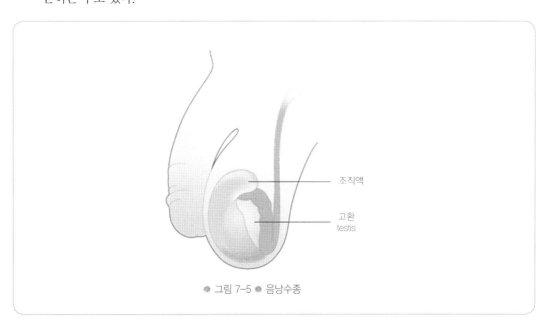

조직액

고환
testis

● 그림 7-5 ● 음낭수종

- cryptorchidism 잠복고환증

  정상적으로 음낭으로 내려와야 하는 고환이 내려오지 않고 계속해서 배안·속에 머무는 것을 말한다. 오랫동안 고환이 배 안에 머물게 되면 정자를 만드는 생식세포가 죽게되어 정자를 생산하지 못하게 된다.

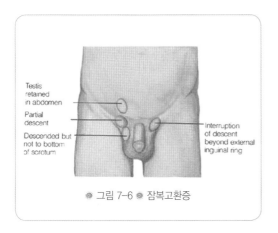

Testis
retained
in abdomen

Partial
descent

Descended but
not to bottom
of scrotum

Interruption
of descent
beyond external
inguinal ring

● 그림 7-6 ● 잠복고환증

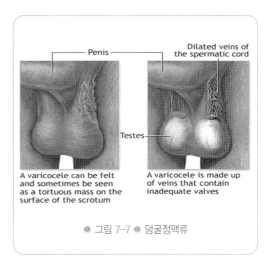

Penis

Dilated veins of
the spermatic cord

Testes

A varicocele can be felt
and sometimes be seen
as a tortuous mass on the
surface of the scrotum

A varicocele is made up
of veins that contain
inadequate valves

● 그림 7-7 ● 덩굴정맥류

- varicocele 덩굴정맥류, 정계정맥류

  덩굴정맥얼기의 정맥류 상태로, 고환에서 나가는 정맥에 장애나 역류가 일어나 정맥 혈관이 엉키고 부풀어 오르는 병이다.

- benign prostatic hypertrophy 양성전립샘비대

  주로 50세 이상의 남자에게 발생하는 전립성비대이다. 보통 점진적으로 진행되며 요도의 폐쇄를 일으켜 요의 흐름을 방해한다. 나이가 들수록 악성종양이 발생할 가능성이 증가한다.

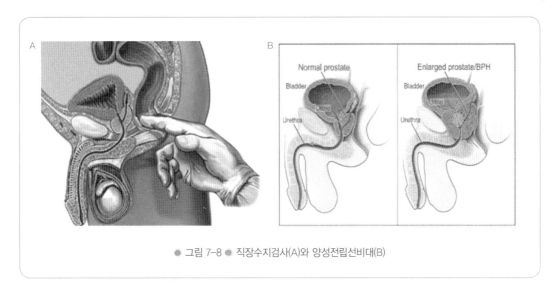

● 그림 7-8 ● 직장수지검사(A)와 양성전립선비대(B)

### 4) 암종

- testis cancer 고환암

  고환에 발생하는 악성종양으로 음낭 전체가 커지고 단단해 질 뿐, 통증이 거의 없어 방치되기가 쉽다. 발육이 신속하여 빠른 속도로 복막 뒤 공간의 대동맥 주변 림프절에 전이되기 쉽다.

- prostate cancer 전립샘암

  50세 이상의 성인 남자에게 증가, 서서히 진행하는 전립샘의 선암. 원인은 알 수 없으나 호르몬과 관련 있는 것으로 추측. 방광 또는 요도협착, 혈뇨, 고름뇨의 진단과정 중 발견되는 경우가 흔하다. 전립샘특이항원검사와 항문곧창자검사 후 조직검사를 통해 확인한다.

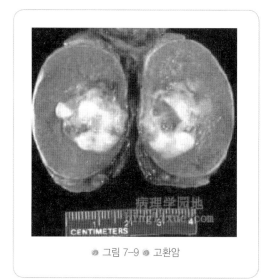

◉ 그림 7-9 ◉ 고환암

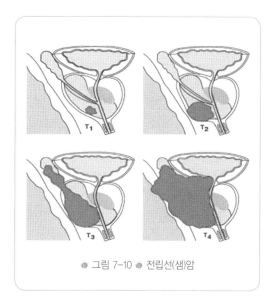

◉ 그림 7-10 ◉ 전립선(샘)암

## 5. 수술 용어

• circumcision 포경수술

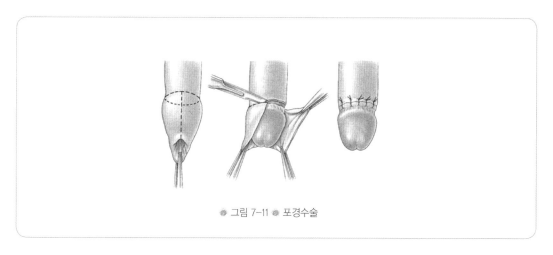

◉ 그림 7-11 ◉ 포경수술

• posthectomy 표피절개술
  남성생식기의 귀두를 덮고있는 피부인 음경꺼풀의 일부 또는 전부를 고리모양으로 절개 혹은 제
  거하는 수술이다.

• balanoplasty 귀두성형
  음경의 귀두를 성형하는 것이다.

- castration 거세

  수컷은 고환을, 암컷은 난소를 제거하는 것이다.

- orchiectomy 고환절제술

  한 측 또는 양쪽의 고환과 부고환을 제거하는 수술이다.

- epididymectomy 부고환절제술

  부고환의 고름집이나 종양이 있을 때 절제한다.

- vasectomy 정관절제술

  전립샘절제술에 관련하여 또는 피임을 위하여 정관 또는 그 일부를 외과적으로 절제한다.

- vasoligation 정관결찰

  정관의 묶음을 말한다.

- prostatectomy 전립선절제술

  전립선 전부 또는 그 일부를 외과적으로 적출하는 것이다.

- orchiopexy 고환고정술

  정류고환을 음낭 내에 외과적으로 고정시키는 것이다.

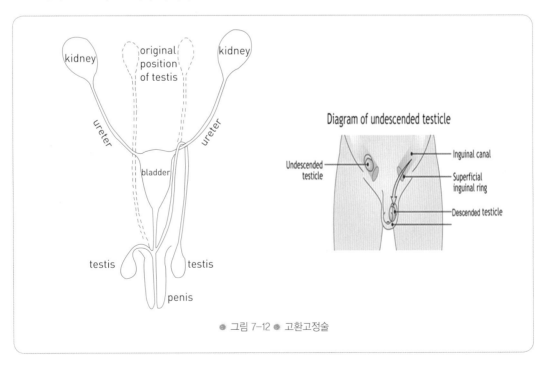

● 그림 7-12 ● 고환고정술

• vasectomy & vasovasostomy 정관정관이음술, 정관문합술

정관을 절단한 남성의 수정 능력을 재생하기 위하여 시행한다.

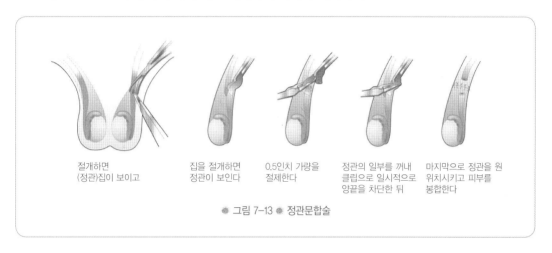

절개하면 (정관)집이 보이고

집을 절개하면 정관이 보인다

0.5인치 가량을 절제한다

정관의 일부를 꺼내 클립으로 일시적으로 양끝을 차단한 뒤

마지막으로 정관을 원 위치시키고 피부를 봉합한다

● 그림 7-13 ● 정관문합술

• transurethral resection of prostate, TURP 경요도전립선절제술

전립선 조직을 요도를 통하여 절제하는 수술이다.

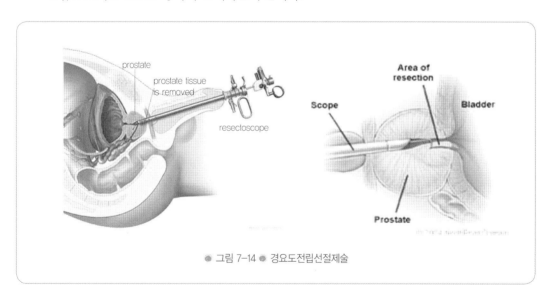

● 그림 7-14 ● 경요도전립선절제술

남성 생식기계

*1~4 아래의 그림을 보고 물음에 답하시오.

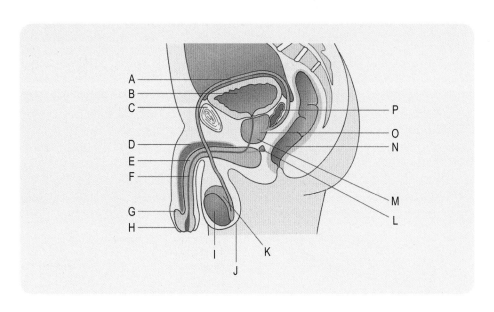

01  정자를 만들고 남성호르몬을 분비하는 기관은?

(기호 :              의학용어 :              )


02  정액을 생산하고 저장하는 기관은?

(기호 :              의학용어 :              )

03 남성의 요도가 시작되는 부위를 고리모양으로 둘러싸는 장기로 정액의 액체 성분을 이루는 유백색의 액체를 요도로 분비하여 정자의 운동을 활발하게 하는 기관은?

(기호 :                    의학용어 :                    )

04 정낭에 모인 정액은 이곳을 통해 요도로 연결되어 체외로 배출된다.

(기호 :                    의학용어 :                    )

＊5～12 문제를 아래 보기에서 골라 답을 쓰시오.

〈보기〉

- placenta previa
- abruptio placentae
- ectopic pregnancy
- phimosis
- venereal disease
- CPD
- gonorrhea
- cryptorchidism
- erection
- varicocele
- induced abortion
- hydrocele
- BPH
- missed abortion
- mammoplasty
- TURP
- balanoplasty
- orchiectomy
- spermatic cord
- prepuce

05 음경이 생리적으로 팽대 강직하게 되는 것은?

06 음낭 내의 고환 주위의 공간 내에 무취의 담황색 액체가 괴는 상태는?

07  정상적으로 음낭으로 내려와야 하는 고환이 내려오지 않고 계속 복강에 머무는 것은?

08  주로 50세 이상의 남자에게 발생하는 전립선비대는?

09  성적접촉으로 감염되는 병은?

10  음경의 귀두를 성형하는 것은?

11  전립선조직을 요도를 통하여 절제하는 수술은?

12  남자외부성기의 개구가 피부에 의해 좁아져 있는 상태는?

13  sterilization을 목적으로 하는 수술은?
① vasovasotomy      ② circumcision      ③ prostatectomy
④ vasectomy         ⑤ amniotomy

정답

| | | | |
|---|---|---|---|
| 01. I, testis | 02. P, seminal vesicle | 03. M, prostate gland | 04. O, ejaculatory duct |
| 05. erection | 06. hydrocele | 07. cryptorchidism | 08. BPH |
| 09. venereal disease | 10. balanoplasty | 11. TURP | 12. phimosis     13. ④ |

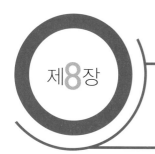

# 제8장 신경계

## 1. 신경계란?

- central nervous system 중추신경계
  각각의 기관으로부터 감각신경을 통해 보내진 자극을 판단하고 이에 알맞는 반응을 마련해서 명령을 내리는 역할을 하여 신체의 모든 활동을 조절한다.
  - brain 뇌
  - spinal cord 척수

- peripheral nervous system 말초신경계
  근육, 피부, 샘 등의 각종 기관을 중추신경계와 연결시키는 부분(감각신경, 운동신경)으로 중추신경계와 신체의 각 부분 사이를 연락하여 흥분을 전도하는 역할을 담당하며, 뇌와 척수에서 갈라져 나와 온몸에 연결되어 있고, 감각신경과 운동신경으로 나누어진다.
  - cranial nerve 뇌신경
    뇌로부터 뻗은 12쌍의 뇌신경
  - spinal nerve 척수신경
    척수로부터 뻗은 31쌍의 척수신경
  - sensory nerve 감각신경
    우리 몸에 주어진 자극을 뇌에 전달
  - moter nerve 운동신경
    뇌에서 내린 명령을 몸의 각 부분에 전달

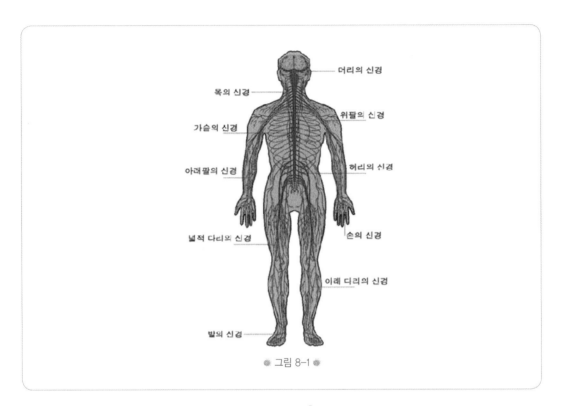

● 그림 8-1 ●

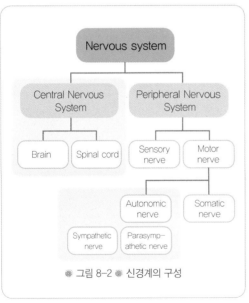

● 그림 8-2 ● 신경계의 구성

■ 기능

신체 중앙에 있는 뇌와 같은 신경계통은 모든 신체의 움직임을 통합하고 조절한다. 뇌가 기능을 멈추면 신체는 죽게 된다.

■ 구조

① 신경         ② 뇌

③ 척수        ④ 감각수용체

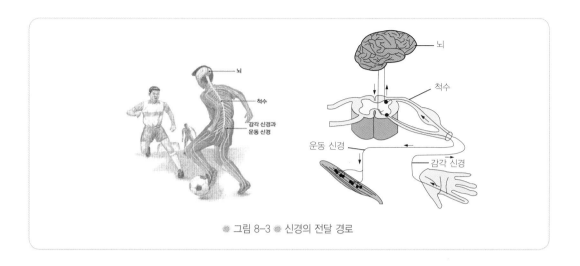

◉ 그림 8-3 ◉ 신경의 전달 경로

## 2. 해부학적 용어

### 1) nerve 신경

신체의 여러 부분들과 뇌, 척수를 연결시켜주는 신경세포(neurons)의 하나 또는 그 이상의
집합체이다.

- neuron 신경세포
  신호를 전달하는 섬유이다.

- tract 신경로
  뇌, 척수 내에 위치한 신경섬유의 다발, 집합이다.
  - ascending tracts 오름신경로
    뇌의 방향으로 신경신호를 운반한다.
  - descending tracts 내림신경로
    뇌로부터 떨어진 방향으로 신경신호를 운반한다.

### 2) neuron 신경세포

신경계의 구조적, 기능적 기본단위이다. 신체는 수억개의 신경세포가 신경학적 흥분, 충동을
받아 신체기관에서 전기화학적 과정을 통해 이루어진다.
전기화학적 과정 - 전기적 신경세포의 활동패턴 만든다.
뇌파 brain waves(활동, 휴지, 잠자는 동안 패턴 다름)

■3가지 유형
- afferent neurons 들신경세포(sensory neurons)
  피부, 감각장기로부터 출현하고 흥분충동을 뇌, 척수 가까이 운반한다.
- connecting neurons 연결신경세포(associative neurons)
  흥분충동을 하나의 신경세포에서 다른 신경세포로 운반한다.
- efferent neurons 날신경세포(motor neurons)
  흥분충동을 뇌와, 척수, 근육, 샘으로부터 멀리 운반한다.

• dendrite 가지돌기
  세포체에 자극을 전달하는 돌기, 신경자극을 처음 받아들이는 부분이다.

• cell body 세포체
  핵 주변을 둘러싸고 있는 세포질이다.

• axon 축삭
  신경세포에서 나온 긴 돌기, 신경자극을 세포체에서 멀리떨어진 곳 까지 전달한다.

• myelin sheath 말이집, 수초, 미엘린초
  빠른 신경전달을 하는 역할을 한다.

• nissl body 니슬소체
  신경세포내의 커다란 과립

• neurilemma 신경집
  말이집 겉을 싸고 있는 막이다.

• node of Ranvier 신경섬유마디, 랑비에 결절
  이 결절 사이를 신경전달에 있어서 점프식으로 진행하므로 빠른전달이 가능하다.

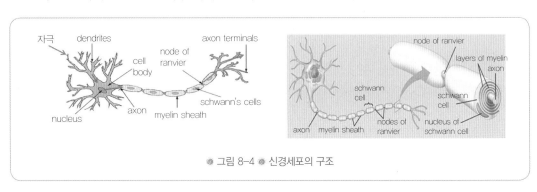

◉ 그림 8-4 ◉ 신경세포의 구조

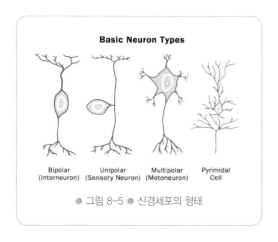

그림 8-5 ◉ 신경세포의 형태

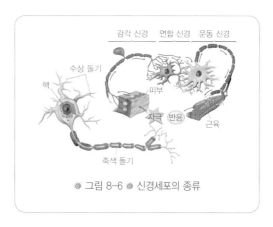

그림 8-6 ◉ 신경세포의 종류

• terminal end fibers 신경섬유종말

• synapse 시냅스, 연접

뉴론과 뉴론의 접합부이다. 시냅스전 뉴론으로부터 후뉴론으로의 정보전달을 한다. 그림 8-7

■ 정보전달
− 화학적 시냅스
　신경전달물질(neurotransmitter)*에 의한 전달
− 전기적 시냅스
　전류에 의해서 직접 정보를 전달

■ *신경전달물질
목표하는 수용체에 신경세포로부터 연접교차에 의해 신호를 전달하는 물질

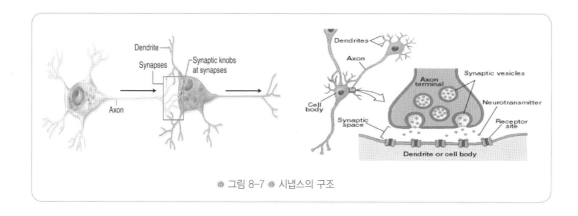

그림 8-7 ◉ 시냅스의 구조

- neuroglia cell 신경아교세포, 신경교세포

신경계에만 존재하는 세포이며, 신경세포 이외의 세포를 말한다. 신경세포의 지지, 포식(감염과 상해로부터 신경계 보호, 체내의 결합조직 기능에 상응, 발생학적으로 신경세포와 관련) 자극 전 달작용은 하지 않는다.

〈표 8-1〉 신경전달물질의 종류와 기능

| 신경전달물질 | | 기 능 |
|---|---|---|
| acetylcholine | 아세틸콜린 | 척수에 연접하거나 신경근 연접 시 방출 |
| dopamine | 도파민 (신이내린마약) | 복잡한 것을 생각할 때 뇌에서 방출<br>– 적으면 파킨슨병과 같은 증상<br>– 많으면 정신분열증 증상 |
| endorphins | 엔돌핀 | 쉽게 사라지지 않는 통증이 있으면 뇌에서 방출되어 도움을 준다 |
| norepinephrine | 노르에피네프린 | 신경연접종말에서 방출<br>저긴장과 신체스트레스에 반응 |
| serotonin | 세로토닌 | 뇌에서 방출, 잠자고 배고프고, 기쁠 때 방출 |

- neuroglial cell 신경아교세포, 신경교세포
  - astrocyte 별아교세포

    신경교세포로서 섬유성, 원형질성 돌기가 특징이다.
  - oligodendrocyte 희소돌기아교세포

    나뭇가지 처럼 튀어나온 돌기가 있지만 돌기의 숫자가 적음, 신경원의 축삭주위를 감아 백 색질에서 말이집을 (myelin sheath) 형성한다. 중추신경의 피복을 만드는 역할을 한다.

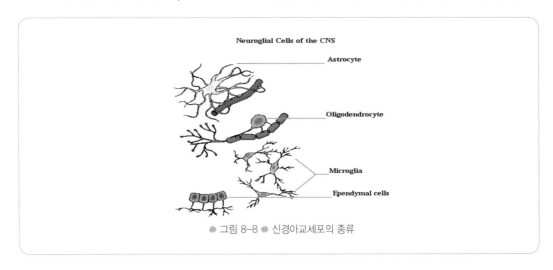

Neuroglial Cells of the CNS

Astrocyte

Oligodendrocyte

Microglia

Ependymal cells

● 그림 8-8 ● 신경아교세포의 종류

- microgliacyte 미세아교세포

  가장 작고 물질의 운반 · 파괴 · 제거 · 포식 세포작용을 한다.
- ependymal cell 뇌실막세포

  뇌실 속면 덮고 있고 뇌척수액의 분비에 관여한다.

  cf. schwann cell – 말초신경계에서 말이집 형성하는 세포

• nerve fiber 신경섬유

신경세포의 가는돌기이다. 특히 세포에서 신경자극을 전도하는 긴 축삭을 의미한다. 자극에 의하여 일어난 흥분을 신경세포에 전달하는 역할을 한다.

■ 종류
– 피막의 종류에 따라 유수 섬유와 무수 섬유
– 기능에 따라 운동/지각/교감/부교감 섬유

• ganglia 신경절, 결절종

신경 세포체를 구성하는 신경 조직 집단   (말초신경계의 구성 요소로서 신경 세포체의 집합)

## 3) 중추신경계

뇌와 척수로 구성되어 있으며 머리뼈, 척추뼈에 의해 외부로부터 보호된다(골격내에서는 meninges 뇌척수막, cerebrospinal fluid 척수액에 의해 보호).

• brain 뇌

무게 1200-1600gm

신체에서 가장 큰 장기 중 하나이며, 구조나 기능이 복잡한 기관이다.

• meninges 뇌척수막, 수막

뇌와 척수를 싸고있는 결합조직성 피막이다. 3개의 층으로 되어있다.
- dura mater 경질막

  두껍고 단단한 바깥막으로 두 개의 섬유층으로 구성(머리뼈 내막 덮음)되어 있다.

  epidural space, Subdural space
- arachnoid membrane 거미막, 지주막

  거미줄 모양의 막 Subarachnoid space에 뇌척수액이 흐른다. 외부 충격을 흡수하여 뇌와 척수를 보호한다.
- pia mater 연질막

  제일 안쪽에 있는 층으로 뇌와 밀착하여 덮고 있으며 망상직, 탄력 및 콜라겐섬유로 구성되었다. 필요한 영양 공급이 가능하도록 혈관과 림프계에 분포되어있다.

신경계

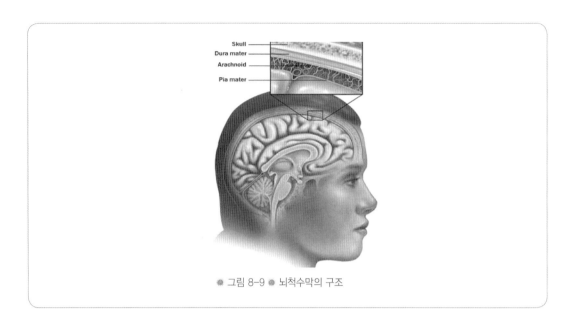

● 그림 8-9 ● 뇌척수막의 구조

## 4) 뇌

- cerebrum 대뇌
  뇌의 대부분을 차지하는 좌우 1쌍의 반구상의 덩어리이다.

- corpus callosum 뇌들보, 뇌량
  대뇌세로 틈새 바닥에서 좌우대뇌반구를 연결하는 큰 가로 섬유 다발이다.

- thalamus 시상
  감각, 충동, 흥분이 대뇌 겉질로 전도될 때 중계역할을 하는 달걀모양의 회백질 덩어리이다.

- hypothalamus 시상하부
  시각교체, 유두체, 회색융기, 누두 및 하수체 후엽 등으로 구성, 자율신경계의 고차중추 및 체온,
  수면, 생식, 물질 대사등의 중추역할을 한다.

- epithalamus 시상상부
  주로 냄새를 느끼는 부분, 솔방울샘과 고삐의 핵을 포함한다.

- cerebellum 소뇌
  대뇌의 아래, 숨뇌 뒤에 있는 타원형 뇌의 한 부분, 신체의 균형을 유지, 정확한 운동을 원할하게
  하는 역할을 한다.

• midbrain 중뇌

사이뇌와 소뇌 사이에 있는 대뇌의 한 부분, 시각과 청각에 관계, 척추로 운동 신경을 전달하는 길이 된다.

• pons 다리뇌, 교뇌

뇌줄기의 중간뇌와 숨뇌 사이를 연결하는 부분이다.

• medulla oblongata 숨뇌

뇌의 최하부로 척수의 바로 윗부분, 척수보다 부풀은 원통모양을 하고 있다. 생명에 직접관계되는 폐, 신장, 혈관등의 운동을 지배하고 있다.

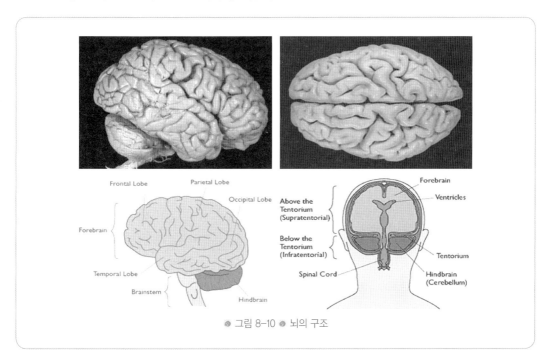

◎ 그림 8-10 ◎ 뇌의 구조

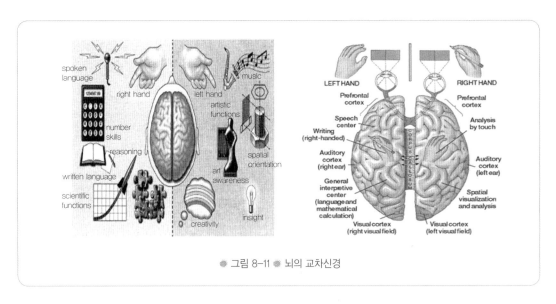

● 그림 8-11 ● 뇌의 교차신경

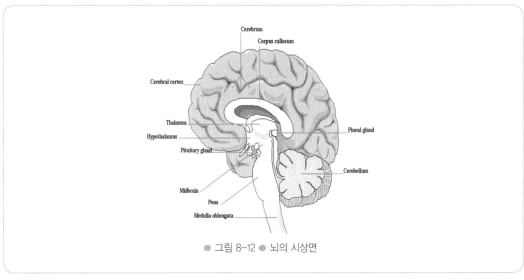

● 그림 8-12 ● 뇌의 시상면

신경계

- 뇌의 기능

| 뇌 | | 기 능 |
|---|---|---|
| cerebrum | 대뇌 | 감각과 운동의 중추<br>학습, 감정, 사고, 추리, 판단, 기억 |
| thalamus | 시상 | 신체감각(통증 등), 미각, 청각 등 연결장소 |
| hypothalamus | 시상하부 | 체온, 수면, 식욕, 정서, 뇌하수체의 조절 |
| cerebellum | 소뇌 | 근육운동 조절,평형유지, 근육상태, 수의운동 조절 |
| pons | 교뇌,다리뇌 | 신경섬유로의 연결 |
| medulla oblongata | 숨뇌,연수 | 왼쪽에서 오른쪽, 오른쪽에서 왼쪽으로 신경섬유 교차<br>심장,혈관,호흡기계 조절 중추 |

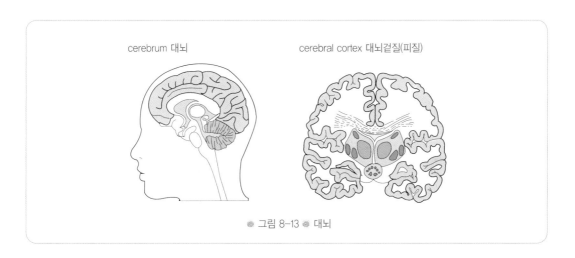

cerebrum 대뇌

cerebral cortex 대뇌겉질(피질)

❀ 그림 8-13 ❀ 대뇌

- cerebrum 대뇌

  뇌의 가장 큰 부분을 차지하는 좌우 1쌍의 반구상의 덩어리이다.

  ■ 구성
  - cerebral cortex 대뇌겉질(피질)

    주름이 잡혀있는 회색질이다. 대부분의 neuron은 회백질에 존재하며 주름으로 대뇌의 엽 구분

    주름나온 부분 → gyrus(뇌이랑, 이랑, 회)

    주름들어간 부분 → sulcus, fissure(고랑, 홈, 구, 열구)

- lateral ventricle 가쪽뇌실

- lobe 엽

    - frontal lobe 이마엽, 전두엽

        대뇌반구의 앞부분으로 운동중추와 운동언어중추가 있고, 기억과 행동을 조절한다.

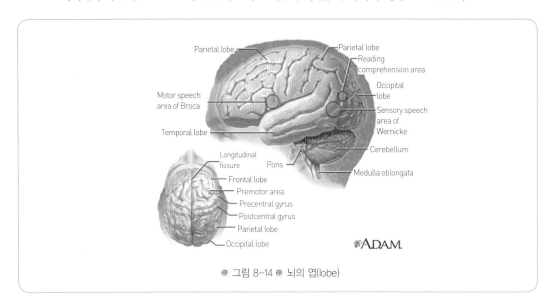

◉ 그림 8-14 ◉ 뇌의 엽(lobe)

    - parietal lobe 마루엽, 두정엽

        대뇌반구의 중앙상부 뇌엽으로서 혀, 피부, 근육의 감각수용기로부터 신경흥분충동 해석하고 수용

    - temporal lobe 관자엽, 측두엽

        청각, 후각, 새로운 정보 접속

        창의성 조절(학습에 연관)

    - occipital lobe 뒤통수엽, 후두엽

        시각피질이라는 시각 중추로서 시력조절을(사물의 위치, 모양, 운동 상태)한다.

- cerebral medulla 대뇌수질

  대뇌겉질 안에 있으며, 뇌의 각 부분을 이어주는 신경섬유가 다발을 형성하고 있다. white matter 백색질로도 불린다.

- basal ganglia 기저핵

  신경세포 집단인 회백질이 대뇌바닥속에 파묻혀있는 것이다.

- rhinencephalon 후각뇌

  대뇌 바닥의 구조물로서 후각과 관련있다.

- diencephalon 사이뇌

  대뇌반구에 둘러싸여 뇌의 중앙에 위치하고 시상+시상후부+뇌하수체로 구성되어 있다.

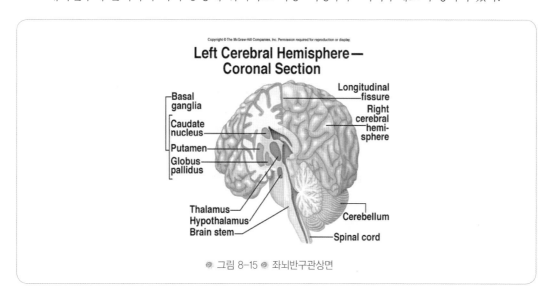

◉ 그림 8-15 ◉ 좌뇌반구관상면

- thalamus 시상

  달걀모양의 회백질 덩어리이다. 감각 충동 흥분이 대뇌 피질로 전도될 때에 중계 역할을 하며 감각의 연결중추로 후각을 제외한 모든 감각을 종합하고 대뇌겉질로 전달하는 역할을 수행한다.

- hypothalamus 시상하부

  체온조절, 채액과 전해질 균형 조절, 수면, 음식물섭취조절, 물질대사의 역할을 하며 생체내환경을 조절하는 가장 중요한 역할을 한다.

- epithalamus 시상상부

  주로 냄새를 느끼는 부분이다.

- hypophysis(pituitary gland) 뇌하수체

  호르몬 분비하는 내분비기관이다.

- brain stem 뇌줄기, 뇌간

  대뇌와 척수사이의 부분이다.

■ 구성
- midbrain 중간뇌
- pons 다리뇌
- medulla oblongata 숨뇌

■ 기능
척수와 뇌 중추를 연결시키는 중요한 감각 및 운동섬유가 지나가는 뇌의 축과 같다. 자극 전달의 통로이다.

• medulla oblongata 숨뇌
호흡, 심장박동, 혈압, 침분비, 기침, 구토 등을 조절하는 생명유지에 중요한 중추가 있다.

• cerebellum 소뇌
뇌에서 두번째로 큰 부분으로 대뇌의 1/8정도 크기이며 머리 뒤쪽에 있고, 대뇌의 뒤쪽 아래에 위치해 있다. 다리뇌와 숨뇌 또한 뒤쪽에 달려있다.

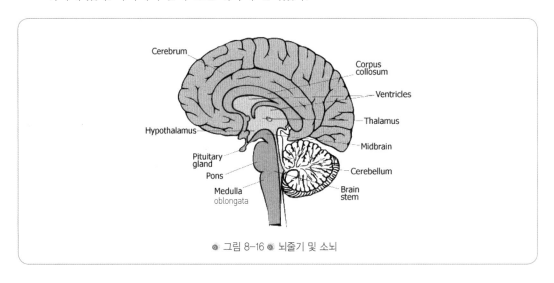

◉ 그림 8-16 ◉ 뇌줄기 및 소뇌

■ 기능
신체 자세, 근육긴장도, 관절내 움직임에 관한 정보를 받는다. → 뇌의 다른 부분으로 신호를 전달하여 뼈대근육을 조절·평형유지·정상적 자세를 유지한다.

• ventricles 뇌실
뇌에 존재하는 뇌척수액이 있는 공간으로 뇌실들이 연결되어있다.
- Rt., Lt. lateral ventricle 좌우 가쪽 뇌실

    – third ventricle 제3뇌실

    – forth ventricle 제4뇌실

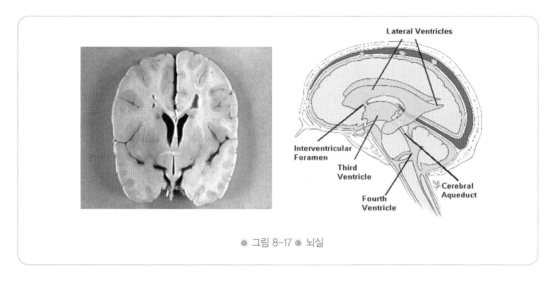

◉ 그림 8-17 ◉ 뇌실

• cerebrospinal fluid (CSF) 뇌척수액

거미막하 공간과 뇌실을 채우고 있으면서 뇌와 척수를 순환하는 액체로 외부의 충격을 흡수하고 뇌와 척수를 보호한다(뇌와 척수는 뇌척수액에 떠있음). 또, 신경전달물질을 전하는 역할과 뇌와 척수의 대사 산물을 정맥으로 내보내며 뇌실 속 맥락총(choroid plexus)에서 생산된다.

■ 내용물

    척수와 뇌 중추를 연결시키는 중요한 감각 및 운동섬유가 지나가는 뇌의 축과 같다. 자극 전달의 통로이다.

## 5) spinal cord 척수

뇌로부터 오는 신경흥분을 전달하는 경로이다. 신체 아랫 부분과 팔다리로 가는 모든 신경을 담고 있다. 3개의 수막에 싸여 뇌척수액에 의해 보호된다. 길이는 약 45cm이며 숨뇌에 이어져 둘째 허리뼈(L2) 높이의 척추관(vertebral canal)에 들어있다. L2이후 척수신경이 말꼬리 모양으로 길게 뻗어있다(말총 cauda equina).

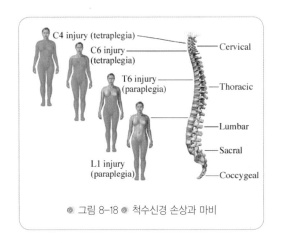

◎ 그림 8-18 ◎ 척수신경 손상과 마비

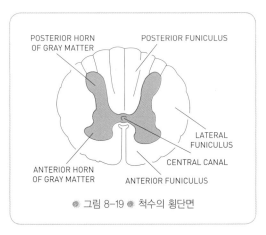

◎ 그림 8-19 ◎ 척수의 횡단면

■ 횡단면
- gray matter 회백질
  가운데 나비모양
- white matter 백색질
  가장자리

## 6) peripheral nervous system (PNS) 말초신경계

• somatic nervous system 체신경계
감각신경, 운동신경으로 구성되고 뇌신경과 척수신경이 있다.

• autonomic nervous system 자율신경계
내장기관의 불수의근을 조절한다. 생각과 관계없이 자율적으로 조절되는 신경이다.
– sympathetic nerve 교감신경
  위급한 상황이나 스트레스 시 호흡, 심박, 근육의 혈류량을 증가시켜 신체를 준비시킨다.
– parasympathetic nerve 부교감신경
  스트레스반응 이후 신체반응이 정상으로 돌아가게 한다.

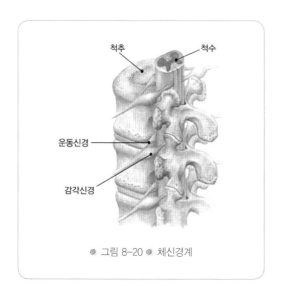

◉ 그림 8-20 ◉ 체신경계

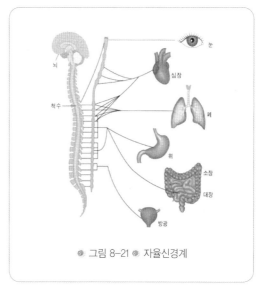

◉ 그림 8-21 ◉ 자율신경계

## 7) cranial nerve 뇌신경

말초신경계의 일부로 뇌에 연결되고 12쌍으로 구성된다. 모양이나 기능에 따라 명명하며 감각신경, 운동신경, 혼합신경으로 구분된다.

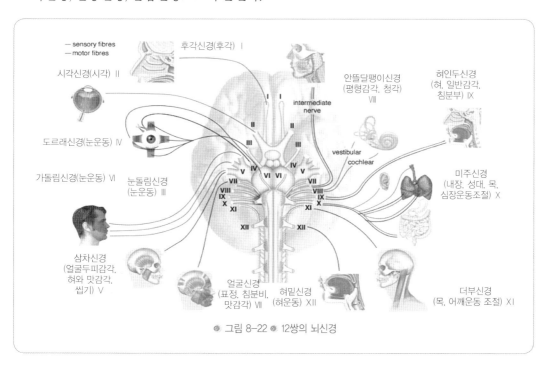

◉ 그림 8-22 ◉ 12쌍의 뇌신경

신경계

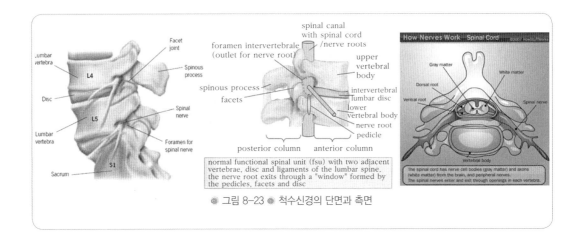

◈ 그림 8-23 ◈ 척수신경의 단면과 측면

## 8) spinal nerve 척수신경

척수에서 나오는 31쌍의 말초신경으로 각 척추골사이 구멍에서 밖으로 나오며 척주의 구분
에 따라 나뉜다. 그림 8-24

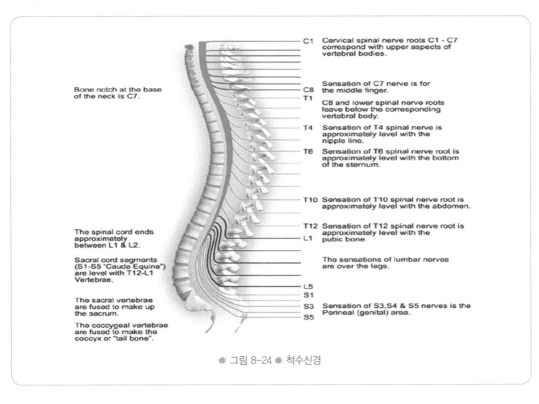

◈ 그림 8-24 ◈ 척수신경

- 목신경(C1-C8) cervical nerves
- 가슴신경(T1-T12) thoracic nerves
- 허리신경(L1-L5) lumbar nerves
- 엉치신경(S1-S5) sacral nerves
- 꼬리신경(Co) coccygeal nerves

## 9) autonomic nervous system 자율신경계

내장기관의 불수의근을 조절한다. 생각과 관계없이 자율적으로 조절되는 신경이다.
- 대부분 장기들은 교감신경과 부교감신경에 의해 함께 조절된다(협동작용).
- 교감신경과 부교감신경은 장기에 대해 서로 상반된 작용을 한다(길항작용).

- sympathetic nerve 교감신경
  위급한 상황이나 스트레스 시 호흡, 심박, 근육의 혈류량을 증가시켜 신체를 준비시킨다.

- parasympathetic nerve 부교감신경
  스트레스반응 이후 신체를 안정상태로 돌아오게 하고 소화를 촉진시키는 등 항상성을 유지하도록 자극한다.

# 3. 증상 용어

## 1) palsy 마비

골격근육이 움직이기 위한 힘이 상실되거나 부족한 상태로 Paralysis, palsy, numbness으로 불린다.

- plegia 대마비, 완전마비
  어떤 기관의 기능이 완전히 상실된 마비되는 것이다.

- paresis 불완전마비
  어떤 기관의 기능이 완전히 상실되지 않고 약간, 부분적으로 기능이 약화된 상태의 마비되는 것이다.

- paraplegia 하반신마비
  양쪽 하지나 하반신 마비로 주로 척수신경손상으로 발생한다.

- hemiplegia 반신마비
  한쪽 팔다리의 마비가 되는것이다.

- diplegia 양쪽마비, 양측마비
  몸 양쪽의 같은 부분이 마비, 양쪽 팔다리에 모두 운동마비가 있는 경우이다.

- tetraplegia, quadriplegia 팔다리마비, 사지마비
  양쪽 팔다리의 마비가 되는것이다.

- hemiparesis 반신불완전마비
  몸의 반쪽의 근력 약화나 불완전 마비가 있는 경우이다.

## 2) consciousness 의식

의식이 있는 상태의 감각기에 의해 생기는 감동에 대한 정신의 반응이다. 깨어있을 때 느끼거나 생각하는, 직접적이고 주관적인 체험을 총칭하여 일컫는 말이다.

- level of consciousness 의식의 단계
  - alert 각성
    생각하고 반응하며, 신속히 행동에 옮길 수 있는 상태이다.
  - drowsy, somnolence, lethargy 기면, 졸리움
    자극에 의해 의식을 곧 되찾을 수 있는 상태로 멍하고 졸음이 오고, 무감동 등 낮은 의식수준의 상태이다.
  - stupor 혼미
    자극에 의해 의식이 부분적으로 돌아오는 상태이다.
  - semicoma 반혼수
    자극에 기본적인 반응은 보이나 의식은 돌아오지 않는 상태이다.
  - coma 혼수
    심한 자극에도 반응이 없는 무의식 상태이다.
  - vegetative state 식물 상태
    수면과 각성 주기가 교대로 나타나는 혼수 상태이다.

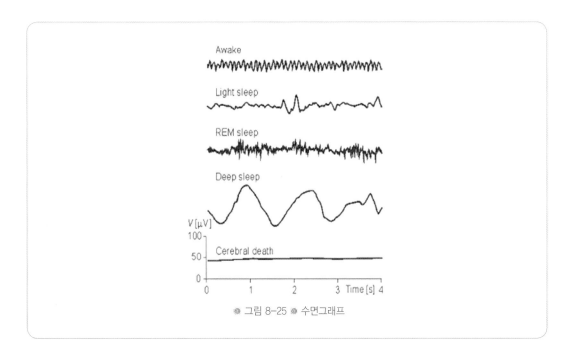

◉ 그림 8-25 ◉ 수면그래프

## 3) 기타 용어

- syncope 실신, fainting 기절

  뇌로 가는 혈류 감소로 단시간 의식이 소실되는 것, 미주신경반사성 실신, 체위성 저혈압, 심장성 실신, 목정맥굴증후군 등이 원인이다.

- convulsion 경련, Seizure 발작

  자신의 의사와는 상관없이 전신 또는 국소성 근육이 급격히 수축하는 것이다.

- tremor 떨림

  자신의 의사와는 상관없이 떨리거나 진동이 발생하는 불규칙한 근육운동을 하는 것이다.

- tic 틱

  얼굴, 머리, 목근육의 발작적, 돌발적, 율동적으로 반복해서 일어나는 불수의 운동을 하는 것이다.

- aura 조짐, 전조

  신체적, 정신적 장애 전에 오는 장애 변화 감지 작용

- asthenia 무력증, 힘없음증

  힘이나 에너지의 결핍, 나이가 들거나 병에 걸려서 온몸에 기운이 없고 힘을 쓰지 못하는 증상이다.

- aphasia 실어증, 언어상실증

  말을 하거나 글을 쓰는 등의 표현력 또는 언어의 이해력이 없어진 상태이다.
  - motor aphasia 운동실어증

    대뇌피질중추의 병변에 의해 말하거나 쓰는 능력이 없어진 상태이다. 환자는 듣는 말과 쓴 글을 이해하고, 하고 싶은 말도 알고 있으나 실제로 말이 나오지 않는 상태이다.
  - sensory aphasia 감각실어증

    청각, 시각 언어 중추의 질환으로 발생한다. 쓰고 말하고 접촉한 것의 언어적 상징을 이해하지 못하는 실어증이며 자신의 생각을 말할 수 있지만 타인의 말을 이해하지 못하고 묻는 말에 동문서답한다.

- ataxia 운동실조증

  뇌혈관질환 등으로 인하여 근육이 상호협조적이지 못하여 운동이 제대로 되지 않는 것이다.

- apraxia 행위상실증

  대뇌의 손상으로 발생하며 운동계의 마비나 장애가 없고, 감각신경의 이상이나 정신장애도 없는데 목적하는 운동이나 행위의 수행이 곤란한 증세이다.

- agnosia 인지불능증

  대뇌의 일부에 병변이 생겨서 발생하며 말초의 지각기는 침해되지 않고 의식이나 지능의 장애도 없으며, 환자는 대상을 인지하지 못한다. 예로, 열쇠를 보아도 모양이나 색조에 대해 말할 수는 있지만 열쇠로서 인식하지는 못하고, 손으로 만져보아서 비로소 무엇인지를 알게되는 것이다.

- amnesia 기억상실증

  특히 과거에 있었던 일을 생각해내지 못하는 것이다. 뇌의 손상 또는 심리적 원인에 의해 발생한다.

- coma scale 혼수척도

  혼수정도를 측정하는 척도이다. 그림 8-26

- sciatica 좌골신경통

  궁둥신경의 염증으로 추간원판 탈출이 발생하고 이로 인하여 허벅지와 다리에 따라 통과하는 신경로가 따끔거리는 등의 결과가 나타난다.

- migraine 편두통

  측두부에서 편측성으로 시작되는 주기적 발작의 혈관성 두통의 증후군이다.
  - 초조감, 구역, 구토, 변비 또는 설사 등을 동반한다.
  - 여자와 정신 노동자에 많다.

Glasgow Coma Scale

최저 3점 심한 혼수
7점 이하 혼수에 속하고
9점 이상 혼수의 범주에서 제외
15점 완전한 의식 명료 상태

| VERBAL | V5 | oriented |
| | V4 | confused |
| | V3 | inappropriate words |
| | V2 | incomprehensible sounds |
| | V1 | nil |
| EYE | E4 | spontaneous opening |
| | E3 | opens eyes to speech |
| | E2 | opens eyes to noxious stim |
| | E1 | nil |
| MOTOR | M6 | obeys motor requests |
| | M5 | localizes to noxious stim |
| | M4 | withdrawal from noxious stim |
| | M3 | abnormal flexion response (decorticate posturing) |
| | M2 | abnormal extension (decerebrate posturing) |
| | M1 | nil |

-Verbal
5 정상적인 대화 가능
4 지남력의 장애
3 간단한 단어는 말하나 부적절
2 의미는 없는 신음 소리는 냄
1 no response
-Eye
4 자발적으로 눈을 뜨는 경우
3 이름을 부르거나 언어 지시
2 통증 자극에 의해
1 no response
-Motor
6 명령에 따름
5 통증을 정확히 가리킴
4 통증을 회피
3 이상 굴곡 반응(상지굴곡/하지굴곡)
2 이상 신전 반응(상지신전/하지신전)
1 no response

◉ 그림 8-26 ◉ 혼수척도

- causalgia 작열통
  말초신경 손상으로 그 지배영역을 중심으로 지속적이게 타는 듯한 통증, 통각과민, 혈관운동이상, 발한 등을 수반하는 동통이다.

- cephalalgia, cephalodynia, headache 두통

- hyperesthesia 감각과민
  피부 또는 특수 감각기관의 자극에 대한 감각이 비정상적으로 항진된 상태이다.

- paresthesia 감각이상
  병적 감각으로 타는 듯한 느낌, 찌르는 듯한 느낌, 개미가 기어다니는 듯한 느낌 등이 나타난다.

- cerebral anoxia 뇌무산소증
  뇌세포에 산소공급이 저하 또는 없는 상태이다. 4-6분 지속될 경우 뇌에 치명적인 손상을 입게 된다. 뇌성마비의 원인이다.

- nystagmus 눈떨림, 안구진탕
  안구의 불수의적 운동이다. 수평, 수직, 회전형

- narcolepsy 발작수면, 수면발작(sleep epilepsy)

  갑작스런 수면 발작, 급발작, 수면 마비, 시각적 · 청각적 환상이 수면 돌입 시 나타난다.

- narcosis 마취, 혼수

  약물을 이용하여 얼마동안 의식이나 감각을 잃게 한다. 의식을 잃고 인사불성이 되는 것, 부르거나 흔들어 깨워도 정신을 차릴 수 없고 외부의 자극에 대한 반응이나 반사작용도 거의 없다.

- hypnosis 최면

  인위적으로 유발된 혼수상태이다. 감각은 정상이지만 깨어나면 기억하지 못한다.

- idiopathic 특발성의, 원인불명의

  원인이 뚜렷하지 않은 병적인 상태이다.

- iatrogenic 의원성의

  의사에게 원인이 있는, 의사의 진료로 인한 것이다.

- reflex test 반사검사

  자극에 대한 인체반응을 관찰하기 위한 검사이다.

- deep tendon reflex, DTR 심부건반사, 깊은힘줄반사

  근육과 연결된 힘줄을 고무망치로 두드려서 유발되는 갑작스런 근육 펴에 반응하여 일어나는 근육의 수축현상이다. 이러한 반사가 없을 경우 근육, 말초신경, 신경 뿌리 또는 이 부분에 해당하는 척수의 손상을 의심할 수 있다. 근육의 수축하는 힘, 속도와 운동범위에 따라 등급을 나눈다.

  | | |
  |---|---|
  | 0 | 소실(무반응) |
  | + | 저하(반응감소) |
  | ++ | 정상(정상반응) |
  | +++ | 항진(평균보다 지나친 반응) |
  | ++++ | 현저한 항진(과민반응) |

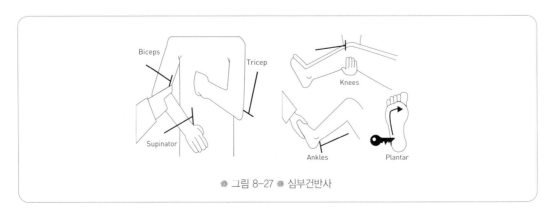

◈ 그림 8-27 ◈ 심부건반사

- Romberg's sign 롬베르그 징후
  척수로나 소뇌 병변에서 볼 수 있는 징후로 환자가 양발을 붙이고 눈을 감고 조용히 바로 서면 신체가 좌우로 흔들리는 것이다. 소뇌질환이 있을 경우 균형유지가 어려우며 보행시 비틀거린다.

- Babinski's sign 바빈스키 징후
  발바닥의 가장자리를 긁을 때 정상인은 발바닥을 아래쪽으로 오므리는데(plantar flexion), 추체로에 질병이 있을 경우 엄지발가락이 등쪽 굽힘(dorsal flexion)이 되고 남은 발가락은 부채살처럼 벌어진다.

- Brudzinski sign 브루진스키 징후
  수동적으로 목을 가슴으로 굽혔을 때 엉덩관절, 무릎관절, 발목관절에 굴곡이 생긴다. 세균성 뇌막염 등 뇌막 자극 증상에서 나타난다.

- Kernig's sign 커니그 징후
  횡와위에서 넙적다리를 복부쪽으로 굽히고 무릎을 넙적다리에 대해 90도 각을 이루도록 펼 경우 무릎건의 저항과 통증을 느끼게 된다. 세균성 수막염으로 인한 뇌막자극 증상으로 나타난다. 그림 8-28

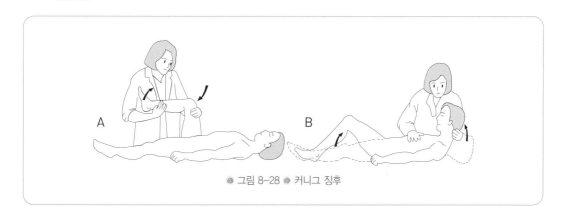

◎ 그림 8-28 ◎ 커니그 징후

## 4. 진단 용어

- anencephaly 뇌없음증, 무뇌증
  뇌가 없는 기형, 대뇌반구 일부만 없는 정도부터 소뇌까지 뇌가 거의 없는 정도까지 다양하다. 두개골 결손이 반드시 동반된다. 그림 8-29

• hydrocephalus 물뇌증, 수두증

뇌척수액의 과다분비 또는 유출 차단으로 뇌실내, 수막강에 다량의 뇌척수액이 고이는 병이다. 대부분 선천적이고, 후천적인 경우는 뇌염, 뇌막염 등으로 온다. 뇌실질이 납작하게 눌려 위축되므로 지능과 신체 발육이 나빠지며 사지에 강직성 마비가 일어나기도 한다.

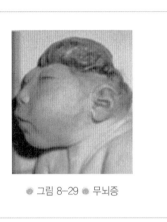

◉ 그림 8-29 ◉ 무뇌증

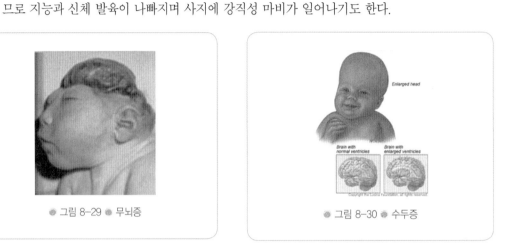

◉ 그림 8-30 ◉ 수두증

• encephalocele 뇌탈출증, 뇌류

선천적인 두개결손으로 그 부분에서 두개내용이 헤르니아 모양으로 삐져나온 것이다.

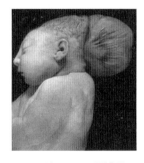

◉ 그림 8-31 ◉ 뇌탈출증

• meningocele 수막탈출(증), 수막류

두개골의 일부 또는 척추의 고리판에 유합부전이 있어서 그 결손부로부터 이탈된 수막이다.

• myelomeningocele 척수수막탈출증, 척수수막류

척수관의 결손부를 통해서 척수 및 그 수막이 돌출된 것이다.

신경계

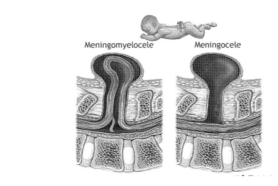

● 그림 8-32 ● 수막탈출증과 척수수막탈출증

• spina bifida, rachischisis 척추갈림증

임신 중 척추 발생상의 결함으로 척추융합이 안된 신경관 형성의 선천 기형으로 대부분 허리엉 치 부위에 온다.

- spina bifida occulta 잠재성 척추파열, 무증상 척추갈림증
- spina bifida with meningocele 수막류를 동반한 척추갈림증
- spina bifida with meningomyelocele 수막척수류를 동반한 척추갈림증

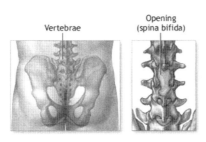

● 그림 8-33 ● 척추갈림증

• cerebral palsy 뇌성마비

출생 전, 출생시 혹은 출생 후의 뇌 손상이나 중추신경계의 병으로 인해 영구적이며 비진행성 운 동신경 및 정신장애이다. 조산으로 인한 뇌의 산소공급 부족, 난산으로 인한 호흡장애 등이 흔한 원인이다. 출생 후에는 뇌염, 수막염, 머리 외상 등이 원인이고 운동장애, 청력, 시력의 장애, 지능 지연, 언어장애, 경련 및 정신장애가 나타난다.

신경계

- muscular dystrophy 근(육)위축
근육섬유의 파괴로 인한 점진적인 근육위축과 허약을 특징으로 하는 일련의 선천적인 질환군
이다.

- encephalitis 뇌염
뇌의 염증으로 바이러스성과 출혈성 뇌염으로 크게 나뉜다. 일본뇌염(감염된 모기에 물려 전파
된 아보바이러스의 감염), 졸음뇌염 등이 있다.

- meningitis 뇌막염, 수막염
뇌막에 생긴 염증이다. 세균, 바이러스, 결핵균, 곰팡이에 의한 감염으로 어린이, 노인에 면역력
이 감소하여 발생하는 경향이 있다. 심한 두통, 구역, 목이 뻣뻣해지는 증상이 나타난다.

- myelitis 척수염
외부 병원체에 의하여 척수에 생기는 여러 가지 염증으로 발열, 사지통, 이완성 마비로 시작하
여 운동, 지각 마비, 대소변 배설장애이다.

- polioencephalitis 회색질뇌염
대뇌회색질을 주로 침범하는 염증으로 대부분의 바이러스성 뇌염이다.

- herpes zoster 대상포진
수두를 일으키는 바이러스가 원인이다. 처음 감염으로 수두를 일으킨 herpes zoster 바이러
스는 수두가 다 낫고 나면 사라지는 것이 아니고 사람의 척수에서 나오는 신경인 척수신경의 감
각을 담당하는 신경절에서 잠복을 하고 있다가 사람의 면역기능이 저하될 때 체내에 잠재해 있
던 바이러스가 재활성화(reactivation)되어 발병된다. 그림 8-34

- tabes dorsalis 척수로, 척수매독
중추신경계의 매독균(treponema Pallidum) 감염으로 인한 만성 중추신경병이다. 척수 뒤뿔,
감각신경의 황폐화 및 변성을 한다.
  - 매독 제3기 단계
    벼락치는 것 같은 격통의 발작, 운동실조(ataxia), 감각장애, 힘줄반사소실

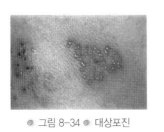

◉ 그림 8-34 ◉ 대상포진

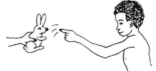

TEST FOR ATAXIA:

Hold a finger or a toy in front of
the child and ask him to touch it
on the first try. The child with
ataxia cannot do it.

◉ 그림 8-35 ◉ 운동실조검사

• neuritis 신경염

신경섬유 또는 그 조직의 염증, 넓은 뜻의 퇴행성 변성

 – 단발신경염 mononeuritis

한 개의 신경만이 침해되는 경우

 – 다발신경염 polyneuritis

많은 신경이 대칭적으로 침범되는 경우

• polyneuritis 다발신경염

말초신경염중 주로 척수신경이 좌우대칭적으로 손상이다. 불완전 마비부터 전신마비까지 여러 경우가 있다. 원인은 전염병 병원균, 체내독소(당뇨병 등), 체외로부터의 화학적 독소, 비타민 B1 결핍, 빈혈, 동맥경화 등이 있다.

• Guillain–Barre syndrome, acute idiopathic polyneuritis 길랑–바레 증후군, 급성특발다발 신경염

말초신경과 뇌신경을 광범위하게 침범하여 전신의 말초신경에 마비가 일어나는 원인불명의 염증성 질환으로 30-40대의 젊은 층에 다발, 인구 10만명당 2명 정도 발생한다. 바이러스, 살모넬라균, 캄필로박터균, 마이코플라스마균 등이 있고 예방주사 접종 후에도 발생할 수 있다. 처음에는 호흡기계, 소화기계 감염증상을 보이고 시간이 지나 신경염 증상을 보인다.(근 긴장성과 반사 감소가 원위부로부터 몸체로 옮겨온다), 운동마비, 호흡근 쇠약, 씹기, 삼키기 곤란의 증상이 나타난다.

• rabies 광견병

중추신경계를 침범하는 RNA 바이러스에 의한 급성 전염 질환으로 광견병에 걸린 개, 고양이, 늑대, 박쥐 등에 물려 발생하는 치명적 질환이다. 뇌부종, 퇴화증상, 발열, 섬망(delirium), 환각(hallucination), 전신과다흥분, 호흡근과 연하근 경련, 물공포증(hydrophobia)의 증상이 나타난다. 그림 8-36

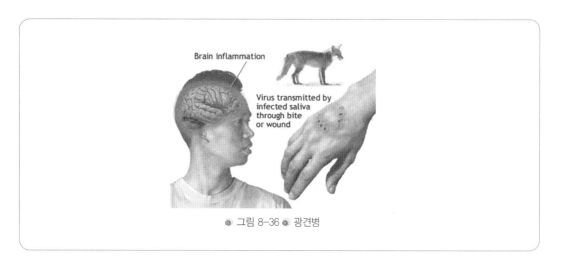

◎ 그림 8-36 ◎ 광견병

• dementia 치매

뇌의 기질적 장애에 의해 후천적으로 일어나는 회복불능의 지능장애로 의식장애에 의한 것이 아니다. 만성적인 인격붕괴, 혼란, 지남력 상실, 혼미, 지적 능력과 기능의 병폐, 기억력 장애, 판단력 장애 및 충동을 특징으로 한다. 원인은 약물중독, 갑상선기능항진증, 재생불량성 빈혈, 마비, 경막하혈종, 양성 뇌종양, 뇌수종, 인슐린 쇼크 및 췌장성 세포종양 등이다. 정신박약과 같은 지능장애가 있지만 정신박약이 주로 지능발육이 지체되거나 정지된 것인데 반해 치매는 일단 발달된 지능이 대뇌의 병으로 인해 지속적으로 저하된 상태라는 점에서 구별된다. 노인인구의 증가에 따라 증가하는 심각한 질병 중 하나가 치매이며 우리나라 치매 유병률은 65세 이상에서 약 10%, 80세 이상의 노인 인구에서는 약 50%정도이다.

• Alzheimer's disease(AD) 알츠하이머병

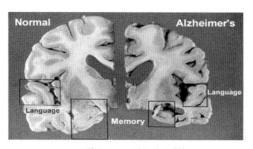

◎ 그림 8-37 ◎ 알츠하이머병

정신이 점차 황폐화되는 치매가 중년기부터 일어나는 뇌질환으로 노인에서의 치매의 원인 중 가장 흔한 형태이다. 병리학적으로는 뇌의 전반적인 위축, 뇌실의 확장, 신경섬유의 신경원섬유 뒤

틀림, 노인반 등이 특징이다. 초기에는 최근 사건, 사람, 장소를 잘 기억하지 못하다가 나중에는 판단, 이해, 지능 장애가 일어난다. 불안, 우울증, 감정장애도 일어난다. 효과적 치료법이 개발되어있지 않다.

• Parkinson's disease 파킨슨병, 떨림마비
사지와 몸이 떨리고 경직되는 중추신경계의 퇴행성 병으로 머리를 앞으로 내밀고 몸통과 무릎이 굽은 자세와 작은 보폭의 독특한 보행을 보이며 얼굴은 가면같은 표정으로 바뀐다. 대뇌 깊숙이 위치한 흑색질에서 생산되는 신경전달물질인 도파민이 감소하여 발생하며 연령이 높을수록 발생빈도가 높다. 느린 행동, 강직(뻣뻣해짐), 떨림, 자세 불안정 등의 증상이 나타난다. 1817년 의사 james parkinson이 처음 기술하였다.

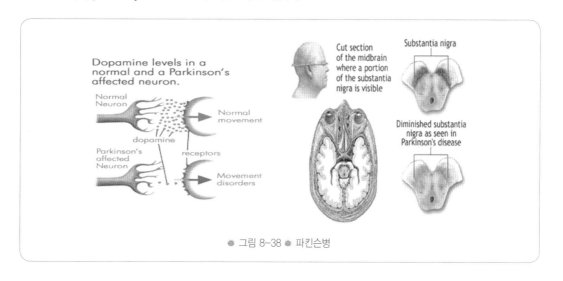

◉ 그림 8-38 ◉ 파킨슨병

• amyotrophic lateral sclerosis(ALS) 근위축성 측삭 경화증, 근육위축가쪽경화증, 루게릭병
추체로의 신경세포와 뇌간과 척수의 운동세포의 진행성 변성 및 소실을 특징으로 하는 병이다. 즉 상위와 하위의 운동뉴런이 동시에 침범 당한다. 척수의 앞뿔세포의 소실에 의해서 그것의 지배를 받는 근육의 위축이 나타나고 결국 마비에 이른다. 성인에서 발생하는 근력약화와 근위축이 특징이며 점차 팔다리와 얼굴주위의 근육이 마르고 힘이 없어지며 근육이 뛰는 증상이 나타나고 팔다리를 움직일 때 뻣뻣해지는 병이다. 그러나 감각신경은 정상 (저리거나 아프거나 하는 증상이 없고 의식이 명료, 안구장애, 배변. 배뇨장애가 없다)이고 대뇌와 척수의 운동신경원이 선택적으로 파괴되기 때문에 '운동신경원 질환'으로도 불린다. 1930년대 미국의 운동선수 루게릭의 이름에서 기원하여 '루게릭병'으로도 불리고 있다.

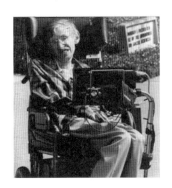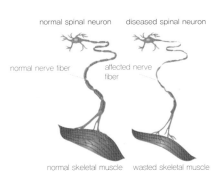

normal spinal neuron    diseased spinal neuron

normal nerve fiber    affected nerve fiber

normal skeletal muscle    wasted skeletal muscle

◉ 그림 8-39 ◉ 근위축성 측삭 경화증

- epilepsy 간질

  뇌기능의 발작성 일과성 장애로서 경련성 발작, 의식소실, 비정상적 행위, 자율신경장애, 이상감각, 감각소실 등이 반복적으로 나타나는 신경학적 장애이다. 인간의 뇌는 무수히 많은 신경세포로 이루어져 있으며 이들 신경세포들이 각각 특이한 부위로 연결되어 복잡한 회로를 형성하고, 회로 간 정보전달은 전해질의 이동에 의한 전기적 활동으로 이루어진다. 간질 발작은 이러한 대뇌의 신경세포에서 일어나는 급격하고 병적인 전기 방전 때문에 일어나는 일시적 장애이며 뇌손상, 선천장애, 대사장애, 뇌종양, 뇌혈관장애 등이 원인이 된다.

  비교적 흔하며 2회의 간질발작을 보인 경우 다음에 다시 발작할 가능성은 80%를 넘으며 항간질약제 치료를 받는다.

  Cf. convulsion (간질발작 혹은 비간질발작 중 운동기능의 이상이 우월하게 나타나는 증상으로 항상 간질과의 연관성이 있지는 않다)

  – grand mal epilepsy 대발작 간질

    조짐이 선행되는 것이 많고 돌연히 의식을 상실한 후에 즉시 전신경련이 계속되는 간질

  – petit mal epilepsy 소발작

    근육의 간대성 연축은 경미하지만 의식의 돌연, 순간적 상실이 일어나는 간질이며 특히 소아에게서 볼 수 있다.

- myasthenia gravis 중증근(육)무력증

  활동 시에 근위약과 피로를 호소하다가 안정 후에는 회복되는 특징적 증상을 호소하는 질환으로 근육과 신경접합부 사이 연결부분 이상으로 발생한다. 주로 젊은 여성에 빈발, 눈 주위 근육을 침범한다. 그림 8-40

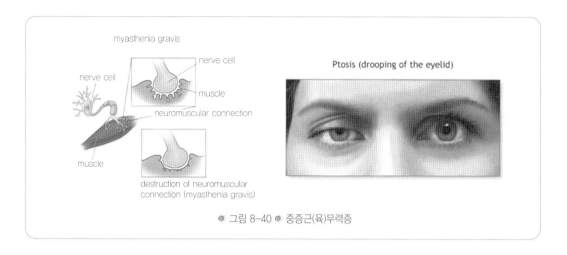

◉ 그림 8-40 ◉ 중증근(육)무력증

• multiple sclerosis(MS) 다발경화증

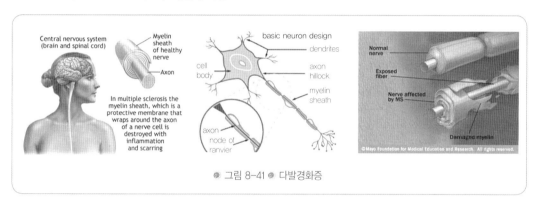

◉ 그림 8-41 ◉ 다발경화증

중추신경계 질환으로 뇌와 척수에 걸쳐서 작은 수초 탈락의 변화가 되풀이하여 산발적으로 일어나는 병으로 수초(myelin)는 신경섬유를 둘러싸고 있는 물질로 수초가 파괴되면 신경섬유의 전기적 전도에 장애가 나타나 한 신경세포로부터 다음 신경세포로 신호가 전달되는데 지장을 받게 된다. 중추신경계를 다발성으로 침범하는 일종의 자가면역병으로 뇌를 침범하면 뇌의 각 부분 기능에 따라 운동마비, 언어장애, 의식장애, 사고장애가 발생한다. 척수를 침범하면 사지의 운동마비, 감각이상, 배뇨, 배변 장애 증상 발생하고 따뜻한 기후에서 잘 생기며 여성에게 흔하게 나타난다. 그림 8-41

• trigeminal neuralgia 삼차신경통

3차 신경이 손상되어 얼굴에 격통을 느끼는 병으로 흔하게 발생하며, 모든 신경통의 1/3을 차지한다. 원인은 뇌저종양, 동맥류, 부비강염, 충치, 인플루엔자 등 바이러스에 의한 것, 대사장애, 중독 등이다. 눈신경, 상악신경, 하악신경의 3가닥으로 나뉘어진다.

- 감각 및 운동신경으로 된 혼합신경
- 안면, 구강, 코점막, 혀의 촉각 담당, 각막 및 결막반사 지배, 저작근의 운동과 아래턱의 운동 담당

대개 분지가 침범되고 신경전체가 침범되는 일은 적으며 통증은 발작적이다. 가벼운 접촉, 세수, 대화, 식사, 양치질, 면도 등의 자극에 의해 통증이 시작되고 곧 통증이 소실된다. 치아가 있는 곳에서 통증이 시작되는 경우가 많아 치통으로 생각하고 발치하는 경우가 종종 있으나 발치해도 통증이 소멸되지 않는다.

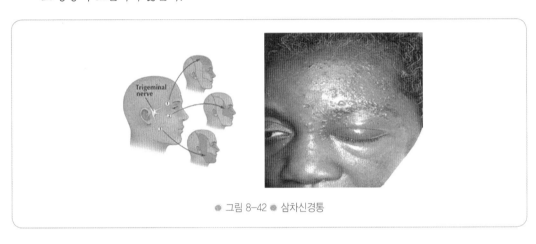

● 그림 8-42 ● 삼차신경통

- Bell's palsy, facial palsy 얼굴신경마비

안면의 움직임을 담당하는 제7 뇌신경인 얼굴신경 중 한쪽 얼굴신경에 특별한 이유 없이 마비가 생기는 병(입이 돌아가는 병)

사람의 안면은 여러 개의 작은 안면 근육들이 수천가지의 얼굴표정을 만들어내며, 이러한 표정은 얼굴근육들에 분포된 얼굴신경을 통한 뇌의 명령을 받은 얼굴근육들이 수축하기 때문에 만들어지는 것이다. 따라서 한쪽 얼굴신경이 마비되면 그쪽의 얼굴근육들도 마비되어 반대편 얼굴근육의 힘에 의해 마비되지 않은 쪽으로 입이 돌아가는 현상이 나타난다. 얼굴근육무력, 무감각, 발음부전, 얼굴, 귀 등의 동통이다. 대개 3-5주 정도면 자연 치유된다.

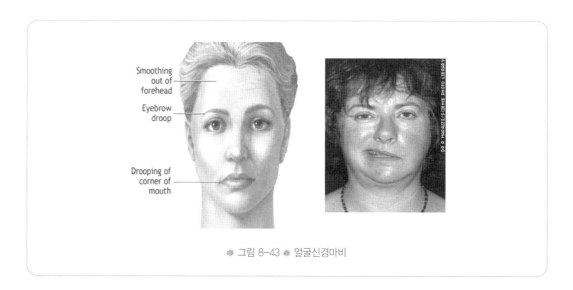

● 그림 8-43 ● 얼굴신경마비

- herniated nucleus pulposus, herniated intervertebral disk 수핵원판 탈출, 추간판 탈출증
  추간판의 수핵이 돌출하여 신경을 압박하는 상태로 퇴행(노쇠), 외상, 선천요인이다. 주로 L4-L5, 목에도 발생하며 요추부 등하부의 통증과 근육경련, 심부건반사의 약화, 감각 감퇴가 나타난다. 경부 증상은 목의 경직, 어깨부위의 방사성 동통, 손의 감각 감퇴와 장애가 있다.

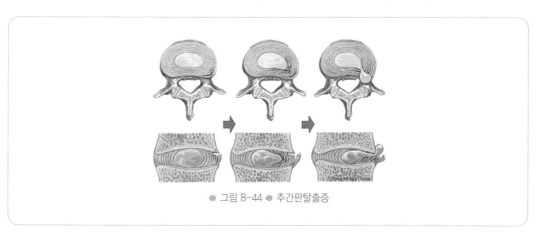

● 그림 8-44 ● 추간판탈출증

- cerebrovascular accident, stroke, apoplexy 뇌혈관발작
  뇌혈관의 파열(출혈)이나 폐쇄(순환장애) 등 뇌 혈관의 갑작스런 병변으로 인한 뇌의 손상을 이르는 말로 중풍, 급성 뇌혈관질환(cerebrovascular disease)과 같은 의미이다.

- stroke 뇌졸중
  뇌혈류 이상에 의해, 뇌의 일부분에 혈액을 공급하는 혈관이 막히거나 터짐으로써 그 부분의 뇌가 손상되어 나타나는 신경학적 증상이다.

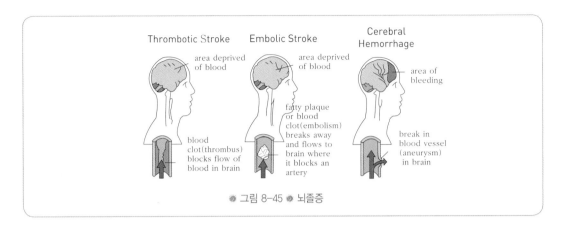

Thrombotic Stroke     Embolic Stroke     Cerebral Hemorrhage

area deprived of blood

area deprived of blood

area of bleeding

blood clot(thrombus) blocks flow of blood in brain

fatty plaque or blood clot(embolism) breaks away and flows to brain where it blocks an artery

break in blood vessel (aneurysm) in brain

● 그림 8-45 ● 뇌졸증

■ 유형

서양은 허혈성 뇌졸중이 많으나 우리나라는 출혈성 뇌졸중환자가 많다.

- 뇌혈관이 막혀서 발생하는 허혈성 뇌혈관질환

- 뇌혈관이 터져 발생하는 출혈성 뇌혈관질환

* 허혈성 뇌혈관질환

− 뇌혈전증 cerebral thrombosis

뇌졸중의 가장 흔한 원인이다. 혈관 내부에 피가 응고된 혈전(피떡)이 생겨서 혈관이 좁아지게 되고 점차 진행되어 혈관이 막히는 것이다.

− 뇌색전증 cerebral embolism

혈전이 심장이나 목의 큰 혈관에서 떨어져나가 혈류를 따라가다 뇌혈관을 막는 것이다.

* 출혈성 뇌혈관질환은 뇌실질내 출혈과 거미막하 출혈이 있다.

• apoplexy 된출혈, 졸중, 중풍

뇌 혈관의 폐쇄 혹은 파열에 의해서 일어나는 갑작스런 의식 소실 또는 신경학적 이상이 나타난다.

• transient ischemic attack (TIA) 일과성 허혈성 발작

실어증, 국소성 지각장애, 편마비 등의 국소 신경학적 증상이 일과성으로 나타나는 것으로 대개 내경동맥을 기점으로 하는 혈관 폐쇄로 발생한다. 지속시간은 몇분에서 1시간, 몇초에서 24시간 지속되는 경우도 있다. 혈관수술로 동맥내막절제술endarterectomy을 시행하고 aspirin, persantin을 사용한 항응고요법도 겸한다(색전, 혈전 예방).

• cerebral infarction 뇌경색

뇌동맥의 협착이나 폐색으로 인해 그 동맥에서 혈액의 공급을 받던 뇌 부분이 산소가 부족하여 괴사되고 기능이 저하 또는 상실되기도 한다. 혈관이 막히는 원인은 혈전, 색전이다.

신경계

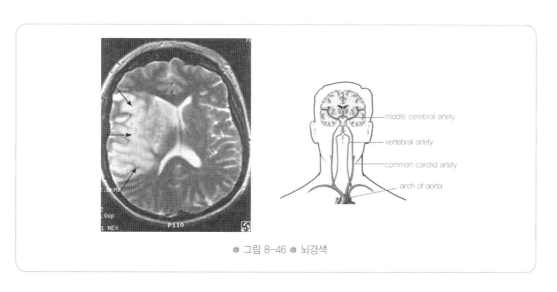

◉ 그림 8-46 ◉ 뇌경색

- 혈전(thrombus)

혈관의 국소에서 혈액이 굳어져서 그 혈관을 막는 것을 혈전증이라고 한다. 혈전이 생기면 그 혈관의 영역은 혈류가 두절되며, 다른 곳으로부터의 보상이 충분하지 않으면 그 부분의 뇌조직은 사멸된다.

- 색전(embolus)

심장속의 혈전이 벗겨져서(심장질환이 있을 경우 발생하기 쉬움) 혈류에 의해 말초로 운반되어 말초의 혈관이 막히는 것을 색전증이라고 한다. 색전에 의해 혈관이 막히면 그 영역의 뇌조직은 사멸한다. 혈전에 비해 색전이 융해되기 쉽고, 혈류가 다시 흐르는 경우가 많다. 뇌의 영양혈관이 완전히 폐색되거나 심한 협착으로 혈류가 현저히 감소되면 그 부분의 뇌 조직이 괴사하여 융해된다(뇌연화).

• cerebral aneurysm 뇌동맥류, 뇌동맥꽈리

뇌동맥의 일부가 혹처럼 불룩해진 것으로 선천성, 동맥경화증, 세균감염, 매독이 원인이다.

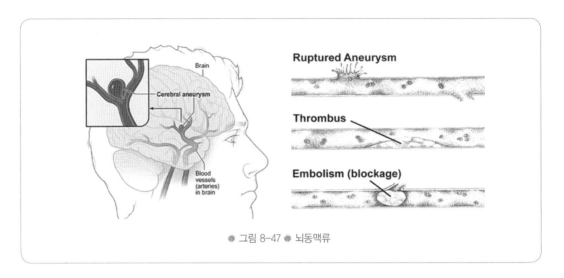

● 그림 8-47 ● 뇌동맥류

- cerebral hemorrhage 뇌출혈

  뇌혈관의 출혈로 갑작스런 의식장애, 이완성 편마비 등이 발현하는 뇌졸중의 대표적 병이다. 대부분 고혈압이 원인인 뇌출혈로 뇌내 소동맥 특히 분기부의 혈관벽이 변화가 일어나 연약해진 곳이 내압을 견디지 못하고 터지는 것이다.

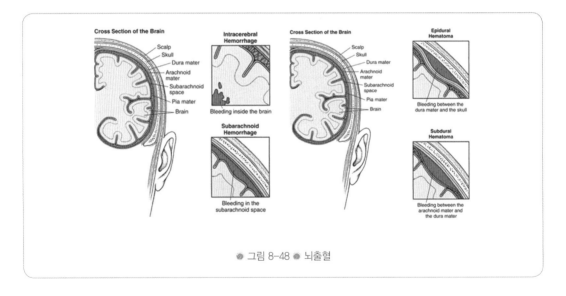

● 그림 8-48 ● 뇌출혈

- subarachnoid hemorrhage 거미막하출혈

  혈액이 빠져나와 거미막하 공간에 가득찬 것이다.

- epidural hematoma 경막위혈종

  외상으로 인하여 경뇌막 바깥에 피가 고인 것으로 혈액량이 70-80ml이상이면 뇌의 압박증상이 나타난다. 경막과 두개골 사이에 피가 고인 것으로 대부분 두개골 골절을 동반하는 외상에 의해 수막혈관이 파열되어 발생한다.

- subdural hemorrhage 경막 밑 출혈

  경막 밑에 발생한 출혈로 보통 두부의 외상으로 발생한다. 출혈은 서서히 진행되고 외상 후 수 주내 두통, 진행성 혼미, 편측마비가 온다.

- cerebral concussion 뇌진탕

  외부에서 기원하는 물리적 충격으로 인해 뇌 자체의 기질적 손상 없이 일어나는 뇌의 기능장애이다. 일시적으로 의식을 잃고 반사가 소실되지만 뇌가 손상되지 않아 곧 정상상태로 회복된다.

- cerebral contusion 뇌타박상, 뇌좌상

  두부의 직접적인 상해를 입음으로써 피부의 파손 없이 뇌실질에 기질적 손상과 그로 인해 상당 기간동안 의식상실을 가져온다. subdural hematoma, subarachnoid hematoma가 생기기도 하며 장기적 뇌손상이나 간질을 유발하기도 한다.

- astrocytoma 별아교세포종

  별아교세포의 증식에 의해 형성되는 종양으로 뇌종양 중 가장 흔하다.

- glioblastoma 교모아세포종, 아교모세포종

  뇌의 별아교세포에서 기원하는 악성 종양으로 출혈과 괴사를 나타내기 때문에 주위와의 경계가 명확하고, 대뇌반구에서 발생하는 경우 정중선을 넘어 반대쪽 대뇌반구로 침습성장한다. 원발 뇌종양 중 비교적 흔하다.

- oligodendroglioma 희소돌기아교세포종

  성인에 호발, 비교적 천천히 성장, 초점성 경련이 발생할 수 있다. 대뇌반구에 침범하고 경계 불분명, 석회화되기 때문에 X선 사진으로 발견될 수 있다.

- ependymoma 뇌실막종, 뇌실막세포종

  뇌실막세포에서 기원한 종양으로 뇌실 내, 뇌실주위에서 발생한다. 특히 제4뇌실에 흔하다. 비교적 경계가 좋고 신경아교세포 중 유일하게 상피의 성질을 가지므로 관이나 선을 형성한다.

- medulloblastoma 속질모세포종, 수모세포종

  어린이의 소뇌에서 발생하므로 소뇌를 구성하는 과립세포가 기원세포로 본다. 악성 종양으로 성장 속도가 빠르고 거미막하 공간을 통해 뇌척수액으로 파종을 일으킬 수 있다.

- ganglioglioma 신경절세포아교종

  신경섬유와 신경아교세포, 성숙된 신경절세포로 된 양성 종양이다. 모든 연령층에 발생하고 대

뇌의 측두엽에 호발한다.

- meningioma 수막종
  뇌나 척수를 둘러싸는 수막에서 발생하며 30세 이상의 사람이 많이 걸리며, 대부분 양성이고 성장이 느리다. 수막종은 경막과 유착되어있으며 두개골 때문에 밖으로 자라지 못하고 항상 뇌조직 쪽으로 자란다.

- neuroma 신경종
  신경에서 발생된 대부분이 신경세포와 신경섬유로 이루어진 종양이다.

# 5.수술 용어

- craniotomy 머리뼈절개술, 개두술
  머리뼈를 절개하고 뇌를 드러내는 수술이다. 뇌종양, 뇌농양, 수두증 등에 적용된다.

- craniectomy 머리뼈절제술, 두개절제술
  머리뼈의 전부 또는 일부를 잘라내는 것

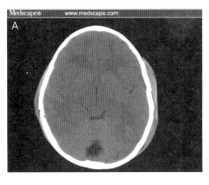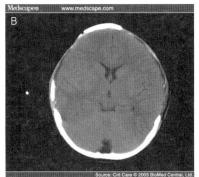

● 그림 8-49 ● 머리뼈절제술 시행전(A)과 시행후(B) 영상

- chordotomy 척수시상로절단술
  치료가 어려운 통증을 없애기 위해 통증이 있는 반대쪽 척수전 외부로의 외과적 절단이다.

- trephination 원형절제술, 천공술
  원형절제기를 이용하여 개두술 기능을 수행한다. 뇌순환 차단, 뇌압을 내리게 하며, 두개를 열지 않고 두개 내 처치를 실시한다.

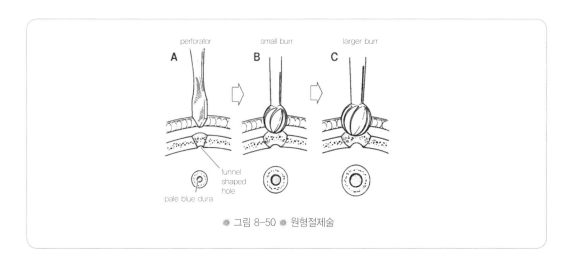

● 그림 8-50 ● 원형절제술

- thalamotomy 시상파괴술, 시상절개술
  시상의 일부를 파괴시켜 정신병이나 다루기 힘든 통증을 없애기 위한 수술이다.

- laminectomy 척추후궁절제술, 고리판절제술
  척추후궁의 일부를 제거하여 척수신경에 주는 압박을 줄이는 방법이다. 그림 8-51

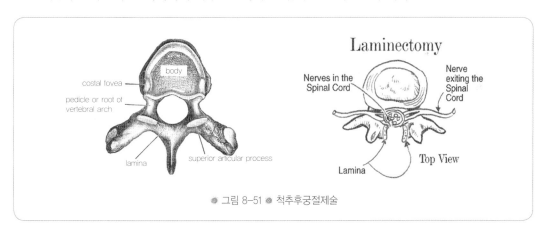

● 그림 8-51 ● 척추후궁절제술

- tractotomy 신경로절단술
  뇌줄기 또는 척수에서 신경전도로를 절개한다.

- neurectomy 신경절제술
  말초신경을 부분 절제하는 것이다.

- neurolysis 신경박리술
  신경주위의 유착을 수술적으로 분리한다.

- neuroplasty 신경성형술

  신경조직의 복구나 개선을 위한 수술이다.

- neurorrhaphy 신경봉합술

  절단된 신경을 꿰매는 것이다.

- neurotomy 신경절개술, 신경절단술

  신경을 절개하는 것이다.

- sympathectomy 교감신경절제술

  교감신경로의 어떤 부분을 절단, 절제 등으로 차단하는 것이다. 다한증 치료를 위한 흉부교감신경절제술을 하는 것이며 작열통이나 상하지혈액순환부전으로 인한 통증에 유효하다.

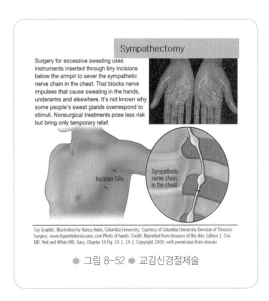

● 그림 8-52 ● 교감신경절제술

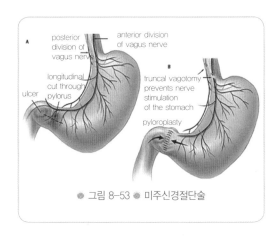

● 그림 8-53 ● 미주신경절단술

- vagotomy 미주신경절단술

  제 10 뇌신경으로 뇌에서 시작하여 안면과 가슴 부위를 거쳐 복부에 이르는 신경으로 인두, 후두의 운동, 심박 느리게, 식도, 위, 담낭, 췌장, 소장의 불수의근을 조절하고 위장분비를 촉진한다. 위산분비 감소나 위궤양 재발을 막기 위해 시행한다.

- stereotactic neurosurgery 정위뇌수술

  컴퓨터단층촬영이나 뇌자기공명영상과 컴퓨터를 이용하여 종양의 정확한 3차원적 좌표를 계산하여 조직검사 또는 방사선약품 등을 주입하는 방법이다. 정확한 종양 계측을 통해 수술로 접근

할 수 없는 뇌 깊은 곳의 병변 제거가 가능하다. acromegaly, parkinsonism, epilepsy, cerebral aneurysm 등의 치료에 이용된다.

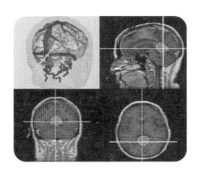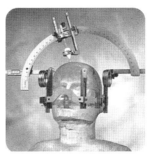

◉ 그림 8-54 ◉ 정위뇌수술

## 6.검사 용어

• lumbar puncture 요추천자

척추안의 척수액을 뽑아보는 검사이다. 뇌염, 뇌막염 등이 있을 경우 병균, 바이러스, 결핵균에 의한 것인지, 압력이 높은지를 판별하기 위하여 시행한다. 적혈구,백혈구의 수, 수분, 포도당, 나트륨, 염소, 단백질의 농도를 측정하며 환자를 측면으로 눕힌 후 L3~L4 사이에 주사기를 꽂은 뒤 압력을 재거나, 내용물을 채취한다.

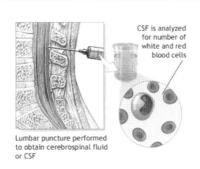

◉ 그림 8-55 ◉ 요추천자

• echoencephalography 뇌초음파검사

뇌조직에 초음파를 보내어 매질에 따라 변하는 파장을 얻어 장기와 조직의 영상을 그려내는 검사법으로 조직의 기질적 변화, 특히 뇌종양, 뇌혈전증, 뇌출혈 등의 진단에 이용한다.

• electroencephalography 뇌파검사

뇌세포가 활동할 때 생기는 전기활동을 수 백만배로 증폭하여 곡선으로 기록하는 검사로 뇌종양 등의 질병이나 뇌손상에 의해 일어나는 발작 활동을 확인할 수 있다.

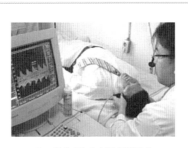

◎ 그림 8-56 ◎ 뇌초음파검사

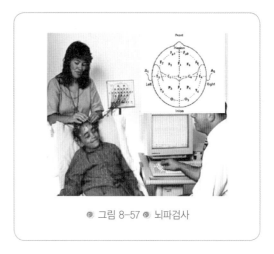

◎ 그림 8-57 ◎ 뇌파검사

• nerve conduction velocity 신경전도속도검사

신경이 전기적 자극을 전달하는 속도를 측정하여 말초신경의 문제를 진단하는 검사로 검사하고자 하는 신경이 지배하는 근육에 전극을 부착하고 자극을 주어 근육이 반응하는 시간을 측정한다. 그림 8-58

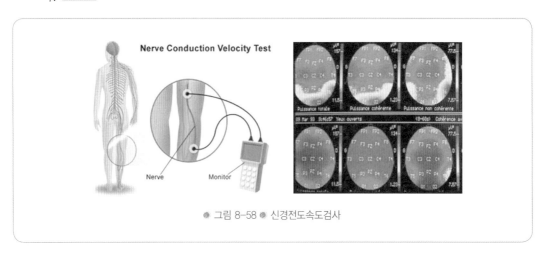

◎ 그림 8-58 ◎ 신경전도속도검사

- conventional radiography(x-ray) 고식적 방사선촬영술

  환자를 통과하여 지나간 방사선(x-rays)을 필름에 감광시켜 인체의 윤곽을 보여준다. 단단한 조직은 밝게, 연부조직은 회색의 그림자, 공기는 검게 나타난다.

- computerized tomography(CT) 전산화단층촬영술

  컴퓨터와 함께 방사선(x-rays)을 이용하여 인체의 횡단면의 영상을 많이 얻는다. 단단한 조직은 밝게, 연부조직은 회색의 그림자로 나타난다.

- magnetic resonance imaging(MRI) 자기공명영상

  방사선 파장과 강력한 자기장의 연합을 이용하여 영상을 얻는다. 단단한 조직은 어둡게, 연부조직은 회색의 그림자로 나타난다.

- brain computed tomography(CT) 뇌전산화단층촬영술

  여러 각도에서 방사선을 이용하여 촬영을 한 후, 여기서 얻은 결과를 컴퓨터를 이용하여 3차원에 가까운 영상으로 만들어내는 검사이며 일반적인 X-ray 검사로 알아낼 수 없는 작은 병소를 진단할 수 있다. 방사선에 잘 보이는 조영제를 혈관에 투여하여 좀 더 자세히 관찰할 수도 있다. 뇌는 직접 육안으로 확인하는 다양한 검사방법을 동원할 수 있는 다른 장기와는 다른 특징을 가지고 있어서 유용하게 시행되는 검사이다. 종양, 출혈, 혈액응고 등을 진단한다. 컴퓨터 단층촬영은 같은 축을 기준으로 얻은 영상들이므로 나머지 단면들의 해상도가 떨어져 입체적인 면에서는 자기공명영상에 떨어진다.

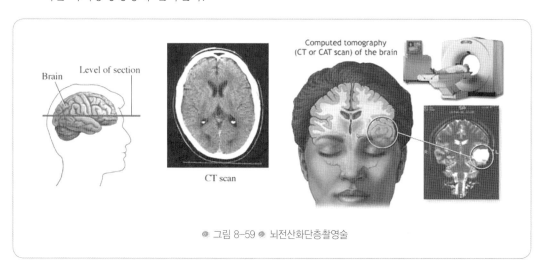

◎ 그림 8-59 ◎ 뇌전산화단층촬영술

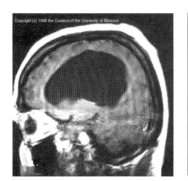
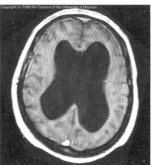

◉ 그림 8-60 ◉ 뇌 CT 영상

• magnetic resonance imaging(MRI) 자기공명영상

　자력에 의하여 발생하는 자기장을 이용하여 신체 임의의 단층상을 얻을 수 있는 영상검사법으로 강력한 자기장을 신체에 조사하면 신체를 구성하고 있는 세포의 핵은 자기장의 영향에 따라 재배열되고, 이 자기장이 끊어지면 다시 제자리로 돌아간다. 이렇게 핵이 제 위치로 돌아가는 과정에서 방사성 신호가 방출되며 이를 받아들여 영상으로 만들어내는 검사이다. MRI는 X선을 사용하지 않으므로 인체에 무해하고, 3D 영상화가 가능하다. 해상도가 뛰어나며, 필요한 각도의 영상을 검사자가 선택하여 촬영이 가능하다. 중추신경계, 두경부, 척추와 척수 등 신경계통 질환의 진단에 유용하다. 가격이 비싸고, 심장 박동기를 설치한 사람이나 자기장을 띠는 물체를 몸에 지니고 있는 중환자 등에서는 이용할 수 없다.

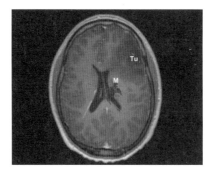

◉ 그림 8-61 ◉ 뇌 MRI 영상

- positron emission tomography(PET) 양전자방출 단층촬영술

양전자(Positron) 방출 방사선 동위원소를 주입한 후 컴퓨터를 이용하여 뇌의 대사활동을 기록하는 방법으로 대사가 활발한 뇌조직은 방사성동위원소로 표지한 포도당이나 산소를 이용하기 때문에 이 영상을 통해 뇌기능에 대한 정보를 얻을 수 있다. 알츠하이머병, 뇌졸중, 간질, 대사성 뇌질환 등의 조기진단 및 미세 변화 파악에 용이하다. 그림 8-62 그림 8-63

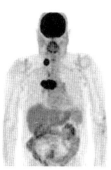

### Non-small Cell Lung Cancer

Non-small cell lung cancer of the right lung with spread to the mediastinum and right neck

● 그림 8-62 ● 폐암환자의 PET 영상

### Multiple Myeloma

FDG PET scan of a patient with multiple myeloma with severe diffuse and focal disease

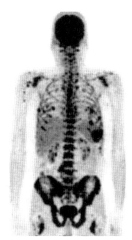

● 그림 8-63 ● 다발 골수종 환자의 PET 영상

- nuclear Medicine 핵의학

진단, 치료 목적으로 방사선 의약품으로 알려진 방사능 물질을 사용한다. 방사선 약물은 radio-nuclide tracer(방사선핵종추적자)로 검사하는 인체계통에 특이성을 가진다. 방사선 약물은

감마선을 방출하여 컴퓨터에 부착된 감마선 카메라에 의해 검출되고, 이 자료는 영상을 생성하기 위해 사용되어 병리적 병변을 나타내는 흡수 양상을 보인다. 그림 8-64

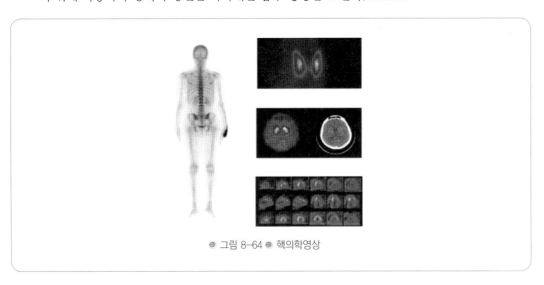

◎ 그림 8-64 ◎ 핵의학영상

• nuclear scan 핵스캔

일반 방사선 촬영으로는 볼 수 없는 기관 또는 계통의 구조와 기능에 대한 정보를 모으기 위해 핵의학 기법을 이용하는 진단과정으로 뼈의 병리적 병변만이 방사선핵종을 흡수하여 스캔상에 어두운 부분으로 보인다.

• brain scan 뇌스캔

두개 내 덩어리, 경색, 종양, 손상부위 확인을 위해 방사성 동위원소 영상기술을 적용한 진단검사로 방사성 동위원소를 정맥 내 투입한 후 뇌를 순환하여 비정상 조직에 축적되면 방사성 동위원소를 추적·촬영하여 비정상 부분의 크기나 위치를 확인한다. 그림 8-65

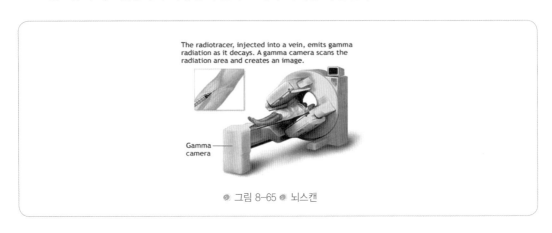

The radiotracer, injected into a vein, emits gamma radiation as it decays. A gamma camera scans the radiation area and creates an image.

Gamma camera

◎ 그림 8-65 ◎ 뇌스캔

- cerebral angiography 뇌혈관조영술

  조영제를 동맥으로 주입한 후 뇌혈관을 방사선 촬영하는 것으로 동맥류, 혈관폐쇄, 출혈 등 뇌혈관질환의 진단에 이용한다.

- myelography 척수조영술

  척수강이 잘 보이도록 조영제를 넣고 촬영하는 것이다.

- discography 추간판조영술

  흡수성 조영제를 추간판 자체에 주입하여 추간판을 조영하는 척추의 방사선 촬영법이다.

- pneumoencephalography 공기뇌조영술

  뇌척수액을 뽑은 뒤 공기, 산소나 헬륨을 넣어 뇌의 액체함유
  부분(주로 뇌실)을 촬영하는 방법으로 명확한 영상을 얻기 힘들고, 환자의 고통이 심하며, 자기공명영상의 발달로 잘 사용하지 않는다.

- ventriculography 뇌실조영술

  두개골을 천공하여 구멍을 낸 후 뇌실에 공기를 주입하여 방사선 촬영을 하는 검사로 뇌압이 높거나, 척수관이 막혀 공기뇌조영술이 불가능할 때 시행한다. 뇌기형, 뇌종양의 위치, 뇌실계의 개방 등을 진단하는데 이용한다.

아래는 뇌의 모습이다. 1~3 물음에 답하시오.

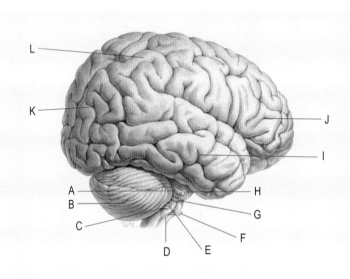

01 뇌의 최하부, 곧 척수의 바로 윗부분으로 생명에 직접 관계되는 폐 · 심장 · 혈관 등의 운동을 지배하는 것은?

(기호 :          의학용어 :                    )

02 대뇌의 1/8정도 크기로 신체균형 유지와 온몸 근육의 미세조정을 통해서 정확한 운동을 원활히 하게 하는 역할을 하는 것은?

(기호 :          의학용어 :                    )

03   대뇌반구의 중앙상부뇌엽으로서, 피부·심부 감각과 미각의 중추가 있고,
     뒤쪽에는 지각·인지·판단 따위에 관한 연합구역이 있는 곳은?

     (기호 :          의학용어 :                     )


＊4〜15 문제를 아래 보기에서 골라 답을 쓰시오.

〈보기〉

- spinal cord
- parasympathetic nerve
- pons
- dura mater
- synapse
- convulsion
- axon
- ataxia
- tremor
- cerebellum
- sympathetic nerve
- pia mater
- neuroglia
- trigeminal nerve
- neuron
- hypothalamus
- stupor
- amnesia


04   뉴론과 뉴론과의 접합부로 정보를 전달하는 역할을 하는 것은?


05   뇌와 척수를 싸고 있는 가장 안쪽에 있는 막은?


06   기억을 잃어버리는 것으로 특히 과거에 있었던 일을 생각해내지 못하는
     것은?

신경계

07  신경의 기본단위는?

08  뇌간의 중뇌와 연수 사이를 연결하는 부분은?

09  척추동물에서 생체의 내환경을 조절하는데 있어 가장 중요한 역할을 하는 것은?

10  척추의 관 속에 있는 중추 신경으로 숨뇌에서 이어져 원기둥 모양을 이루고 있는 것은?

11  혼합성 신경으로 뇌신경중에서 가장 큰 것은?

12  신경계에만 있는 세포로 신경세포 이외의 세포를 말하는 것으로 신경조직의 지지구조물은?

13  대사나 생식 등 생명의 유지와 종족보전과 관계있는 원심성 말초신경은?

14  근육이 상호협조를 못하여 운동이 제대로 되지 않는 것은?

15 전신 또는 국소의 골격근이 자신의 의사와 관계없이 급격히 수축하는 현상은?

16 근육과 연결된 힘줄에 고무망치로 두드려서 유발되는 갑작스런 근육 폄에 반응하여 일어나는 근육의 수축 현상은?

17 의식장애 가운데 가장 심한 것으로 심한 자극에도 반응이 없는 무의식상태는?

18 다음 보기중 용어의 의미가 틀린 것은?

① diplegia-양측마비  ② hemiplegia-반신마비
③ paresis-완전마비  ④ tetraplegia-사지마비
⑤ paraplegia-하반신마비

19 뇌와 함께 중추신경계를 구성하는 것은?

① motor nerve  ② cranial nerve  ③ sensory nerve
④ spinal nerve  ⑤ spinal cord

20 신경계를 크게 분류하면 어떻게 나눌 수 있는가?

① CNS, PNS  ② CNS, spinal cord
③ CNS, Brain  ④ cerebrum, cerebellum
⑤ cranial nerve, spinal nerve

정답

01. D, medulla oblongata  02. B, cerebellum  03. L, parietal lobe  04. synapse
05. pia mater  06. amnesia  07. neuron  08. pons  09. hypothalamus
10. spinal cord  11. trigeminal nerve  12. neuroglia  13. sympathetic nerve
14. ataxia  15. convulsion  16. deep tendon reflex  17. coma
18. ③  19. ⑤  20. ①

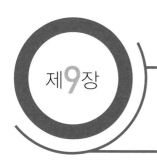

제9장

# 근골격계

## 1. 근골격계란?

인체의 단단한 뼈대를 이루어 우리 몸의 생김새를 유지하며 골격계내 생명기관(내부 장기)들을 둘러싸서 보호한다. 뼈는 골격근이 붙는 장소로 관절에서 운동이 일어날 때 지렛대 역할하고 일부 뼈는 속에 부드러운 장기를 감싸서 보호한다. 뼈속(골수)은 혈액세포를 만들며(조혈작용) 뼈는 칼슘, 인산, 나트륨, 마그네슘이온의 저장고인 무기질을 저장한다.

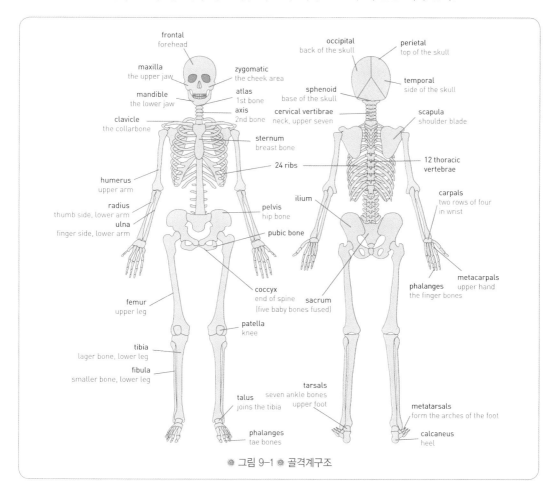

● 그림 9-1 ● 골격계구조

## 2.해부학적 용어

• bone 뼈,골

| | |
|---|---|
| 몸통뼈대 | 80개 |
| 두개골 | 28개 |
| 설골 | 1개 |
| 늑골 | 24개 |
| 흉골 | 1개 |
| 척추골 | 26개 |
| 팔다리뼈대 | 126개 |
| 팔이음뼈 | 4개 |
| 자유팔뼈 | 60개 |
| 다리이음뼈 | 2개 |
| 자유다리뼈 | 60개 |
| 총 | 206개 |

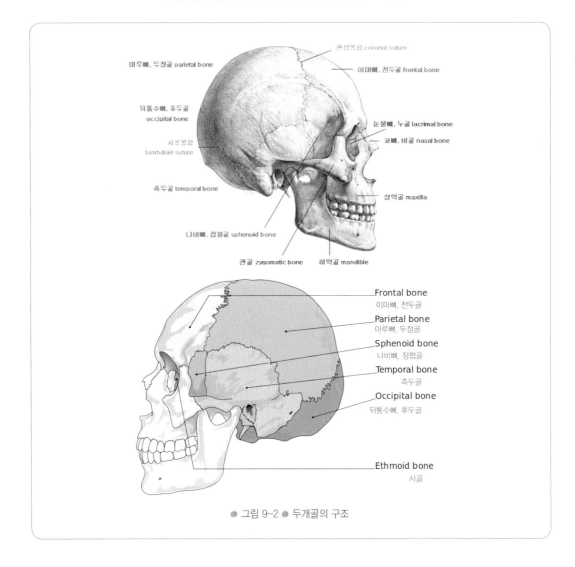

◉ 그림 9-2 ◉ 두개골의 구조

## 1) 두개골, 안면골

22개로 구성되어있다. 하악골을 제외한 모든 뼈는 결합조직이나 연골로 연결되어 움직일 수 없으며, 뇌와 감각기관을 싸서 보호한다.

• frontal bone 이마뼈, 전두골

• parietal bone 마루뼈, 두정골

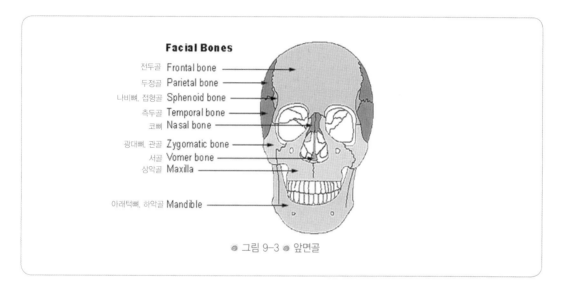

◎ 그림 9-3 ◎ 앞면골

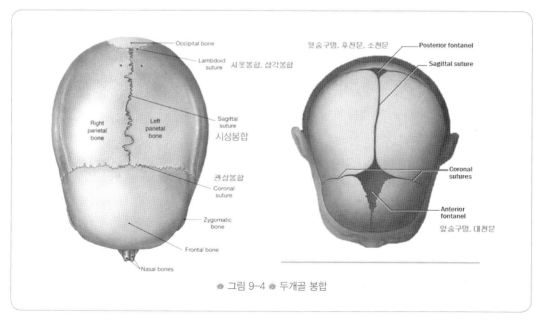

◎ 그림 9-4 ◎ 두개골 봉합

- temporal bone 관자뼈, 측두골

- occipital bone 뒤통수뼈, 후두골

- sphenoid bone 나비뼈, 접형골

- ethmoid bone 벌집뼈, 사골

- cranial suture 머리봉합
  머리의 각종 뼈 사이를 봉합한다.
  - sagital suture 시상봉합
    두정골과 두정골 사이의 접합선이다.
  - coronal suture 관상봉합
    두정골과 전두골 사이의 접합선이다.
  - lambdoid suture 시옷봉합, 삼각봉합
    두정골과 후두골 사이의 접합선이다.
  - squamous suture 비늘봉합, 인상봉합
    두정골과 측두골 사이의 접합선이다.

- fontanelle 숫구멍, 천문
  신생아의 두개관을 구성하는 굳기전의 부드러운 막이다.
  - anterior fontanelle 대천문
    전두골과 두정골이 만나는 곳, 생후 1.5~2년 사이에 폐쇄한다.
  - posterior fontanelle 신천문
    후두골과 두정골 사이에 있는 천문, 생후 3개월~1년에 닫힌다.

- maxillary bone 위턱뼈, 상악골
  위턱을 형성하는 좌우 한 쌍의 뼈이다.

- mandibular bone 아래턱뼈, 하악골
  아래턱을 형성하는 말굽 모양의 뼈로서 얼굴의 최대, 최강의 뼈이다.

- zygomatic bone 광대뼈, 관골
  얼굴 볼 부분의 돌출을 만드는 뼈, 눈확의 아래 바깥쪽에 위치한다.

- nasal bone 코뼈, 비골
  한 쌍의 작고 팽팽한 직사각형 모양의 뼈, 정중선에서 만나 콧대를 형성한다.

- lacrimal bone 눈물뼈, 누골
  눈구멍안에 있는 작은 뼈이다.

- palatine bone 입천장뼈, 구개골
  단단입천장에 있는 한 쌍의 L자모양의 뼈로 위턱뼈와 나비뼈 사이에 있다.

- vomer 보습뼈, 서골
  코중격의 일부를 이루는 짝이 없는 뼈이다.

## 2) 척추

- cervical vertebra 목뼈, 경추골
  척추뼈 중에서 목 부분을 이루는 뼈 부분 7개의 척추뼈로 구성하고 있다.

- thoracic vertebra 등뼈, 흉추골
  가슴에있는 12척추뼈 (T1-12), 가슴우리의 뒤 벽부분을 형성한다.

- lumbar vertebra 허리뼈, 요추골
  허리부위의 다섯척추뼈(L1-5), 등뼈와 엉치뼈 사이에 있다.

- sacrum 엉치뼈, 천골
  골반을 구성하는 뼈, 다섯개의 엉치뼈가 융합해서 된 것으로 척추를 구성하는 척추뼈 중에서 가장 크다.

- coccyx 꼬리뼈, 미골
  엉치뼈 아래 달려있는 부분이다.

- intervertebral disk 척추사이원판, 추간원판
  척주의 척추뼈 사이에 있는 조직, 척추의 굽힘 · 폄 운동이나 척추를 중심으로 하는 몸의 지지에 중요한 역할을 한다.

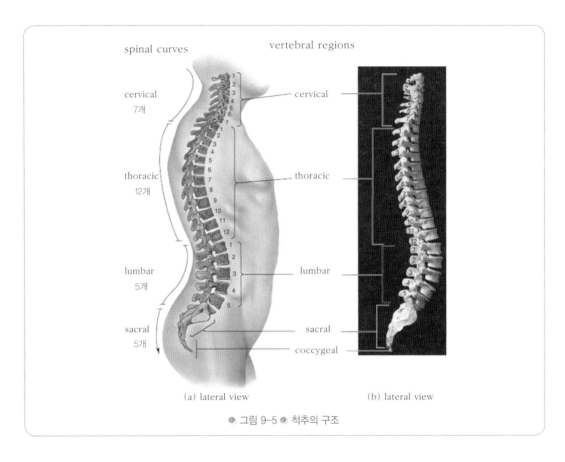

(a) lateral view          (b) lateral view

◉ 그림 9-5 ◉ 척추의 구조

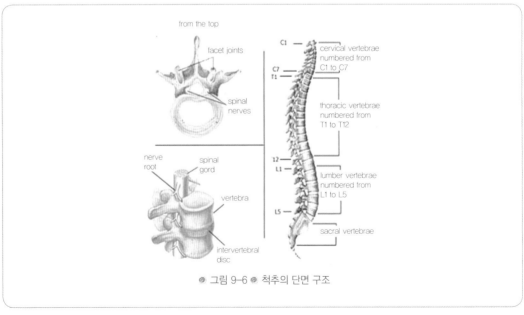

◉ 그림 9-6 ◉ 척추의 단면 구조

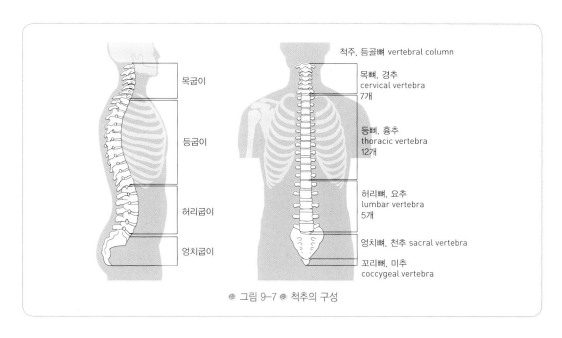

◎ 그림 9-7 ◎ 척추의 구성

## 3) 가슴뼈

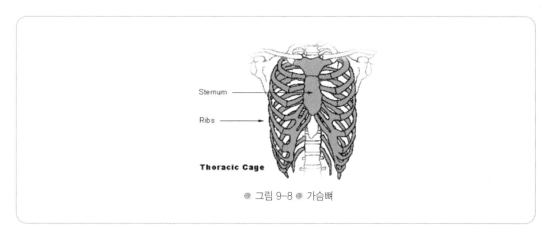

◎ 그림 9-8 ◎ 가슴뼈

- sternum 복장뼈, 흉골

  가슴 양쪽 한가운데 위치한 세로로 길쭉하고 납작한 뼈, 갈비연골을 통하여 갈비뼈와 연결되어
  가슴우리 전면을 구성, 허파,심장 및 중요혈관을 보호한다.

- clavicle 빗장뼈, 쇄골

  복장뼈와 어깨뼈의 봉우리를 연결하는 좌우 한 쌍의 뼈이다.

- scapula 어깨뼈, 견갑골

  두 팔이 몸통에 연결되는 골격의 일부를 이루는 뼈이다.

- costal bone = Ribs 갈비뼈, 늑골
흉추에서 몸통 배 쪽의 정중선쪽으로 뻗은 12쌍의 굽은 뼈 중 하나이다.
  - true ribs 참갈비뼈, 진성늑골
  늑연골에 의해 복장뼈에 부착된 윗 7개의 갈비뼈이다.
  - false ribs 거짓 갈비뼈, 가성늑골
  복장뼈에 부착되지 않은 하부의 5개의 갈비뼈이다.
  - floating ribs 뜬갈비뼈, 부유늑골
  복측에 부착되지 않은 하부 2개의 갈비뼈이다.
  - costal cartilage 갈비연골, 늑연골
  유리모양의 연골이다.

## 4) 팔뼈, 상지골

- clavicle 빗장뼈, 쇄골
팔을 몸통에 직접 연결하며 어깨를 지지하고 팔을 옆으로 움직이게 작용한다.

- scapula 어깨뼈, 견갑골
가슴우리의 뒷면에 좌우대칭으로 갈비뼈에 걸쳐있고 넓적한 삼각형모양이다.

- humerus 위팔뼈, 상박골, 상완골
위팔을 이루는 어깨에서 팔꿈치까지 이어지는 긴 뼈이다.

- radius 노뼈, 요골
아래팔의 바깥쪽에 있는 뼈로서 위로는 위팔뼈에, 아래로는 손목뼈에 닿으며 엄지 손가락으로 이어진다.

- ulna 자뼈, 척골
요골보다 좀 더 길며 상완골과 팔꿈치 관절을 이룬다.

- carpal bone 손목뼈, 수근골
손목을 구성하는 여덟개 (노뼈와 자뼈의 끝을 포함할 경우에는 10개)의 짧은뼈를 뜻하는 총칭이다.

- metacarpal bone 손바닥뼈, 중수골
손목과 손가락사이의 부분에 있다.

- phalanx 손가락뼈, 지절골
손, 발가락 뼈이다.

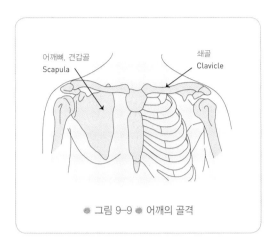

● 그림 9-9 ● 어깨의 골격

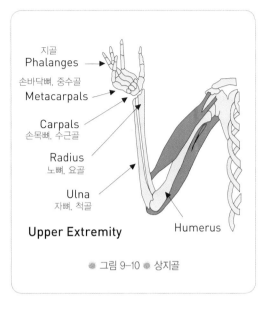

● 그림 9-10 ● 상지골

## 5) 골반

- pelvis 골반
  - 전방
    - 좌우의 볼기뼈, 관골(hip bone)
    - 엉덩뼈(ilium 장골)
    - Ileum 회장
    - 궁둥뼈(ischium 좌골)
    - 두덩뼈(pubis 치골)의 융합
  - 후방
    - 엉치뼈(sacrum 천골)
    - 꼬리뼈(coccyx 미골)

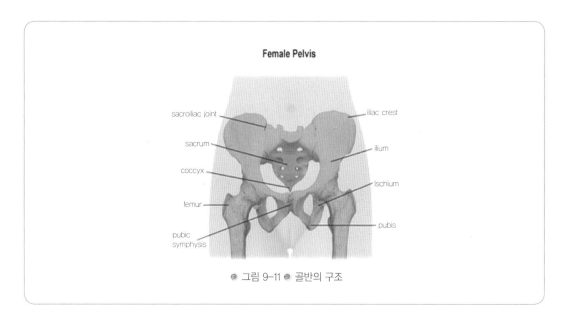

● 그림 9-11 ● 골반의 구조

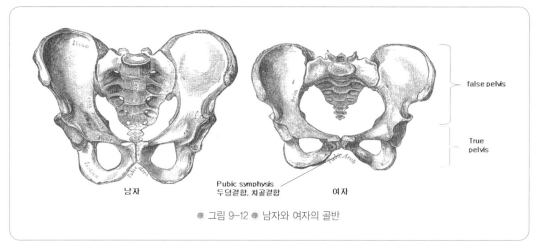

● 그림 9-12 ● 남자와 여자의 골반

## 6) 다리뼈, 하지골

- **femur 넙다리뼈, 대퇴골**
  골반이하 엉덩관절부터 무릎관절 사이를 이어주는 긴 뼈, 우리 몸에서 가장 길고 큰 뼈이다.

- **patella 무릎뼈, 슬개골**
  무릎관절의 앞쪽에 따로 떨어져 존재하는 조그만 뼈이다.

- **tibia 정강뼈, 하퇴골, 경골**
  종아리의 앞 안쪽에 있는 뼈로 우리 몸에서 넙다리뼈에 이어 둘째로 길다.

• fibula 종아리뼈, 비골

무릎아래 마디의 바깥쪽에 있는뼈로 발목관절을 강화하는데 도움을 준다.

• tarsal bone 발목뼈, 족근골

발목을 이루고 있는 7개의 뼈이다.

• metatarsal bone 발허리뼈, 중족골

발의 뼈를 이루는 5개의 뼈이다.

• phalangeal bone 발가락뼈, 지절골

발가락 뼈이다.

• calcaneus 발꿈치뼈

발목뼈 가운데 가장크며 목발뼈를 통해 몸무게를 바닥으로 전달한다.

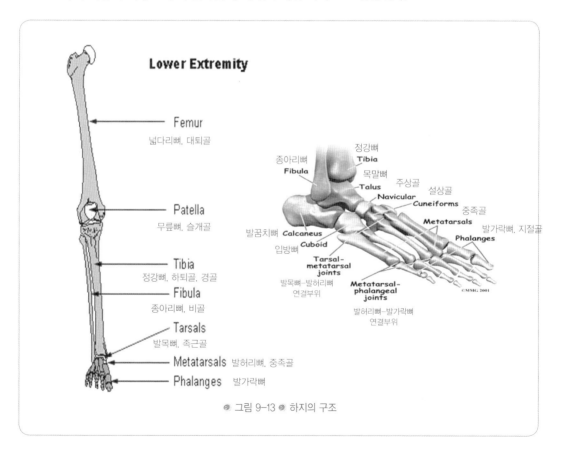

◎ 그림 9-13 ◎ 하지의 구조

### 7) joint 관절

두개 이상의 뼈가 서로 이어져 있는 곳이다. 관절의 종류는 마주 대하는 두 뼈 사이에 어떤 조직이 들어있느냐에 따라 나뉘어진다.

- 섬유관절 fibrous joint
- 연골관절 cartilogimnous joint
- 윤활관절 synovial joint

뼈의 관절면은 관절연골로 덮여있으며 주위는 관절주머니에 둘러싸여있다. 관절주머니 안쪽에 윤활막이고 관절강에 활액을 분비한다.

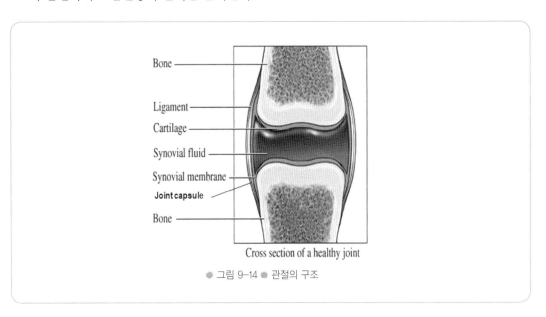

● 그림 9-14 ● 관절의 구조

- ■ 유형
  - 섬유관절(섬유로 된 결합조직, 부동관절) : 운동성이 없다.

    인대결합(syndesmosis)

    봉합(suture)
  - 연골관절(연골) : 물렁뼈 관절이다.
  - 윤활관절(synovial joint 활막성 관절, 가장 자유롭게 운동이 일어나는 관절) : 뼈끝이 닿는 면에서 연골과 활액의 작용으로 마찰과 충격을 방지한다.

- ball and socket joint 절구관절 : 오목관절로 회전운동을 한다.
- ellipsoid joint 타원관절 : 둥근 곡면을 갖는 관절이다. 두 방향으로 움직이나 회전은 안 된다.

- saddle joint 안장관절 : 말안장을 포개놓은 듯한 모양의 관절이다. 굽힘, 폄, 벌림은 가능하고, 돌림이 안 된다.
- hinge joint 경첩관절 : 활액관절의 한 유형, 한쪽 방향으로만 굴곡 운동, 손가락, 팔꿈치 관절
- pivot joint중쇠관절: 한쪽은 고리, 다른 면은 고리 속으로 돌기같이 솟아 하나의 축을 중심으로 고리 속에서 돌기가 회전하는 관절이다. 몸쪽 노자관절 등
- plan joint 평면관절 : 상대하는 면이 편평 혹은 약간 오목한 면으로 되어있다.

- joint capsule 관절주머니
  두 뼈 사이의 간격을 관절강이라 한다. 관절강은 윤활막으로 덮여있으며 윤활막은 밖에서 질긴 섬유막으로 덮여있다. 이 섬유막을 관절주머니라 한다.

- bursa 윤활낭, 윤활주머니
  마찰이 작용하는 곳에 존재한다. 마찰력 감소와 완충작용을 하는 액체를 담고 있는 물주머니 모양의 구조물이다.

- synovial membrane 윤활막, 활막
  관절강을 둘러싸고 있는 안쪽 막이다.

- synovial cavity 윤활액공간, 활액강
  윤활막관절사이에 있는 뼈사이의 공간이다.

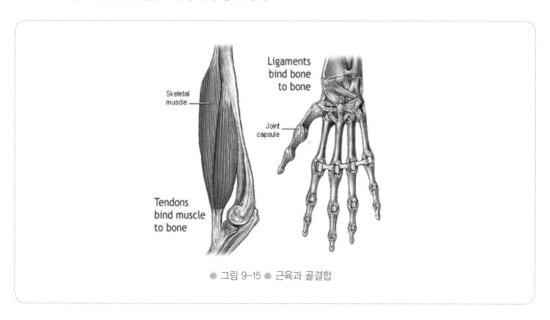

❀ 그림 9-15 ❀ 근육과 골결합

- synovial fluid 윤활액
  윤활액 공간 안에 있는 점액이다.

- ligament 인대
  뼈를 서로 연결하는 결합조직으로 탄력섬유가 촘촘히 분포되어있다. 관절 등에 운동을 안전하게 하거나 제한하는 강한 섬유성 조직이다.

- meniscus 반달, 반달연골
  관절에서 발견되는 섬유연골 판이다.

- tendon 힘줄, 건
  근육끝에 달려 근육을 뼈에 연결하는 줄 모양의 강인하고 치밀한 결합조직으로 백색의 특이한 광택이 있는 힘줄조직이다.

- aponeurosis 널힘줄, 건막
  막처럼 얇고 넓은 힘줄이며 사람 몸 여러 곳에 있다.

- fascia 근막
  근육을 싸는 결합조직으로 된 막이다.

(8) cartilage 연골

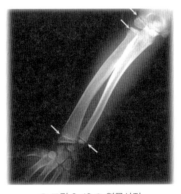

◎ 그림 9-16 ◎ 연골사진

약간 딱딱하고 휘는 성질을 가진 조직으로 대표적으로 귀, 코 등을 이룬다. 관절에 존재하여 충격을 완충하는 역할을 하며 어린이에게는 뼈의 말단에 존재하며, 뼈를 생성하여 뼈를 자라게 하는 역할을 한다.

■특성별 분류

  - hyaline cartilage 유리연골 : 가장 흔함, 관절연골, 늑연골, 코연골 등이 있다.

  - elastic cartilage탄성연골 : 귓바퀴연골, 후두개이다.

  - fibrous cartilage 섬유연골 : 전형적 연골세포로 형성된 연골, 두덩결합, 추간판이 있다.

  - synchondrosis 연골결합 : 일시적 연골성 관절로 성인이 되기 전 뼈로 변한다.

  - symphysis 섬유연골결합 : 상대하는 뼈의 표면이 섬유로서 연골판으로 군게 결합된 연골성 관절, 추간판, 치골결합이 있다.

  - epiphyseal cartilage 뼈끝연골, 골단연골 : 성장기에 골단과 골간 사이에 끼어있는 연골이다. 골단연골의 성장으로 뼈의 길이가 커진다.

## 9) muscle 근육

뼈에 부착되거나 혈관과 내장에 부착되어있다.

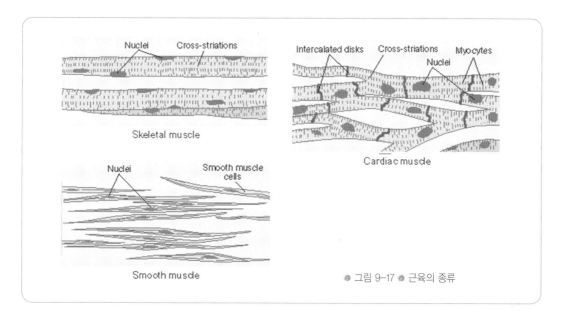

◉ 그림 9-17 ◉ 근육의 종류

■종류

  — skeletal muscle, striated muscle 뼈대근(골격근, 횡문근, 가로무늬근)

  뼈의 근육섬유로 이루어지며, 수의근(voluntary muscle)이 수축하면서 운동하는 기능으로 자세 유지, 열 생산 기능, 근 부착부위 등이 있다.

  이는 곳(origin), 닿는 곳(insertion).

  — entrails muscle, visceral muscle 내장근(평활근, 민무늬근)

  내장, 혈관벽 형성, 불수의근

- heart muscle, heart muscle 심근
뼈대근으로 이루어짐, 불수의근

- striated muscle 횡문근, 가로무늬근
표면에 가로줄 무늬가 보이는 근육으로 뜻대로 움직일 수 있다(수의근). 대부분은 골격근(표정근, 혀나 후두근육도 포함)이다.

- smooth muscle 평활근, 민무늬근
가로무늬가 없는 근으로 심장근 이외의 모든 내장근, 내장 장기벽에 분포한다. 소화관, 요관 등 관모양의 구조는 꿈틀 운동을 일으켜 내용물이 밑으로 내려가게 한다.

- voluntary muscle 수의근, 맘대로근
의지의 힘으로 움직일 수 있는 근이다.

- involuntary muscle 불수의근, 제대근
의지와 관계없이 자율적으로 움직이는 근육으로 대부분 평활근, 내장근 대부분과 심장근이 자율신경의 불수의적 지배로 활동이 제어된다.

## 3.증상 용어

### 1) 뼈

- coccygodynia 꼬리뼈통
미추와 그 주변의 통증이다.

- lumbago, low back pain, 허리통증
허리와 엉덩이가 아픈 증상으로 척추질환, 외상, 추간판이상, 임신, 부인과질환, 비뇨기계 질환, 신경, 근육질환 등이 원인이다.

- ostealgia, osteodynia 뼈통
뼈의 비정상적 상태와 관련된 통증이다.

- osteopathy 뼈병증, 골병증, 정골의학
뼈 조직에 일어나는 병적 상태의 통칭이다.

- osteorrhagia 뼈출혈
뼈에서의 출혈이다.

- crepitation 비빔소리, 염발음

  머리카락을 손가락 사이에 끼우고 비빌 때 나는 소리, 소금을 불에 넣을 때 나는 소리와 비슷하다. 부러진 뼈가 마주치면서 나는 소리이다.

- supernumerary bone 과잉뼈

  정상보다 많이 생긴 뼈이다. 척추의 목 늑골, 과다한 손, 발가락 등이 있다.

- phantom limb pain 헛팔다리 통증, 환지통

  사지 절단 후 없어진 부위가 남아있는 듯한 착각에서 통증을 느낀다.

- callus 굳은살, 애벌뼈

  뼈가 부러졌을 때 뼈의 결손부에 메워지는 새로 생긴 불완전한 뼈조직이다.

- delayed union 지연결합, 지연유합

  골절이 일반 치유속도보다 느린 경우를 말한다.

- Nonunion 불유합, 유합결여

  골절된 골편이 서로 붙지 않는 경우를 말한다.

- malunion 부정유합, 불량유합, 틀린붙음

  골절 골편의 부정위 유합된것을 말한다.

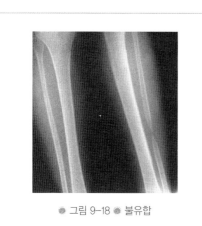

◈ 그림 9-18 ◈ 불유합

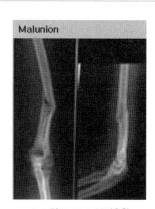

◈ 그림 9-19 ◈ 부정유합

## 2) 관절

- arthralgia 관절통
  관절때문에 나타나는 통증으로 뼈마디가 쑤시는 것처럼 아프다.

- arthroclisis, ankylosis 관절굳음증, 관절강직
  관절이 굳어서 운동을 할 수 없다. 관절염, 관절외상, 오랜 고정상태 등이 원인이다.

- arthrogryposis 관절굽음증 관절만곡증
  주로 선천적으로 관절이 굽어지는 것이다.

- arthrochalasis 관절이완증 그림 9-20
  관절지지조직이 늘어나 이상하게 큰 관절가동성을 나타내는 것을 말한다. 마르팡 증후군이나 엘러스란로스증후군 등, 선천성질환에 의한 것이 많으며 척수성 소아마비나 말초신경마비 등, 후천성 이완성마비에 따른 것도 있다.

- hemarthrosis 혈관절증
  관절 혹은 윤활막 공간 내 피가 고이는 것으로 출혈 경향이 있는 환자, 특히 혈우병 환자에게서 나타난다. 그림 9-21

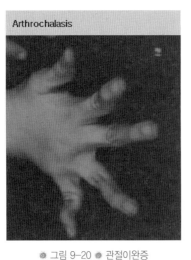
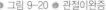

◉ 그림 9-20 ◉ 관절이완증

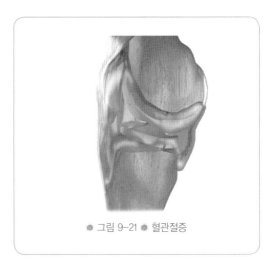

◉ 그림 9-21 ◉ 혈관절증

- hydrarthrosis 물관절증, 관절수종
  관절강 내 관절액, 삼출액이 고여 있는 상태이다.

- tophus 통풍결절
  통풍(gout)* 환자의 관절 주변조직에서 볼 수 있는 요산염의 석회모양 침착물로서 엄지손가락, 코, 귓바퀴 등의 연골에 잘 생긴다. 그림 9-23

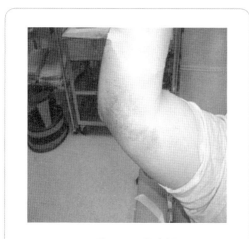

◎ 그림 9-22 ◎ 물관절증

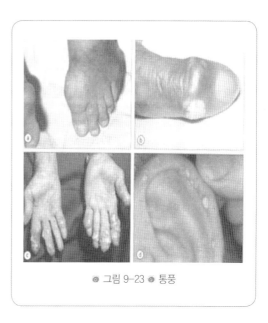

◎ 그림 9-23 ◎ 통풍

■ *통풍(gout)
 팔다리관절에 심한 열증이 되풀이 되어 생기는 유전성 요산 대사이상

- sprain 삠, 염좌
  관절 손상의 일종으로 갑작스러운 충격이나 운동으로 관절낭, 근막, 지지 인대의 일부가 손상되지만 관절 자체는 정상위치이고, 인대의 연속성은 유지되는 상태로서 무릎관절, 발목관절처럼 일정방향으로만 움직이는 관절에 일어나기 쉽다.

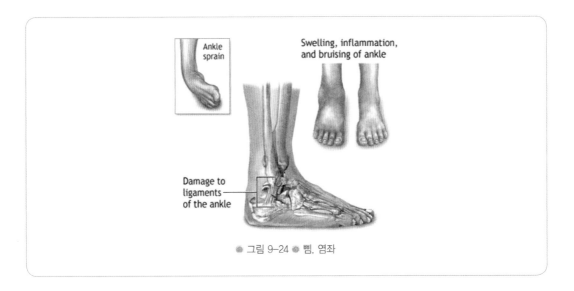

● 그림 9-24 ● 삠, 염좌

• arthrolith 관절결석, 관절돌
관절강 속에 생긴 돌을말한다.

• dislocation 어긋남, 탈구
관절을 구성하는 뼈마디, 연골, 인대 등의 조직이 정상적인 생리적 위치에서 이동하여 정상범위를
벗어나 위치가 바뀌는 것이다.

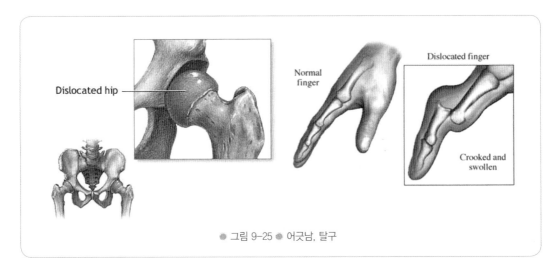

● 그림 9-25 ● 어긋남, 탈구

• subluxation 불완전 탈구
불완전한 탈구 또는 전이 근육이 된것을 말한다.

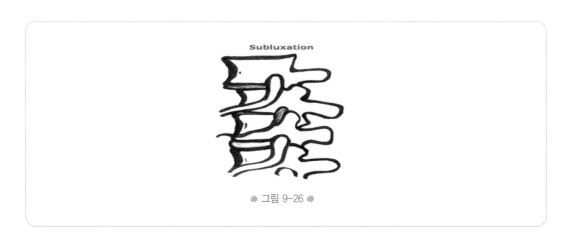

● 그림 9-26 ●

## (3) 근육

- myalgia, myodynia 근육통

  근육의 통증, 어깨나 등과 같은 비교적 큰 근육에 많다.

- strain 긴장, 좌상(cf. sprain)

  근육이 과도하게 신장되거나 과로하게 되는 상태이다. 그림 9-27

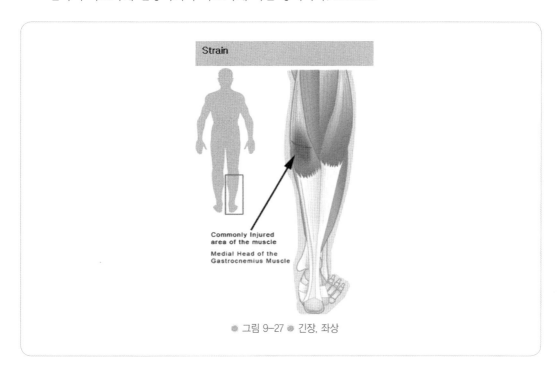

● 그림 9-27 ● 긴장, 좌상

- hyperkinesia 운동과다증

  운동기능 또는 운동량이 비정상적으로 항진된 상태이다.

- spasm 경련, 연축, 긴장성 경련

  근육이 불수의적으로 갑작스럽게 수축하여 동통과 기능장애 수반한다. 그림 9-28

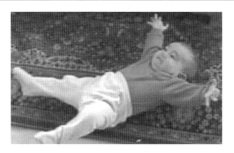

◎ 그림 9-28 ◎ 경련, 연축

- cramp 통증성 근육 경련, 쥐

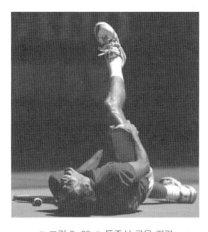

◎ 그림 9-29 ◎ 통증성 근육 경련

- rigidity 경축, 과다 굳음

  근육이 뻣뻣하여(stiffness) 구부리지 못할 정도의 상태이다.

- tremor 진전, 떨림

  자신의 의사와는 상관없이 근육집단이 규칙적으로 움직이는 것이다. 그림 9-30

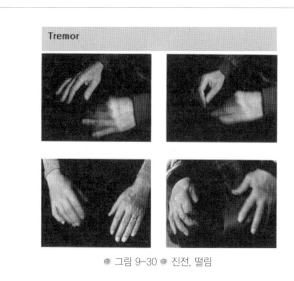

◉ 그림 9-30 ◉ 진전, 떨림

- myasthenia 근무력증

  근육의 신경장애로 근육이 쇠약해지는 질환으로 신경으로부터 근세포로의 신경흥분 전달이 잘 안된다. 원인은 밝혀지지 않았으나, 흉선의 분비과다와 관계가 있기도 있다.

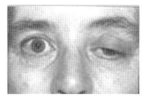

◉ 그림 9-31 ◉ 근무력증

- hypotonia 저긴장

  골격근의 긴장 감퇴, 수동 신전에 대한 근육의 저항이 감소된 상태이다. 그림 9-32

- myotonia 근육긴장저하

  근육이완력 감소를 동반한 근육의 자극성 및 수축성을 증가시킨다.

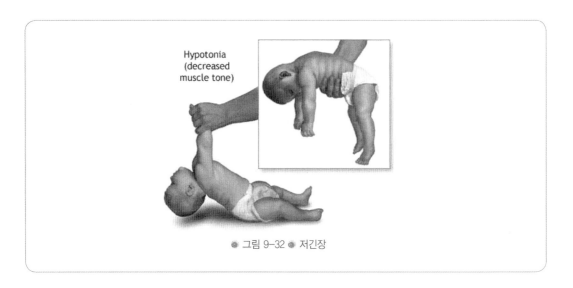

◉ 그림 9-32 ◉ 저긴장

• claudication 절뚝거림, 파행

    절뚝거리며 걷는다. 통증이 나타나며 걸음을 더 이상 걷기 어려운 상태가 된다.

• contracture 구축, 오그라듦

    근조직이 섬유조직으로 대체되면서 근육의 신축성이 상실되어 가동제한 및 변형이 나타난다.

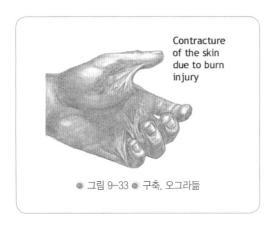

◉ 그림 9-33 ◉ 구축, 오그라듦

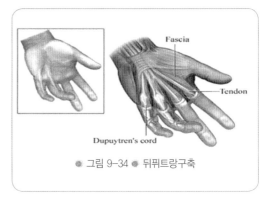

◉ 그림 9-34 ◉ 뒤퓌트랑구축

• Dupuytren's contracture 뒤퓌트랑구축

    손바닥(발바닥 포함)의 단축, 비후, 섬유증으로 손가락의 굴곡기형이 나타난다. 그림 9-34

• Volkmann's contracture 볼크만 연축, 허혈성 연축

    근육의 혈류장애로 근조직이 섬유성 반흔 조직으로 대치되어 근육의 신축성이 상실되면서 관절의 가동제한 및 변형을 일으킨 상태이다.

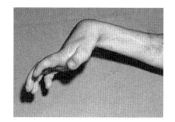

● 그림 9-35 ● 볼크만 연축

• hypotonia 근긴장저하

골격근의 긴장이 감퇴되며, 수동적 신전에 대한 근육의 저항이 감소되어 있는 상태이다.

## 4.진단 용어

### 1) 뼈

주로 일반병균, 곰팡이균, 결핵균, 매독균, 바이러스 등에 의한 감염으로 발생

• osteitis 뼈염,골염

골수공간을 침습하는 뼈의 염증, 뼈의 종창, 압통, 둔통, 작열통을 특징으로 한다.

• osteomyelitis 뼈속질염, 골수염

혈류, 세균 감염에 의해 골수에 생기는 염증, 뼈가 쑤시고 아프며 붓고 열이난다.

• periostitis 뼈막염, 골막염

화농균의 감염이나 매독, 유행성 감기, 타박상에 의해 뼈조직이 곪거나 파괴

• Pott's disease 포트병, 척추결핵

결핵균이 원발 병변에서 혈행성 전파되어 척추에서 발생(척추와 주위조직을 치즈처럼 연화, 고름, 악취)

• spondylitis 척추염

감염성(결핵성 척추염, 화농성 척추염), 비감염성(강직성 척추염-만성관절류마티스)

• ankylosing spondylitis 강직성 척추염

척추가 하나의 막대기처럼 굳어진다.

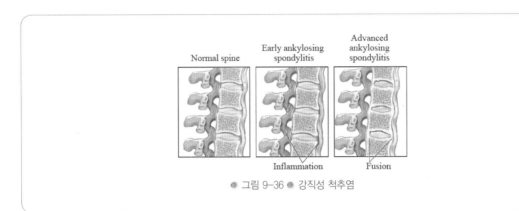

◉ 그림 9-36 ◉ 강직성 척추염

- paget's disease, Osteitis deformans 파제트병, 변형성 뼈염

  변형성 골염으로 중년기 이후 남자에게 나타난다. 뼈파괴와 뼈증식이 같은 장소에서 계속해서
  일어나 뼈의 변형을 초래하며 변형된 뼈의 부피가 증가한다. 그림 9-37

- osteomalacia 뼈연화증, 골연화증

  성인에서 성장이 끝난 후 뼈의 무기질화가 안 되어오는 병적 상태이다.

- osteoporosis 뼈엉성증, 골다공증

  뼈의 화학적 조성에 변화가 없는 상태에서 뼈의 전체 양이 병적으로 감소된 상태이다.

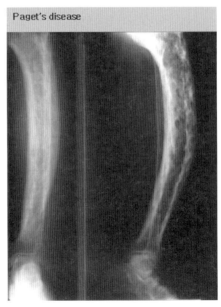

◉ 그림 9-37 ◉ 파제트병

• scurvy 괴혈병

비타민 C의 결핍으로 발생하며 출혈과 뼈의 변형이 서서히 나타난다. 그림 9-38

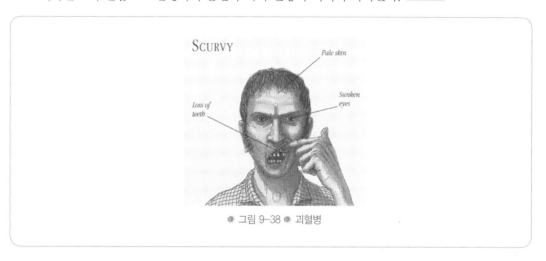

◉ 그림 9-38 ◉ 괴혈병

• rickets 구루병

골기질 형성에 비해 무기질 침착이 안되어 발생하는 병으로 비타민 D 결핍으로 인해 발생한다. 어릴 때 성장판과 뼈에 이상이 오는 것으로 보행의 시작이 늦고, 사지의 변형(외반슬, 내반슬), 난장이증도 발생한다.

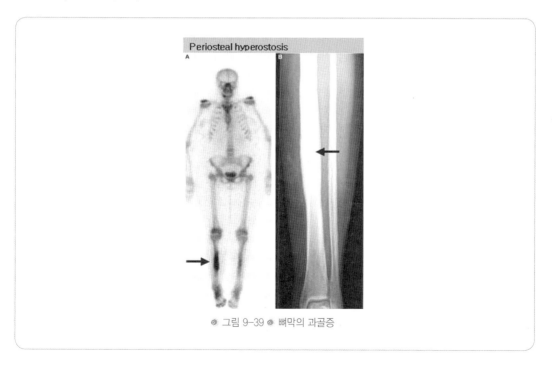

◉ 그림 9-39 ◉ 뼈막의 과골증

- osteoma 뼈종, 골종
  뼈조직으로 구성된 양성종양이다.

- exostosis 뼈돌출(증), 외골증, 뼈연골종
  장골의 끝부분에 생기는 가장 흔한 양성 뼈종양이다.

- osteosarcoma = osteogenic sarcoma 골육종, 뼈육종
  미분화 간엽세포와 비전형적 풋뼈 형성을 특징으로 하는 악성종양이다. 원발성 10-20대, 속발성인 경우 고령자에게서 자주 나타나고, 조직학적으로 세포 주성분에 따라 나뉜다. 그림 9-40

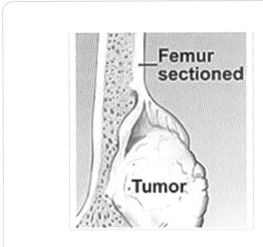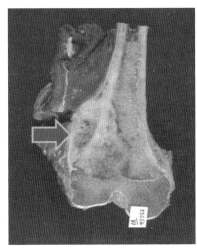

● 그림 9-40 ● 골육종

- chondrosarcoma 연골육종
  연골을 만드는 뼈에서 발생하여 서서히 자라서 늦게 전이하는 악성 연골 종양으로 골육종 다음으로 호발하고 넙다리뼈, 정강뼈, 위팔뼈, 골반뼈, 갈비뼈에 호발한다. 증상이 심하지 않아 늦게 발견 되는 경향이 있다. 그림 9-41

- Ewing's sarcoma 유잉육종 = ewing's tumor
  20세 이전에 발생하고, 남자가 여자보다 2배 많이 발생한다. 어깨띠를 포함한 사지뼈 침범, 주로 골간단에서 발병한다. 그림 9-42

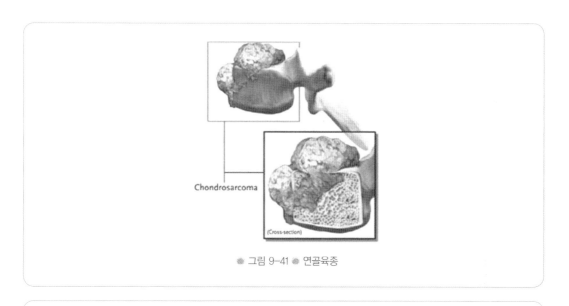

● 그림 9-41 ● 연골육종

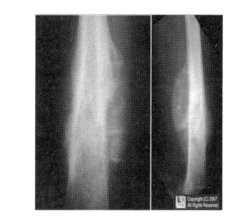

● 그림 9-42 ● 유잉육종

- chordoma 척삭종

  태아척삭(fetal notochord)의 잔유조직에서 발생하는 악성 종양으로 척추에 호발한다.

- multiple myeloma 다발성 골수종

  혈구세포를 만드는 골수에서 발생하여 뼈를 침범하며 척추에 가장 많이 발생하고 골반, 갈비뼈, 복장뼈, 머리뼈, 넙다리뼈에 발생한다. 그림 9-43

- fibrosarcoma 섬유육종

  섬유소로부터 발생하는 원발성 악성 뼈종양이다.

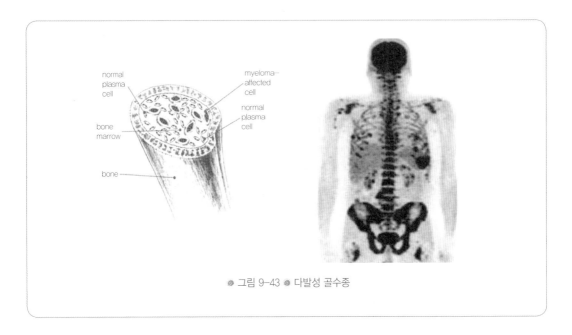

◉ 그림 9-43 ◉ 다발성 골수종

- metastatic carcinoma 전이된 뼈암

  뼈 전이를 잘 일으키는 원발암은 유방, 전립샘, 폐, 신장, 갑상샘, 간, 방광 등으로 다발성 침범한다.

  ■ 구분
    - 외상성 골절(traumatic fracture) : 큰 외력이 일시에 가해진 경우를 말한다.
    - 지속 골절, 피로골절 : 만성적인 가압에 의한 경우를
    - 병적 골절 : 질병으로 조직이 침범되어 생기는 경우
  ■ 폐쇄 vs. 개방골절
    - 폐쇄골절(closed fracture) : 피부가 터지지 않은 골절
    - 개방골절(open fracture) : 골절부의 피부 또는 점막이 손상되어 외부와 통하는 골절
  ■ 단순 vs. 복합골절
    - 단순골절(simple fracture) : 피부에 개방성 외상이 없는 골절
    - 복합골절(compound fracture) : 뼈가 부러져 외상이 있는 상태

- pathologic fracture 병적 골절

  뼈의 질병으로 골절이 일어나는 것이다.

  골종양, 골연화증, 골수염, 골엉성증 등이 있다.

- Colles' fracture 콜리스골절, 노뼈(radius)하단의 골절

  손목관절 2.5cm 이내의 노뼈(요골) 아래 끝 골절로 등쪽과 바깥쪽으로 손이 돈다.

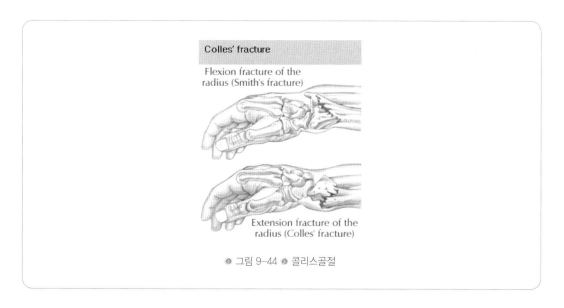

◎ 그림 9-44 ◎ 콜리스골절

- Smith's fracture 스미스골절

  노뼈(요골) 아래끝 골절로 골절된 끝이 전방으로 전위된 모습(역콜리스골절)

- Pott's fracture 포트골절

  종아리뼈(fibula, 비골) 하단의 골절이다. 그림 9-45

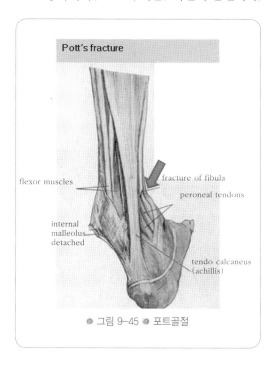

◎ 그림 9-45 ◎ 포트골절

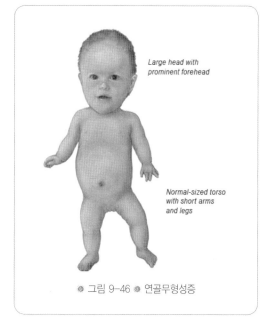

◎ 그림 9-46 ◎ 연골무형성증

- achondroplasia 연골무형성증

  성장판 발육이상으로 발생한다. 가장 흔한 뼈의 선천이상, 난쟁이증(dwarfism)의 가장 흔한 원인이다. 그림 9-46

- congenital coxa vara 안굽이 엉덩관절(선천성 내반고)

  대퇴골두와 대퇴골 사이 각도가 120도 이하로 되는 상태이다.

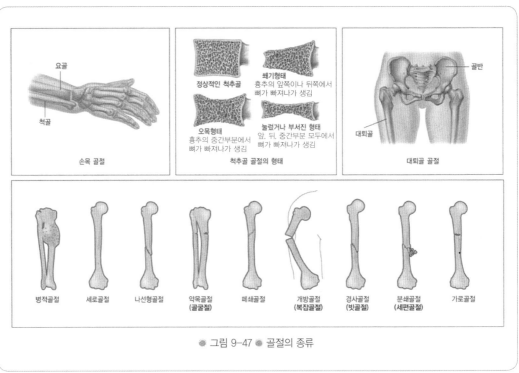

요골
척골
손목 골절

정상적인 척추골

쐐기형태
흉추의 앞쪽이나 뒤쪽에서
뼈가 빠져나가 생김

오목형태
흉추의 중간부분에서
뼈가 빠져나가 생김

눌렸거나 부서진 형태
앞, 뒤, 중간부분 모두에서
뼈가 빠져나가 생김

척추골 골절의 형태

골반
대퇴골
대퇴골 골절

병적골절　세로골절　나선형골절　악목골절
(골굴절)　폐쇄골절　개방골절
(복잡골절)　경사골절
(빗골절)　분쇄골절
(세편골절)　가로골절

◉ 그림 9-47 ◉ 골절의 종류

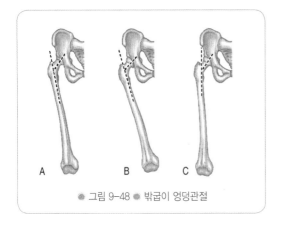

A　B　C

◉ 그림 9-48 ◉ 밖굽이 엉덩관절

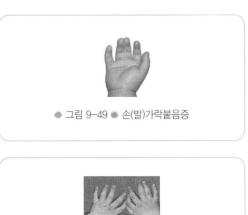

◉ 그림 9-49 ◉ 손(발)가락붙음증

◉ 그림 9-50 ◉ 손(발)가락과다증

- congenital coxa valga 밖굽이 엉덩관절(선천성 외반고)
  대퇴골두와 대퇴골 사이 각도가 120도 이상으로 되는 상태이다. 그림 9-48

- amelia 팔다리없음증, 사지결손증

- syndactyly 손(발)가락붙음증, 합지증
  손가락들이 오리발처럼 붙어 있는 것이다.

- polydactyly 손(발)가락과다증, 다지증
  손가락과 발가락의 수가 정상보다 많은 기형이다. 그림 9-50

- spina bifida, rachischisis 척추갈림증, 이분척추
  척추 이분증은 선천성 기형의 하나로 척주(spinal column)의 특정 뼈가 불완전하게 닫혀있어 척수의 부분이 외부에 노출되는 것이 특징이다.

- talipes 발의 선천성 변형 그림 9-51 그림 9-52
  - pes planus, flat foot 편평발
    발바닥의 내측 아치의 높이가 비정상적으로 낮아져 발바닥이 편평하게 변형된 발의 모양을 뜻한다.
  - talipes cavus, claw foot 오목발
    발가락이 중족골관절에서 과신전되고, 말단골관절에서 굴곡된 상태에 있는 고도로 구부러진 발이다.
  - hallux valgus 엄지발가락외반증, 무지외반증
    엄지 발가락이 새끼 발가락쪽으로 기울어져 통증을 유발하는 질환이다.
  - genu valgum 외반슬, 밖굽이무릎
    양쪽 무릎이 비정상적으로 접근되어 있어서 두 발목 사이의 간격이 넓어져 있는 기형이다.

| bone | root | inward | outward |
| --- | --- | --- | --- |
| hip bone | coxa | vara | valga |
| knee | genu | varum | valgum |
| club foot | talipes | varus | valgus |
| toe | hallux | varus | valgus |

- osteoporosis 골다공증, 뼈엉성증
  뼈의 치밀도 감소로 뼈가 약해져 비정상적으로 뼈안에 빈 공간이 생기는 것(뼈의 무기질, 단백질 감소로 인해 발생)이다.
  요통, 골절 등이 주증상, 폐경기 여자에게 호발한다. 그림 9-53

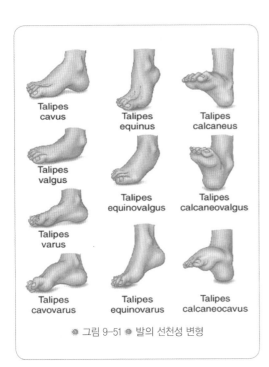

Talipes cavus

Talipes equinus

Talipes calcaneus

Talipes valgus

Talipes equinovalgus

Talipes calcaneovalgus

Talipes varus

Talipes cavovarus

Talipes equinovarus

Talipes calcaneocavus

◎ 그림 9-51 ◎ 발의 선천성 변형

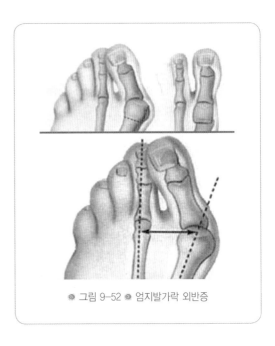

◎ 그림 9-52 ◎ 엄지발가락 외반증

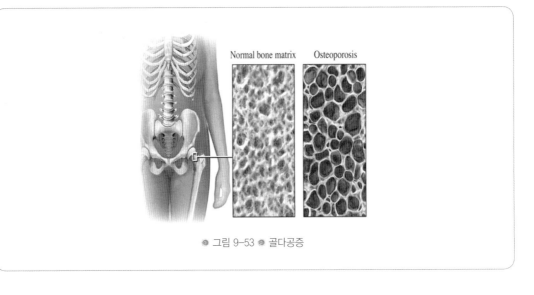

Normal bone matrix    Osteoporosis

◎ 그림 9-53 ◎ 골다공증

• osteochondrosis, osteochondritis, idiopathic avascular necrosis of epiphysis 뼈연골증, 뼈
끝의 특발성 무혈성 괴사

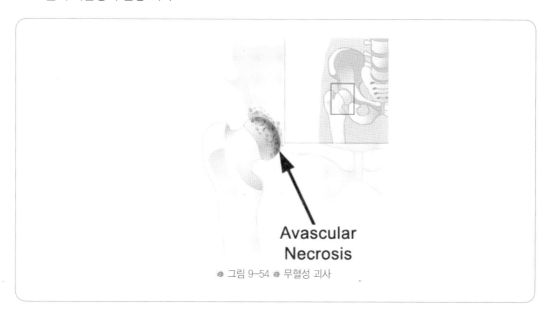

Avascular
Necrosis

◎ 그림 9-54 ◎ 무혈성 괴사

뼈끝에 무혈성 괴사가 생기는 질병이다. 성장기 남아에 호발하며 뼈 성장 이상 또는 미세하게 자
주 반복되는 외상에 의해 뼈끝에 혈액공급 부족으로 생긴다.

• scoliosis 척주옆굽음증, 척주측만증 그림 9-55
척추가 옆으로 굽어진 상태 또는 굽은상태이다.

• kyphosis, hunchback 척주뒤굽음증(흉부) 그림 9-56
옆에서 봐서 허리뼈의 굽음이 비정상적으로 돌출된 상태이다.

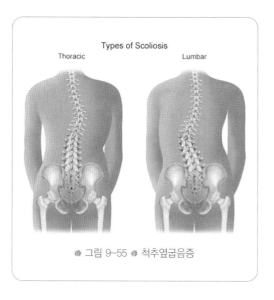

◎ 그림 9-55 ◎ 척추옆굽음증

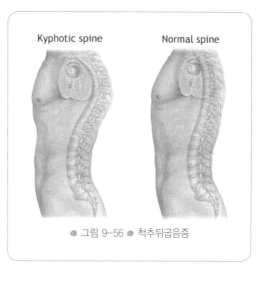

◎ 그림 9-56 ◎ 척추뒤굽음증

근골격계

- lordosis, hallowback 척추앞굽음증(요부)

  옆에서 봐서 허리 및 목척추가 앞으로 굽은 것이다.

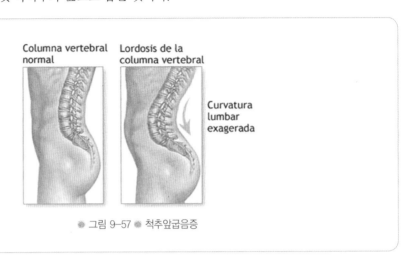

● 그림 9-57 ● 척추앞굽음증

- spondylolysis 척추분리증

  척추 앞뒤를 이어주는 곳에 금이 간 상태이다. 그림 9-58

- spinal stenosis 척추협착증, 척추관협착증 그림 9-59

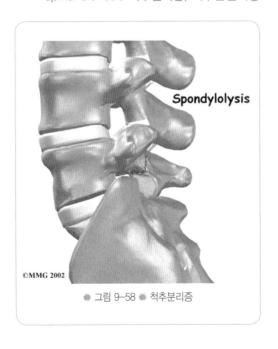

● 그림 9-58 ● 척추분리증

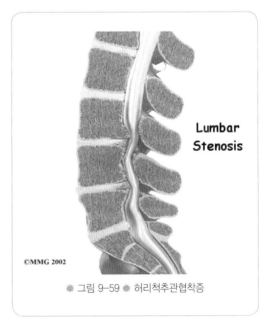

● 그림 9-59 ● 허리척추관협착증

## (2) 관절

- pyogenic arthritis 화농성 관절염

> 관절염은 원인에 따라 화농성, 결핵성, 매독성 등 감염성 관절염과 류마티스에 의한 것, 외상에 의한 것 등으로 나뉘며, 임상적으로는 급성 및 만성으로 구분

- rheumatoid arthritis 류마티스 관절염
원인 불명이나 자가면역 또는 바이러스성으로 여겨지는 만성관절질환으로 여러 관절 침범, 활액막, 관절구조의 염증성 변화와 뼈의 위축, 말기에는 뼈의 변형과 강직 발생한다.

- osteoarthritis 뼈관절염, 퇴행성 관절염(degenerative arthritis)
관절의 연골이 퇴화되고 뼈가 돌기처럼 성장하여 주변조직에 염증유발하며 비염증성 관절염이다.

- gouty 통풍
팔다리 관절에 심한 염증이 되풀이되어 생기는 유전성 요산대사이상으로 관절속이나 주위 조직에 요산염이 침착되어 발생한다.

- frozen shoulder 굳은어깨, 동결견, 오십견
어깨의 관절낭과 말초관절 연골사이의 유합성 염증, 어깨동통, 경직, 운동을 제한한다.

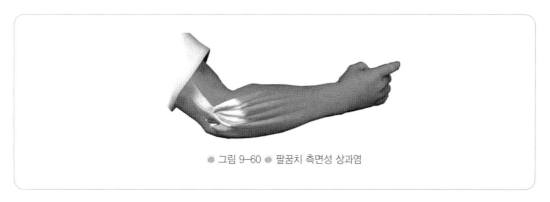

◈ 그림 9-60 ◈ 팔꿈치 측면성 상과염

- humeral lateral epicondylitis, tennis elbow 팔꿈치 측면성 상과염(외상과염)
주관절에 생기는 가장 흔한 퇴행성 건염으로 테니스나 골프 등을 할때 라켓이나 클럽으로 공을 때리는 순간 팔굽관절이 내반의 힘을 받아 총신근건의 기시부가 손상되는 것이다.

- carpal tunnel syndrome 팔목터널증후군
손목의 수장부에 위치한 인대, 뼈, 힘줄로 덮혀 터널을 형성하는 팔목터널의 내부에 있는 정중신경의 압박으로 생기는 증후군으로 중년여성에 많다. 그림 9-61

근골격계

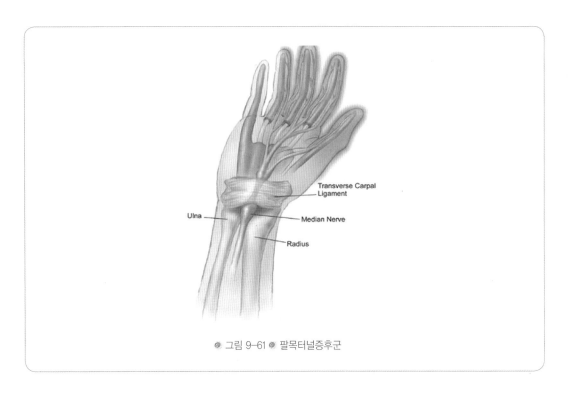

◉ 그림 9-61 ◉ 팔목터널증후군

- ganglion 신경절, 결절종
  손목의 건(힘줄)으로부터 생기는 낭성 응어리이다. 그림 9-62

- bunion 엄지건막류
  엄지발가락과 첫번째 중족골 사이 관절의 비정상적 부종으로 잘 맞지 않는 신발로 인한 만성적 자극으로 생긴다. 그림 9-63

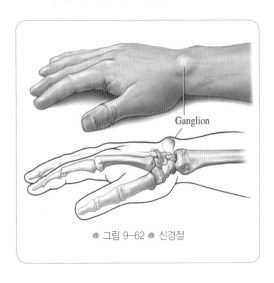

◉ 그림 9-62 ◉ 신경절

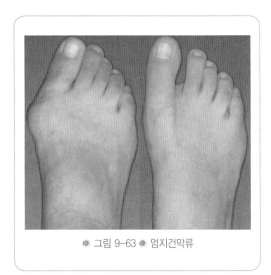

◉ 그림 9-63 ◉ 엄지건막류

• herniation of intervertebral disc(HIVD) 추간판탈출, 추간판전위

추간원판의 수핵이 척추관으로 이탈되어 척수신경근을 압박하여 통증(좌골신경통, 요통)이 발생, 심하면 신경 손상이 나타난다. 그림 9-64

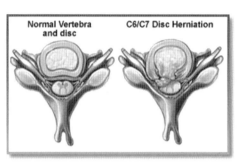

◉ 그림 9-64 ◉ 추간판전위

• trigger finger 방아쇠손가락

무지, 수지가 일정한 각도로 굽어 굴곡, 신전 제한 그림 9-65

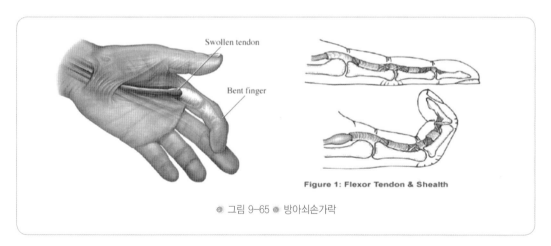

◉ 그림 9-65 ◉ 방아쇠손가락

• mallet finger 망치손가락

손가락의 관절이 굴곡되어 자동으로 신전할 수 없는 변형이 나타난다. 그림 9-66

• fibroma 섬유종

피하조직 또는 심부 조직에 발생하는 작고 단단한 양성 종양이다. 그림 9-67

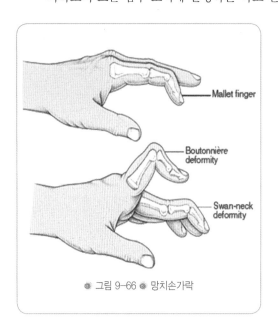

◉ 그림 9-66 ◉ 망치손가락

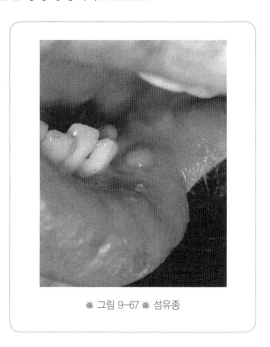

◉ 그림 9-67 ◉ 섬유종

• synovial sarcoma 윤활막육종

활막, 건초, 점액낭에서 원발하는 악성종양으로 무릎관절, 발관절에서 호발한다. 그림 9-68

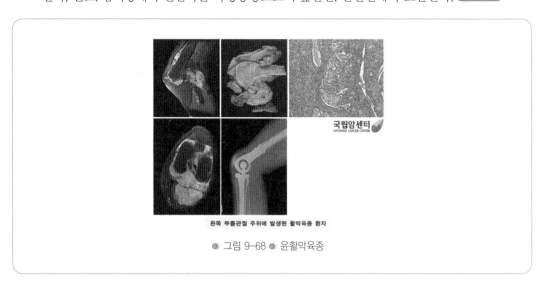

왼쪽 무릎관절 주위에 발생된 활막육종 환자

◉ 그림 9-68 ◉ 윤활막육종

## (3) 근육

- muscular dystrophy 근이영양장애, 근육퇴행위축

근육섬유의 파괴로 인한 점진적인 근육으로 위축과 허약을 특징으로 하는 선천적 질환군으로 장딴지근의 거짓비대(근섬유대신 지방세포가 참), 좌우대칭의 근력저하, 근육 위축이 주요 소견이다.

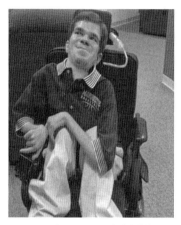

◉ 그림 9-69 ◉ 근이영양장애

- dermatomyositis 피부근육염

결합조직질환으로 피부, 피하조직, 근육의 비화농성 염증을 일으킨다. 근섬유의 괴사 동반, 윗눈꺼풀, 관절부위, 목부위 등에서 나타난다.

- polymyositis 다발성 근육염

여러 개의 근육에 동시에 일어나는 염증으로 전신결합조직병 사지의 근위부에 잘 침범하며 대칭성 근쇠약과 통증이 나타난다.

- amyotrophic lateral sclerosis(ALS) 근위축성 측삭경화증, lou gehrig's disease

원인불명으로 추체로의 신경세포와 뇌간과 척수의 운동세포의 진행성 변성 및 소실을 특징으로 한다. 운동세포의 소실로 지배를 받는 근육의 위축이 나타나고 마비에 이르게 된다.

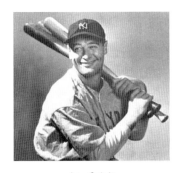
Lou Gehrig

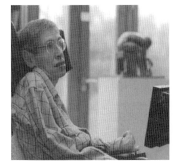
Stephan Hawking

◉ 그림 9-70 ◉ 근위축성 축삭경화증 환자

- myasthenia gravis 중증근무력증

  원인불명으로 신경근육 접합부의 신경흥분전달 장애로 발생한다. 신경전달물질(아세틸콜린)의 결핍으로 발생한다. 주로 젊은 여자에 빈발하며, 눈주위 근육 침범하며 아침이나 휴식 후 호전 되었다가 운동 시 악화되는 피로현상이다.

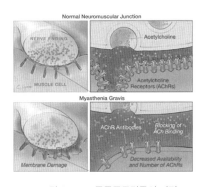
◉ 그림 9-71 ◉ 중증근무력증의 기전

- progressive muscular atrophy 진행성 근위축증

  사지 근육의 진행성 쇠약 및 소모를 초래하는 원인불명의 척수의 병변

- Friedreich's ataxia 프리드리히 실조증

  척수 내 병변(척수소뇌로의 변성)으로 발생한다. 근육 및 관절감각의 장애로 족부의 점진적 변형(요척족, 갈퀴발가락, 첨내반족 등)과 보행실조(갈짓자걸음) 증상이 나타난다. 약 90%이상이 15세 전에 발병된다.

*ataxia(조화된 운동에 대한 능력 감소)

· torticollis, wry neck 기운목, 목삐뚤이
  목의 회전 및 굴곡 변형으로 선천성 및 후천성으로 발생한다.

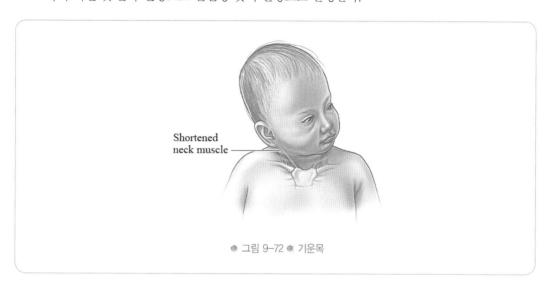

◉ 그림 9–72 ◉ 기운목

· leiomyoma 민무늬 근육종(평활근종)
  자궁, 소화기관 등에서 주로 발생한다.

· rhabdomyoma 가로무늬 근육종(횡문근종)
  횡문근에 생긴 종양으로 유아 및 어린이에서 흔한 심장 종양이다. `그림 9-73`

· lipoma 지방종
  성숙지방세포로 구성되는 종양으로 발생부위는 주로 피하조직이나 깊은 근육, 관절의 활막, 골
  에서도 발생한다. 지방축적이 많은 여자에 호발한다. `그림 9-74`

· leiomyosarcoma 평활근육종
  평활근종은 평활근으로 된 양성 종양임에 반해서, 평활근 육종은 평활근의 악성종양이다. 괴사
  나 출혈이 생기기 쉬우며 핵분 열상도 많다. 침윤성 발육도 있으며, 주로 자궁 또는 후복막 부위
  에 발생하고 간이나 폐로 전이한다. 조기에 전이되며 근치절단술과 항암제요법이 있다. `그림 9-75`

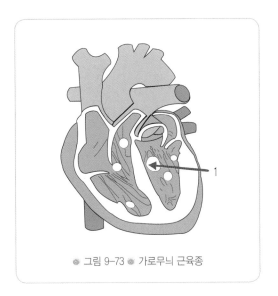

◈ 그림 9-73 ◈ 가로무늬 근육종

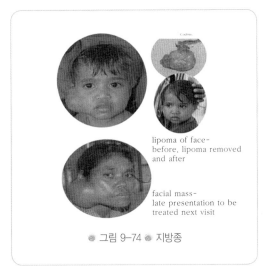

lipoma of face-
before, lipoma removed
and after

facial mass-
late presentation to be
treated next visit

◈ 그림 9-74 ◈ 지방종

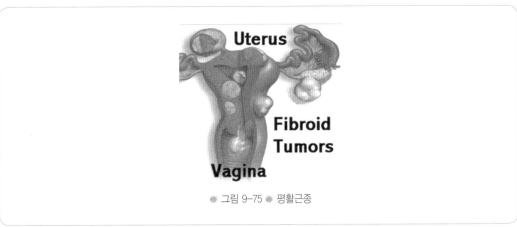

◈ 그림 9-75 ◈ 평활근종

- rhabdomyosarcoma 횡문근육종, 가로무늬근육종

  횡문근에서 유래된 악성종양이며 연부조직 육종으로서는 지방육종에 이어 많고 유소아의 연부
  육종으로서는 가장 많다. 사지 이외에 머리, 비뇨생식기에 잘 발병하고, 육안적으로 출혈괴사경
  향이 강하다.

- liposarcoma 지방육종

  비교적 흔한 악성 종양으로 후복막, 엉덩부분, 넙다리에 호발한다. 광범위한 절제술이며 폐에도
  전이된다.

# 5. 수술 용어

## (1) 뼈

- reduction of fracture 골절 교정
  골절된 뼈를 정상 형태로 복원시켜주는 시술이다.
  - closed reduction 비관혈적 정복술, 폐쇄골절 교정
    석고붕대, 부목, 견인
  - open reduction 관혈적 정복술, 개방골절 교정
    금속판, 나사못 등을 이용하여 내부 고정, 골수내 고정 등이 있다.
  - simple immobilization 단순고정
    골절된 부분에 석고, 부목을 이용하여 고정시키는 방법이다.

- bone graft 뼈이식
  뼈의 결손을 보전하거나 보강 목적으로 뼛조각을 이식하는 수술이다. 외상이나 종양으로 뼈가
  파괴되어 결손된 경우, 뼈질이 나빠 뼈유합이 곤란한 경우, 뼈의 증식을 촉진시켜 뼈유합을 시
  키려는 경우 등에 활용된다.

- osteoclasis 외과골절술
  Exostosis 뼈 연골종 등 뼈의 기형상태를 교정하기 위한 의도적으로 뼈를 골절한다.

- ostectomy 뼈절제술
  뼈의 전부 또는 일부분을 절제한다.

- sequestrectomy 부골적출술, 죽은뼈절제술
  죽은뼈를 제거한다.

- chondrectomy 연골절제술
  연골을 떼어내는 수술이다.

- chondrotomy 연골절개술
  연골을 분리 또는 잘라서 여는 수술이다.

- meniscectomy 반월판 연골절제술
  무릎관절내 반월판 연골의 절제를 하는 수술이다.

## (2) 관절

- arthrotomy 관절절개술
  관절을 외과적으로 절개하는것이다.

- arthrectomy 관절절제술
  관절을 외과적으로 잘라내는것이다.

- arthrodesis 관절고정술
  관절의 안정성 유지 목적으로 관절을 이루는 상,하골을 유합시켜 관절의 움직임을 없애는 수술

- arthroplasty 관절형성술
  강직된 관절에 운동성 부여와 관절의 안정성과 통증 완화 목적으로 관절구조의 성형적 수정을 행하는 것이다. 새로운 관절면의 성형, 관절면 사이의 이물 삽입 등이 포함된다.
  – THRA total hip replacement arthroplasty 엉덩관절치환술 그림 9–76
  – TKRA total knee replacement arthroplasty 무릎관절치환술 그림 9–77

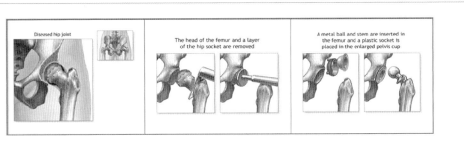

◉ 그림 9–76 ◉ 엉덩관절치환술

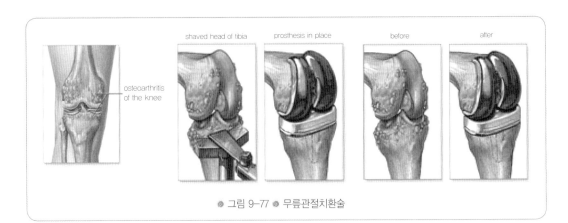

◉ 그림 9–77 ◉ 무릎관절치환술

- arthrolysis 관절해리술
  유착된 관절부분을 수술적으로 박리한다.

- capsuloplasty 관절낭형성술
  관절낭에 행하는 성형수술이다.

- disarticulation 관절이단술
  관절부위의 절단 또는 분리한다.

- amputation 절단
  뼈를 자르거나 제거하는 것이다.

- arthrodesis 관절유합술
  관절의 병이 심하고 적절한 치료방법이 없을 때 가장 통증이 적은 상태로 관절을 고정시키는 수술이다.

- bunionectomy 엄지건막류절제술
  엄지건막류를 잘라낸다.

- arthrocentesis 관절천자
  관절액을 뽑아내는 것, 윤탈액 검체 얻는데 이용된다.

- tenorrhaphy 힘줄꿰맴술, 건봉합술
  분단된 힘줄의 봉합에 의한 통합수술이다.

## (3) 근육

- myotomy 근육절개술
  근육 조직의 절단 또는 절개한다.

- myoplasty 근형성술
  근육의 결손부위나 변형부위 수술이다.

- myorrhaphy 근봉합술
  분리된 근육의 봉합술이다.

- myotasis 근육뻗침, 근신장,
  근육을 당겨 늘리는 것이다.

- fasciectomy 근막절제술
  근막조직을 절개하는 수술이다.

- tenorrhaphy 힘줄꿰맴술, 건봉합술
  분단된 힘줄을 봉합한다.

01    척추골 중에서 목부분을 이루는 뼈부분을 이르는 것은?

02    가슴 한복판에 세로로 있는 뼈로 좌
      우의 늑골과 연결되어 가슴의 앞 벽
      을 이루는 A는?

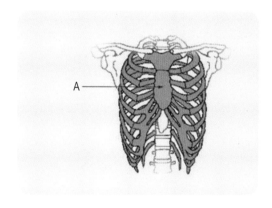

03    어깨로부터 팔꿈치에 있는 뼈로 B는?

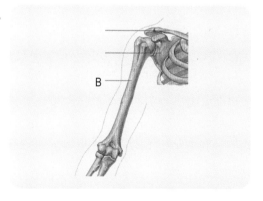

＊4)～15)문제를 아래 보기에서 골라 답을 쓰시오.

〈보기〉

- pathologic fracture
- rickets
- lumbago
- nonunion
- ischium
- carpal bone
- tarsal bone
- phantom limb pain
- scoliosis
- lordosis
- open reduction
- genu varum
- paget's disease
- patella
- femur
- ilium
- malunion
- pott's disease
- ewing's tumor
- genu valgum
- closed reduction
- coxa vara

04  골반을 이루는 좌우 한 쌍의 뼈?

05  손목을 구성하는 여덟 개의 짧은 뼈?

06  흔히 밖에서도 촉진되는 무릎관절의 앞쪽에 떨어져 존재하는 조그만 뼈?

07  척추질환, 외상, 추간판 이상 등으로 인해서 허리와 엉덩부위가 아픈 증상?

08  뼈가 서로 붙기는 하였으나 비정상적인 형태로 붙은 것은?

09 척추골의 결핵으로 결핵균이 원발 병변에서 혈행성 전파하여 척추에서 발병하는 것은?

10 골기질 형성에 비해 상대적으로 무기질 침착이 안되어 발생하는 병을 총칭하는 것은?

11 어깨띠를 포함한 사지의 뼈들을 침범하며 주로 골간단에서 발생하는 악성 종양으로 20세 이전에 여자보다 남자에게 2배정도 많이 발생하는 질환은?

12 골의 질병으로 인하여 골절이 일어나는 것으로 골종양, 골연화증, 골수염, 골다공증 등의 질환으로 일어나는 것?

13 무릎 관절이 외측으로 활모양으로 휘어진 상태로 O형 다리라고도 하는 것은?

14 척추가 옆으로 굽어진 변형으로 원인불명의 특발성 측만증과 원인이 확실한 증후성 측만증으로 나뉘는 것은?

15 피부 절개 없이 골절 부위를 복원하는 방법은?

16  뼈의 결손을 보전하거나 보강 등을 목적으로 뼛조각을 이식하는 수술은?

17  뼈의 화학적 조성에 변화가 없는 상태에서 뼈의 전체양이 병적으로 감소된
    상태?

18  손가락의 분리수술이 필요한 경우는?

① polydactyly       ② macrodactyly       ③ comptodactyly
④ syndactyly        ⑤ clinodactyly

19  척추관절의 강직현상을 뜻하는 용어는?

① osteoarthritis           ② ankylosing spondylitis
③ arthralgia               ④ synarthrosis
⑤ diarthrosis

20  cranial bone이 아닌 것은?

① frontal bone      ② Parietal bone      ③ temporal bone
④ ethmoid bone      ⑤ zygomatic bone

 정답

| | | | |
|---|---|---|---|
| 01. cervical vertebra | 02. sternum | 03. humerus | 04. ischium |
| 05. carpal bone | 06. patella | 07. lumbago | 08. malunion |
| 09. pott's disease | 10. rickets | 11. ewing's tumor | 12. pathologic fracture |
| 13. gene varum | 14. scoliosis | 15. closed reduction | 16. bone graft |
| 17. osteoporosis | 18. ④ | 19. ② | 20. ⑤ |

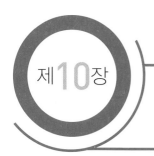

제10장

# 피부

## 1. 피부란?

우리 몸에서 가장 큰 기관으로 무게 약 4kg, 면적 2m2 외피계의 구성이다. 피부막과 부속기관으로 구성되어있다.

- **피부막**
  표피(epidermis)와 진피(dermis)로 구성
  진피에는 확장된 혈관의 가지가 뻗어있고 접촉, 압력, 온도, 통증과 같은 다양한 정보를 감지하여 중추신경계에 전달하는 감각수용기가 표피에 연결되어 있다.
  피부 밑조직(subcutaneous tissue) 위에 있다.
- **부속기관**
  털, 기름, 땀샘, 손발톱 등

## 2. 해부학적 용어

### (1) epidermis 표피

피부의 가장 바깥층 혈관. 결합조직이 없는 층으로 두께 0.5~1.1mm 편평상피조직(squamous epithelial tissue). 각질층의 피지층은 약산성으로 박테리아 서식을 억제하고 케라틴으로 채워진 각질세포는 외부 공격에 대한 물리적 방어 역할을 한다.
각질층사이의 세포간질은 적절한 수분을 유지한 중성지질과 세라마이드로 유익한 기능을 한다. 규칙적이고 원활한 각질의 생성과 탈락하고 비정상적 각질화는 가려움, 여드름, 습진, 건성 등으로 나타난다.

- epithelium 상피
  신체 내면과 외면을 덮고 있는 조직이다.

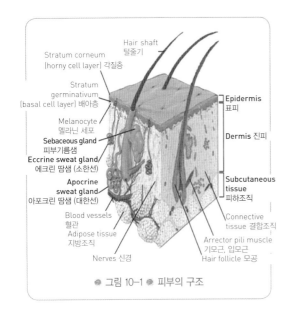

◉ 그림 10-1 ◉ 피부의 구조

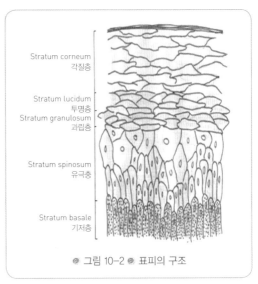

◉ 그림 10-2 ◉ 표피의 구조

- **stratum corneum 각질층**
  피부 가장 바깥층으로서 각질로 변한다. 죽은 편평한 세포로 구성, 지속적으로 벗겨지고 떨어진다.

- **stratum lucidum 투명층**
  각질층 바로 아래에 위치하고, 손바닥의 두꺼운 피부와 발바닥에만 있다. 각질을 형성하는 엘레이딘이 포함되어있다.

- **stratum granulosum 과립층**
  손바닥의 두꺼운 피부, 발바닥을 제외한 세포층으로 눈에 보이는 작은 과립을 포함하고 있다. 이것이 죽으면 각질화되어 표면으로 옮겨지고 벗겨져 떨어져 나간다.

- **stratum spinosum 가시층**
  바닥층에서 이주한 각질세포들이 중첩되어 여러 층으로 배열된 층이다.

- **stratum basale 기저층(바닥층)**
  표피의 가장 아래부분으로 세포 모양이 직사각형에 가깝고 일정한 배열을 한다. 멜라닌세포를 포함한다. 검은 색소 포함 – 검은 색소의 양으로 인종 간 피부색의 차이 나타나며 멜라닌세포가 표피로 이동함으로써 피부색이 검게 나타난다.

- **melanin 멜라닌**
  멜라닌세포(melanocyte)에 의해 생성되며 갈색, 노랑갈색, 검은색 색소가 있다. 피부가 검을수록 멜라닌 세포가 활성화 된다. 피부암을 일으키는 자외선의 해로운 효과에 대항하며 강한 자외선에 노출되면 멜라닌 생산이 증가하고, 이에 대한 보호반응으로 suntan, 멜라닌이 자외선을 흡수하지 못하면 sunburn이 나타난다.

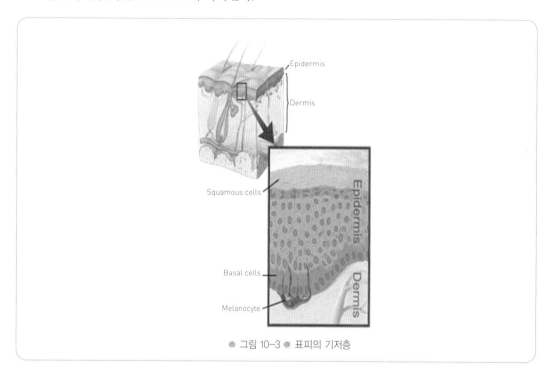

● 그림 10-3 ● 표피의 기저층

## (2) dermis 진피

표피를 지지하는 곳으로 혈관, 신경, 땀샘, 모낭, 모근, 림프관 등이 분포되어있다.

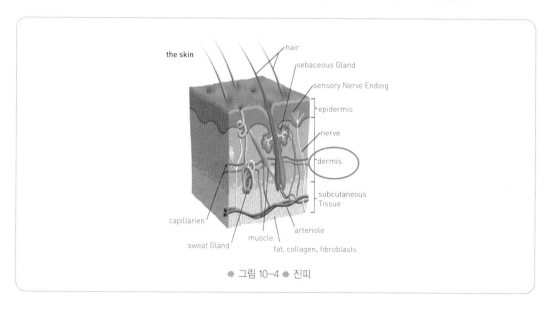

● 그림 10-4 ● 진피

- papillary layer 유두층

  진피의 가장 표면쪽 층으로 유두가 표피와 상호교차한다.

- reticular layer 그물층, 망상층

  진피의 심층, 비교적 굵은망으로 되어 있고 위치에따라 각기 다른 주름이 생긴다. 이를 렁거선
  (Langer's line)이라고 한다.

- collagen 아교질, 교원질

  질기고 유연성 있는 섬유성 단백물질로 피부, 뼈, 연골, 힘줄, 인대에서 볼 수 있다. 진피를 지나
  가는 혈관과 신경망을 지지, 보호한다.

- mast cell 비만세포

  진피의 결합조직에서 발견되며 손상, 감염, 알레르기에 반응한다. 헤파린과 히스타민을 포함한
  물질을 생산 · 방출한다.

■ 헤파린(heparin)
  손상반응에 방출하는 항응고물질
■ 히스타민(histamin)
  가려움증과 점액 분비를 증가시키는 원인으로 알레르겐반응을 방출하는 물질

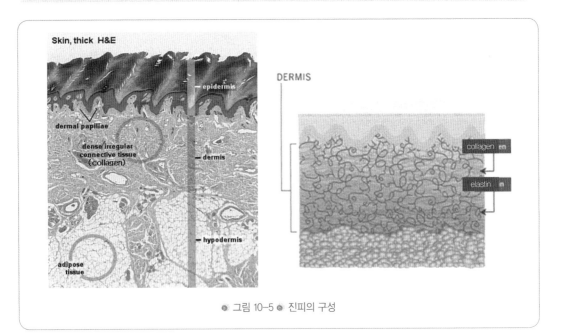

◎ 그림 10–5 ◎ 진피의 구성

피부

## (3) subcutaneous tissue, hypodermis 피부 밑 조직(피하조직)

진피 아랫부분으로 지방조직이 많다. 근육 표면과 피부를 연결되어있다.

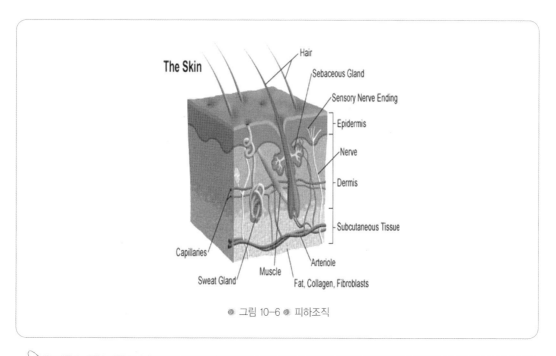

◎ 그림 10-6 ◎ 피하조직

 ■기능
 - 열의 격리(열절연체)
 - 충격흡수
 - 영양저장소

• cellulite 셀룰라이트

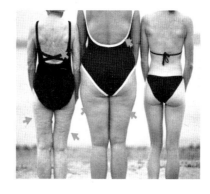

◎ 그림 10-7 ◎ 셀룰라이트

피부내 과다한 영양섭취나 호르몬 작용으로 지방 축적되어 주위의 동맥, 정맥, 림프가 눌려서 순환 원활하지 못하고 노폐물을 발생시킨다. 오렌지껍질처럼 피부가 울퉁불퉁해지는 현상으로 주로 엉덩이, 허벅지에서 나타난다.

- lipocytes, fat cells 지방세포
피부밑층에 널리 퍼져있고 많은 양의 지방을 만들며 저장한다.

## (4) skin appendage 피부부속기관

- hair 털, 모발, 모, 머리털
딱딱한 케라틴(keratin)으로 채워진 죽은 단백질이다. 원통형의 긴 털의 색깔은 모간의 핵을 둘러싸고 있는 멜라닌세포에서 분비되는 멜라닌 양에 의해 결정된다.

- hair root 모근
모낭에 들어있으며 피부로 머리카락이 닻을 내린 부위로 머리카락의 기초이다. 머리카락 중 피부 내에 있는 부분이다.

- hair shaft 모간
피부밖으로 나온 부분이다.

- hair follicle 모낭, 털주머니
털을 생산하는 곳으로 피부 속에 위치한 내피 안에서 털뿌리를 싸고 털의 영양을 제공하는 주머니이다. 손바닥, 발바닥, 손가락과 발가락의 끝부분, 음경귀두 및 점막피부 경계부를 제외한 전 피부에 분포한다. 대부분 피지선과 연결되어있다.

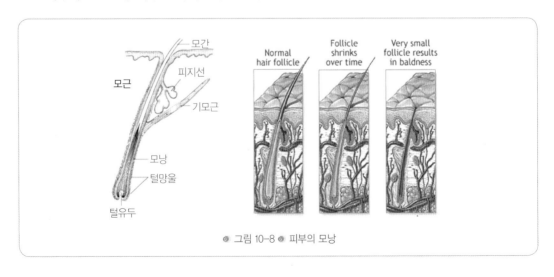

◎ 그림 10-8 ◎ 피부의 모낭

• sebaceous gland  피지선, 피부기름샘

피부기름(sebum) 성분이 분비된다. 피지는 피지선에서 분비되는 반유동성 기름과 죽은 상피세포를 일컫는다. 분비량은 사춘기에 급증하며 남성호르몬이 분비를 촉진하고 지방이나 탄수화물 섭취에 의해서도 분비 증가된다. 털주머니 위 1/3부위에 짧은 배설관으로 열리며 털을 통해 올라와 털을 둘러싸고 모낭벽을 따라 피부표면에 퍼지고, 피부를 촉촉히 하며 보호한다. 피지선이 많은 부분은 머리털, 눈썹, 코입술고랑, 겨드랑이, 사타구니 등이다.

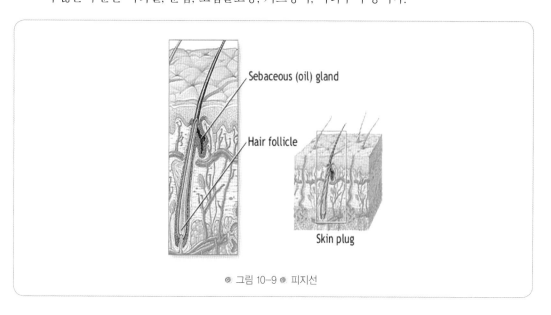

◎ 그림 10-9 ◎ 피지선

• sebum 피지, 피부기름

피지선에서 분비되는 기름과 죽은 상피세포들로서 지방막을 형성하고 촉촉하게 하여 보호하는 기능을 한다. 남성호르몬이 분비를 촉진시킨다.

• tactile corpuscle 촉각소체

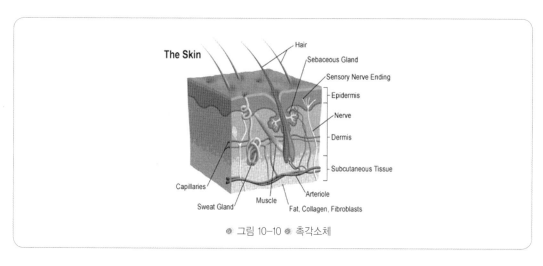

◎ 그림 10-10 ◎ 촉각소체

손발바닥에서 발견되는 감각신경의 끝에 있는 솔방울모양의 신경종말 진피의 유두 속에 있으며 촉각과 압각을 지배한다. 그림 10-10

- nail 손발톱
  주로 케라틴으로 구성되며 손톱뿌리의 세포분열에 의해 자란다. 1주일에 1mm 정도 자라고 발톱보다 손톱이 빨리 자란다.
  - nail body 손.발톱 몸통
  - nail bed 손.발톱 바닥
  - free edge 손.발톱 자유연
  - lunula 손톱반달
  - cuticle 손발톱위 허물
  - root 뿌리

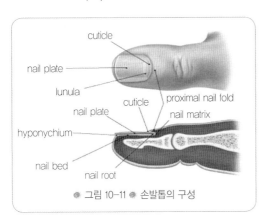

● 그림 10-11 ● 손발톱의 구성

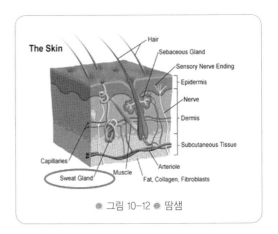

● 그림 10-12 ● 땀샘

- sweat gland 땀샘
  진피 또는 피하조직에 위치하며 손바닥, 발바닥, 이마, 겨드랑이에 많이 분포되어있다. 신체표면의 열린 구멍(pore)을 통해 외부로 땀이 분비(발한작용 diaphoresis)되며 분비물의 증발로 체온을 낮춘다. 그림 10-12
  - apocrine sweat gland 부분분비땀샘, 아포크린땀샘
    모낭의 상부로 열리고 항문주위, 겨드랑이에 있다.
  - eccrine sweat gland 샘분비땀샘, 에크린땀샘
    피부로 열리고 신체 거의 모든 표면에 분포되어있다. 분비물의 증발로 체온을 낮춘다.

- sweat 땀
  땀의 분비(perspiration), 발한(diapho-resis) 99%의 물과 염분, 대사성 찌꺼기이다.

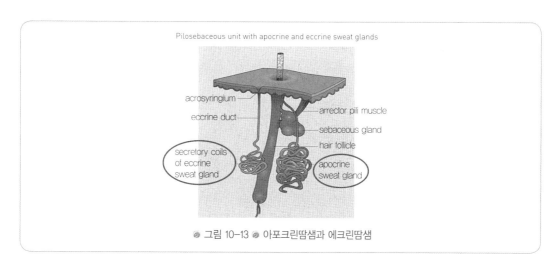

◎ 그림 10-13 ◎ 아포크린땀샘과 에크린땀샘

- mammary gland 젖샘, 유선

  여성의 경우 15~25개의 유선엽으로 구성된 복합 관상포상 선이다.

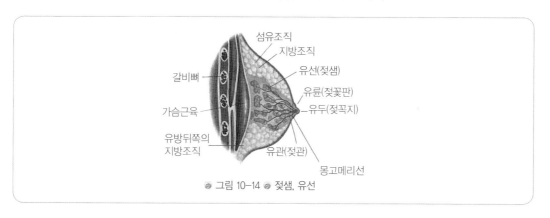

◎ 그림 10-14 ◎ 젖샘, 유선

# 3.증상 및 진단 용어

## (1) 기름샘 질환

- comedo 면포 blackhead

  여드름의 초기 형태이다. 그림 10-15

- acne 여드름, 좌창 pimple

  주로 사춘기에 발생한다. 안드로겐 호르몬의 증가로 모피지선의 크기가 증가하고 활성화되는 시기이다. 피지의 증가, 피지선의 과도한 각질화로 인한 피지모낭입구의 차단, 프로피오니박테리움세균의 증식, 염증의 발생으로 나타난다.

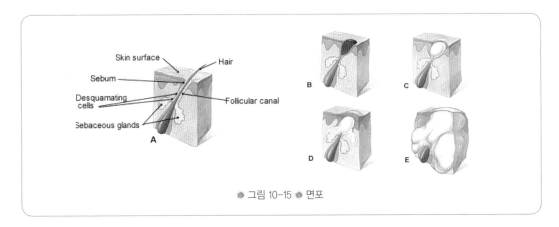

● 그림 10-15 ● 면포

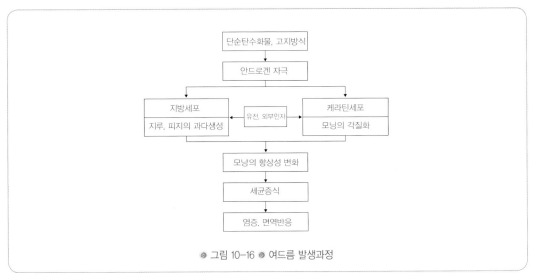

● 그림 10-16 ● 여드름 발생과정

- acne vulgaris 보통여드름

  피지의 과잉생산으로 인한 농포성 발진이 특징인 만성염증성 질환이다.

- sebaceous cyst 기름낭종

  기름샘에 노란 지방물질이 차있다.

- seborrheic dermatitis 지루성 피부염

  피부의 위층 또는 두피에 인설과 가려움이 특징인 염증성 질환이다. 그림 10-17

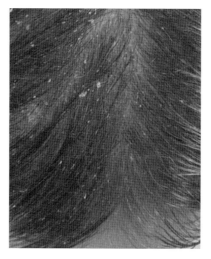

◎ 그림 10-17 ◎ 지루성 피부염

## (2) 땀샘 질환

- anhidrosis 땀없음증, 무한증
  비정상적으로 땀이 나지 않는 것이다.

- hyperhidrosis 다한증, 땀과다증
  보통보다 많은 양의 땀을 흘리는 증세. 전신성(체질적 또는 내분비 장애, 신경계질환) 국소성(교감신경의 기능장애)으로 나뉜다. 얼굴, 겨드랑이, 외음부, 손발바닥에서 나타난다.

- osmidrosis 액취증
  겨드랑이 부위의 땀이 세균성 분해에 의해 고약한 냄새를 풍기는 질환으로 땀샘의 일종인 아포크라인 땀샘에서 분비된 땀이 세균에 의해 분해되는 과정에서 강한 암모니아 냄새가 발생하여 생긴다. 아포크라인 땀샘은 95%가 겨드랑이에 있고, 나머지는 귓구멍, 배꼽 등에 있다.
  Cf. 에크린 샘의 냄새는 발 냄새를 유발한다. 그림 10-18

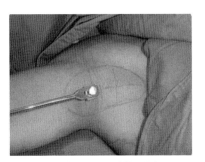

◉ 그림 10-18 ◉ 액취증 수술

※ 겨드랑이 부위의 땀샘을 외과적으로 제거

## (3) 털의 질환

- folliculitis 털주머니염, 모낭염
  피부 털집의 염증으로 포도상구균이 피부의 털구멍에 감염하여 생기는 화농성염증이다.

- hirsutism 다모증
  여성의 얼굴과 몸에 남성처럼 과도하게 털이 나는 것으로 유전적이며 호르몬의 불균형으로 발생한다.

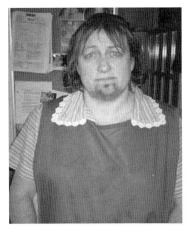

◉ 그림 10-19 ◉ 다모증

- alopecia (baldness) 탈모증
  머리털이 부분적 또는 완전히 소실되는 것으로 안드로겐 호르몬의 영향을 준다.

- alopecia areata 원형탈모증

두피나 신체의 다른 곳에서 명확한 탈모가 나타난다. 털주머니에 대한 자가면역 장애이다.

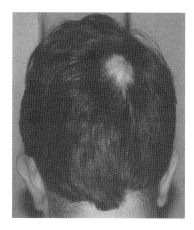

◎ 그림 10-20 ◎ 원형탈모증

## (4) 손·발톱 질환

- clubbing 곤봉지손

손·발톱이 비정상적으로 구부러지며 손가락 끝이 커지는 증상을 동반한다. 유전적 병태이며 관상동맥 또는 허파질환과 관련된 산소결핍이 원인이다. 그림 10-21

- onychia (onychitis) 손·발톱염

손·발톱에 염증이 생기는 것이다. 그림 10-22

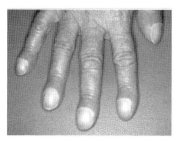

◎ 그림 10-21 ◎ 곤봉지손

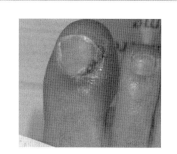

◎ 그림 10-22 ◎ 손·발톱염

• paronychia 손·발톱주위염
  손·발톱 주위 주름에 급성 또는 만성의 감염 발생한 것이다.

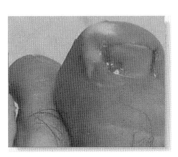

◎ 그림 10-23 ◎ 손·발톱주위염

## (5) 피부 색소 착색

• leukoderma, vitiligo 백반증
  자가면역 장애로 멜라닌 결핍으로 피부가 하얗게 되는 질환으로 주로 얼굴과 손에 많이 발생한다.

• melanoderma 흑피
  멜라닌세포의 과다로 피부색이 검게 퇴색된다.

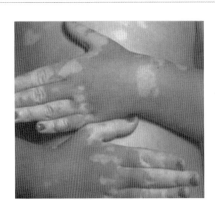

◎ 그림 10-24 ◎ 백반증

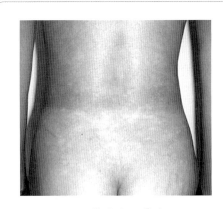

◎ 그림 10-25 ◎ 흑피

• chloasma 기미
  얼굴 눈밑이나 이마에 발생하는 갈색의 색소 침착상태이다.

피부

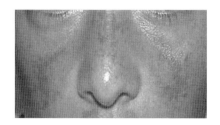

◎ 그림 10-26 ◎ 기미

- albinism 백색증
피부의 멜라닌 색소의 전체, 부분적 결핍으로 피부, 머리카락, 눈의 색소가 없어진다.

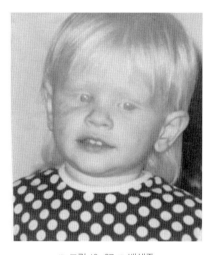

◎ 그림 10-27 ◎ 백색증

## (6) 타박상, 멍

- contusion (bruise) 타박상, 멍
손상으로 인한 통증과 함께 피부의 변색이 특징이다. 변색은 피부의 출혈 때문에 발생하며 피부 벗겨짐은 없다.

- petechia 출혈점
피내, 점막하 출혈에 의해 생기는 직경 1mm이하로 돋아오른 원형의 자적색 출혈로서 모세혈관의 파열에 의해 생긴다.

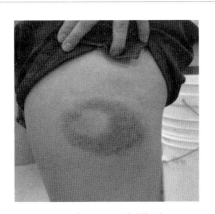

● 그림 10-28 ● 타박상, 멍

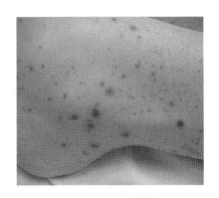

● 그림 10-29 ● 출혈점

• ecchymosis 반상출혈, 얼룩출혈

점출혈보다 크고 반점으로 나타나는 출혈로서 피하나 점막에 일정한 형태 없이 청색 혹은 자색으로 나타난다. 둔기에 의한 타박으로 나타난다.

• purpura 자반증

피부 내 출혈로 인하여 피부 표피를 통해 쉽게 보이는 자홍색 또는 적갈색 반점을 특징으로 하는 병의 총칭으로 혈소판의 감소로 나타나는 경우가 많다.

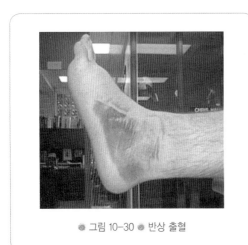

● 그림 10-30 ● 반상 출혈

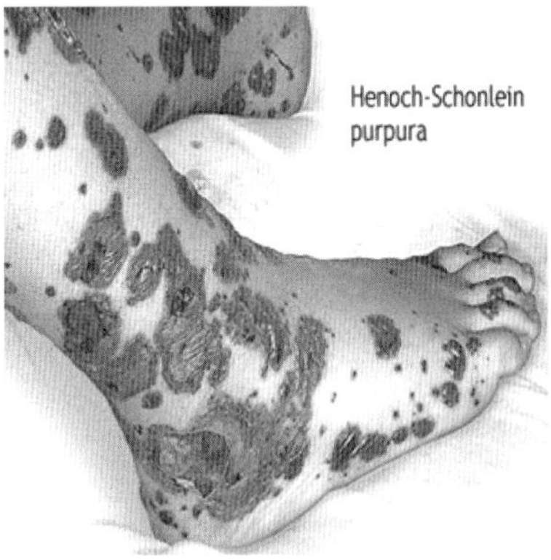

Henoch-Schonlein purpura

● 그림 10-31 ● 자반증

• hematoma 혈종

손상으로 인해 혈관 밖으로 나온 혈액이 조직에서 국소적인 혈액덩어리를 만드는 것이다. 이 혈종은 결국 체내로 흡수된다.

피부

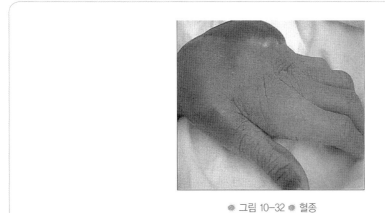

● 그림 10-32 ● 혈종

## (6) 표면 병터 (surface lesions)

- crust 가피, 가피딱지
  피지와 세포의 파편이 건조되어 모인 것이다.

- macule 반점
  직경 1cm이하의 둥글고 고형의 융기이다. 그림 10-34

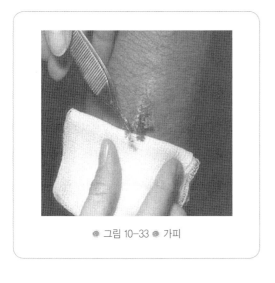

● 그림 10-33 ● 가피

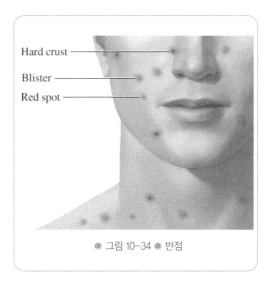

Hard crust
Blister
Red spot

● 그림 10-34 ● 반점

- papule 구진
  작고, 둥글고, 단단한 피부의 융기이다.

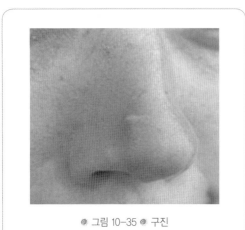

◎ 그림 10-35 ◎ 구진

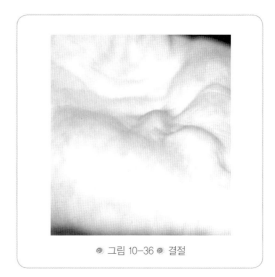

◎ 그림 10-36 ◎ 결절

- nodule 결절

  직경 0.5cm 이상인 고형화된 융기병소로 구진보다 깊다. 그림 10-36

- scales 비늘, 인설

  얇고 비늘모양인 피부의 껍질이 피부에서 떨어져 나가는 것이다.

- verrucae(warts) 사마귀

  인간 유두종 바이러스가 원인인 작고 딱딱한 피부병소이다.

- wheal 팽진

  곤충에 물리거나 두드러기에서 보이는 국소적 구진으로 소양증을 동반한다. 부드럽고 넓은 융기이다. 그림 10-38

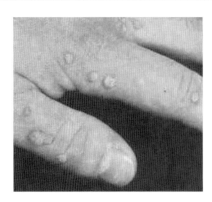

◎ 그림 10-37 ◎ 사마귀

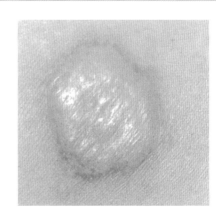

◎ 그림 10-38 ◎ 팽진

## (7) 액체로 채워진 병터 (fluid filled lesions)

- abscess 고름집, 농양
  화농성 세균 감염에 의해 농으로 채워진 주머니이다. 그림 10-39

- cyst 낭종
  부드러운 또는 반고형 물질로 채워진 피부 아래의 깊은 주머니(Sebaceous cyst 피지낭종 등)

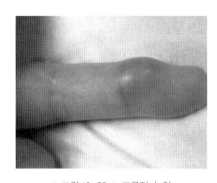

◉ 그림 10-39 ◉ 고름집, 농양

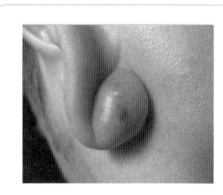

◉ 그림 10-40 ◉ 피지낭종

- pustule 농포
  표피내 또는 피부밑 고름이 고인 것이다.

- vesicle 소수포, 잔물집
  직경 1cm 미만의 물 같은 용액이 구성물인 작은 물집이다. 그림 10-42

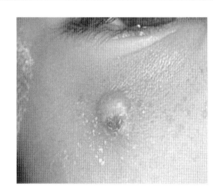

◉ 그림 10-41 ◉ 농포

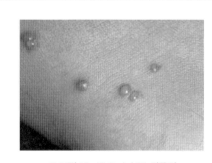

◉ 그림 10-42 ◉ 소수포, 잔물집

피
부

- bulla 대수포,
  직경 1cm 보다 큰 물집이다. 그림 10-43

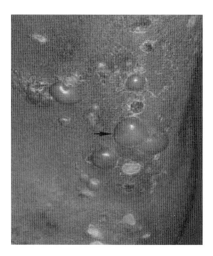

◎ 그림 10-43 ◎ 대수포

## (8) 피부를 통한 병소(iesions through the skin)

- abrasion 찰과상
  피부 표피층의 손상으로 인해 긁히거나 문질러서 살이 벗겨진 것이다. 그림 10-44

- fissure 열
  피부에 홈 또는 금이 간 통증성 병소이다. 그림 10-45

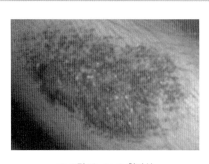

◎ 그림 10-44 ◎ 찰과상

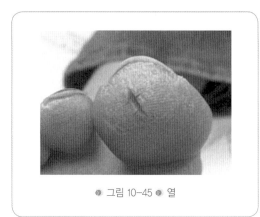

◎ 그림 10-45 ◎ 열

- laceration 열상 , 찢긴 상처
  찢어진 상처나 사고로 베인 것이다.

- puncture wound 자창, 찔린 상처
  손.발톱 같은 곳에 날카로운 물질이 깊은 구멍을 만든 것이다

- ulcer 궤양
  가장자리 조직의 소실 결과로 피부 또는 점막의 개방성 병소이다.

- decubitus ulcer(bed sore, pressure sore) 욕창성 궤양
  압박으로 국소피부의 혈액순환이 감소되어 피부조직이 파괴되는 것으로 무릎, 발꿈치, 엉덩이 뒷면 등에 호발이다.

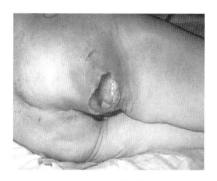

◉ 그림 10-46 ◉ 욕창성 궤양

## (9) 출생점 (birthmarks) 그림 10-47

모반, 점, 출생모반. 혈관성 모반이나 색소 모반처럼 선천성 국한성 신생물이다.

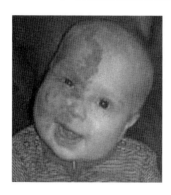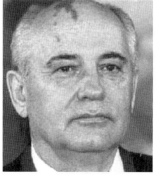

◉ 그림 10-47 ◉ 출생점

- port-wine stain 포도주색 반점
  얼굴 또는 목에 생기며 크고 붉은 자주색으로 변색되는 것이다.

- strawberry hemangioma 딸기혈관종
  검거나 빨간 자주색의 융기된 출생점으로 혈관에서 만들어지는 양성 종양이다. 치료하지 않아도 5세 정도가 되면 없어진다.

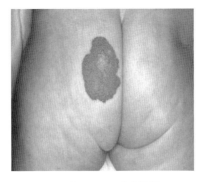

◉ 그림 10-48 ◉ 딸기혈관종

## (10) 피부염 (dermatitis)

- pruritus 가려움증 itching
  피부염과 관련되어 가려운 증상이다.

- eczema 습진
  표피가 침범되는 표재성 염증으로 발적, 소양, 소구진 증상이다.

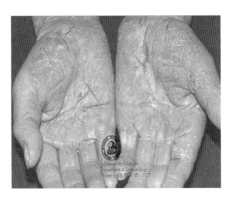

◉ 그림 10-49 ◉ 습진

- dermatitis 피부염

  피부의 염증으로 발적, 부종, 가려움증을 동반한다.

  − allergic dermatitis 알러지성 피부염

    꽃가루와 같은 알레르기성 물질에 의해 발생한다.

  − actinic dermatitis 방사선성 피부염

    방사선 조사에 의해 발생하고, 태양광선, 자외선, X선, 감마선의 조사

  − contact dermatitis 접촉성 피부염

    화학물질 등의 접촉에 의해 발생, 주부습진, 유독물질 접촉한다.

  − dermatitis medicamentosa 약물성 피부염

    내복약 복용으로 인하여 발생한다.

  − exfoliative dermatitis 박탈성 피부염

    표피가 벗어지고 가려움과 발진, 탈모 동반 증상이 있다.

  − atopic dermatitis 아토피성 피부

    피부가 가려움에 대한 역치가 낮아 아주 심한 가려움을 느끼고 이로 인해 이차적으로 습진이 생김, 유전적 경향이 있다.

  − seborrheic dermatitis 지루성 피부염

    만성 습진으로 번들번들한 비늘이 특징적이며 비듬 형성한다.

- eruption 발진

  질병에 의해 피부에 생기는 눈에 보이는 병변으로 발적이나 융기가 특징적이다.

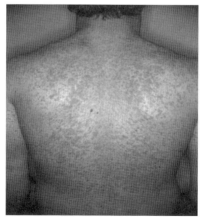

◉ 그림 10-50 ◉ 발진

- erythema 홍반
  울혈, 염증, 상피박리 등의 원인으로 피부나 점막에 오는 여러 가지 모양의 적색 반점이다.

- erythema multiform 다형 홍반
  피부혈관에 손상을 주는 것으로 이차적으로 피부조직에도 손상을 준다. 주로 약물이나 감염의
  알레르기 반응의 결과로 나타난다.  그림 10-51

- sunburn 일광화상
  태양의 자외선으로 피부가 손상을 입어 나타나는 것으로 자주 손상을 받으면 피부암으로 발전
  될 가능성이 높다.

- erythroderma(exfoliative dermatitis) 탈락피부염
  피부에 비늘이 동반된 홍반이 넓게 퍼지며 건선이나 AIDS의 감염 또는 약물 반응의 결과로 나
  타날 수 있다.

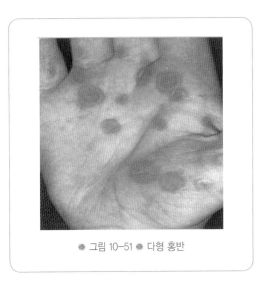

● 그림 10-51 ● 다형 홍반

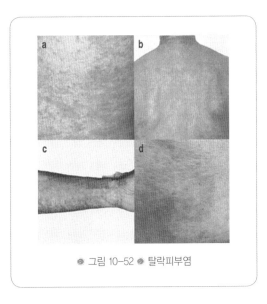

● 그림 10-52 ● 탈락피부염

## (11) 자가 면역 장애

- pemphigus 천포창, 물집증
  피부에 발생하는 연쇄구균, 포도구균의 감염으로 핀 머리 크기의 수포 또는 농포가 집단 형성된
  다. 중앙부의 선황색 가피와 변연부의 종창을 수반한다.  그림 10-53

- systemic lupus erythematosus SLE 전신성 홍반성 낭창
  전신자가면역질환의 대표적인 병으로 여성에게 많고, 10~39세 사이가 압도적으로 나타난다.
  그림 10-54

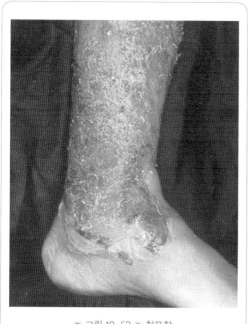

◉ 그림 10-53 ◉ 천포창

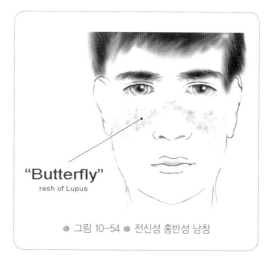

◉ 그림 10-54 ◉ 전신성 홍반성 낭창

• scleroderma 경피증, 피부경화증

결합조직에 발생하는 자가면역장애로 피부가 두터워지고 딱딱해지고 붓게 된다. 주로 관절과 내부기관에 많이 생긴다. 그림 10-55

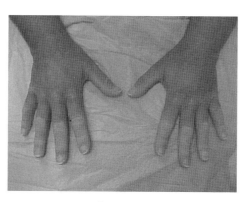

◉ 그림 10-55 ◉ 경피증

피부

## (12) 피부의 세균성 감염

- furuncle 부스럼, 종기, 절
  진피와 피하조직의 화농성 염증에 의한것으로 경계가 명확한 피부결절로 통증이 수반된다.

- carbuncle 큰종기
  여러 개의 부스럼이 합쳐진 것

- cellulitis 연조직염
  결합조직 내 빠르게 급성으로 퍼지는 질환이다. 으스스한 느낌(불편감, 불안함)과 부종, 온기와
  적색의 선이 특징인 질환이다. 그림 10-57

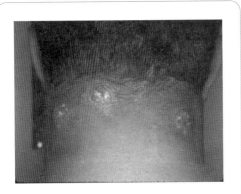

◉ 그림 10-56 ◉ 큰종기

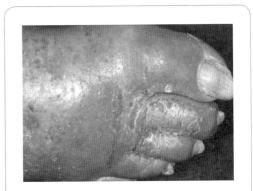

◉ 그림 10-57 ◉ 연조직염

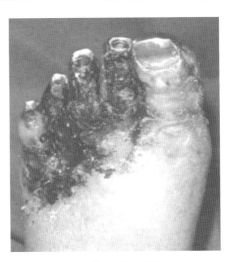

◉ 그림 10-58 ◉ 괴저

피부

• gangrene 괴저

당뇨, 색전 등의 원인으로 인해 혈액공급이 차단되어 조직이 죽는 것이다.

• impetigo contagiosa 전염성 농가진

농과 딱지가 생기는 피부병으로 학령기 이전의 소아에 호발한다. 그림 10-59

• necrotizing fasciitis(Flesh eating bacteria) 괴사성 근막염

원인균은 group A streptococcus이며 Group A strep은 피부에는 유해하지 않고 정상이지만 피부에 상처가 나서 신체로 침범하면 감염을 일으킨다. 치료하지 않으면 치명적일 수 있다.

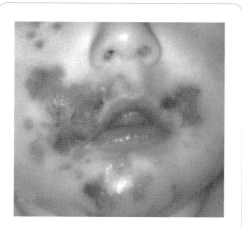

● 그림 10-59 ● 전염성 농가진

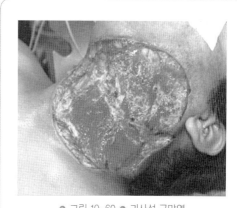

● 그림 10-60 ● 괴사성 근막염

## (13) 피부의 진균 감염

피부, 털, 손, 발톱에 진균(fungus)의 감염에 의한 질환이다.

• tinea 백선, 윤선 ringworm 버짐

피부의 많은 종류의 표재성 곰팡이감염을 일컫는다. 둥근 색소반위에 소수포 혹은 비닐이 덮여 있다.

－ Tinea corporis 몸백선증

－ tinea barbae 턱수염백선증

－ tinea pedis 무좀 athlete's foot

－ tinea capitis 머리백선증

－ tinea unguium 손발톱백선증

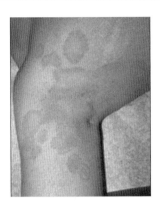

◉ 그림 10-61 ◉ 몸백선증

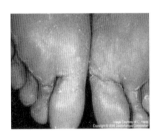

◉ 그림 10-62 ◉ 무좀

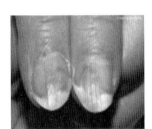

◉ 그림 10-63 ◉ 손발톱 백선증

## (14) 피부의 기생충 감염

조직 표면 외부에 작은 기생충이 사는 것으로(infestation) 피부에 살고, 알을 낳으면서 번식한다.

- scabies 옴
  옴 진드기가 기생하여 일으키는 전염성 피부염으로 손발가락 사이, 겨드랑이 등의 연한 살부터 짓무르기 시작하여 온몸으로 퍼진다.

- pediculosis 이 기생증
  - pediculosis capitis 머리 이 기생증
  - pediculosis corporis 몸통 이 기생증
  - pediculosis pubis 치골 이 기생증

피부

## (15) 기타 감염성 질환

- leprosy(hansen's disease) 나병
  나균에 의해 감염되는 만성 전염성 난치병으로 피부에 살점이 불거져 나오거나 반점이 생기고,
  지각 마비되며 눈썹 빠지고, 손발, 얼굴의 변형된다.

- lupus vulgaris 심상성 낭창
  일종의 피부결핵으로 진피에 빨간 반점이 생기고 궤양과 소양증을 수반한다.

## (16) 바이러스성 피부질환

- exanthematous viral disease
  바이러스가 발생시키는 전염성 피부 질환으로 발진, 발적이 나타나며 예방접종을 실시해야 한다.

- rubeola, measles 홍역
  홍역바이러스

- rubella, German measles 풍진
  풍진바이러스

- varicella, chicken pox 수두
  수두-대상포진바이러스(varicella-zoster virus)

- variola, small pox 두창, 천연두
  천연두바이러스로 예방접종으로 완전 소멸된다.

## (17) 일반적 피부병태

- pyoderma 고름피부증, 농피증
  농가진같은 세균성 피부 감염으로 고름이 생기는 급성 · 만성 질환으로 포도상구균, 연쇄상구균
  이 외부로부터 피부에 침입하여 화농성 변화를 일으킨다.

- dermatosis 피부병
  염증과 관련이 없는 피부에 생기는 모든 병을 나타내는 용어이다.

- ichthyosis 비늘증, 어린선
  피부에 물고기 비늘모양의 비늘이 생기며 건조하고 두꺼워지는 것이 특징인 유전적 장애질환이
  다. 원인은 피부세포 생산이 빨리 증가되거나 피부의 자연적 허물이 늦게 벗겨지기 때문이다. 유
  전성 및 비유전성으로 나뉜다.

피부

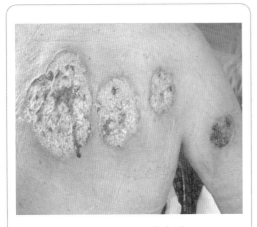

● 그림 10-64 ● 고름피부증

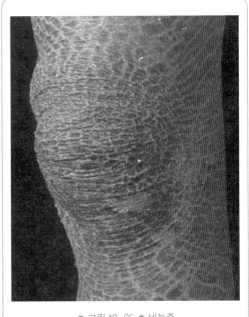

● 그림 10-65 ● 비늘증

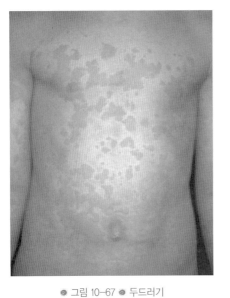

● 그림 10-67 ● 두드러기

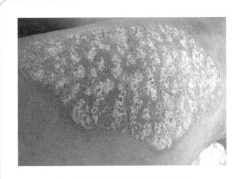

● 그림 10-66 ● 마른 버짐, 건선

- psoriasis 마른 버짐, 건선

  피부의 만성 염증성 질환으로 원형이나 타원형 홍반에 돌비늘 같은 각질층이 두껍게 겹쳐 쌓여 은백색을 띈다. 무릎, 팔꿈치, 머리 등에서 나타난다.

- urticaria (hives) 두드러기, 담마진

  알레르기 반응에 의한 팽진이다.

• xeroderma 피부마름증, 피부건조증

과도하게 피부가 건조해지는 것이다. 그림 10-68

• herpes zoster 대상포진 shingles

수두대상포진 바이러스감염으로 발생하는 수포성 피부질환으로 이 바이러스에 면역이 없으면
수두이고 면역이 있으면 대상포진으로 나타난다. 일정한 말초신경 지배영역에 통증이 심하고,
발적, 띠 모양의 작은 수포들이 생긴다. 피부증상, 신경증상을 일으킨다.

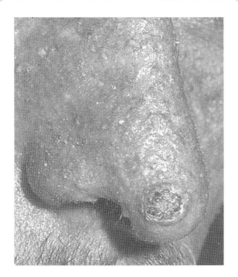

● 그림 10-68 ● 피부마름증

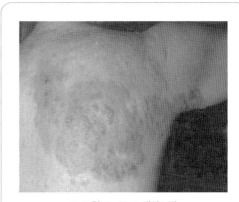

● 그림 10-69 ● 대상포진

## (18) 피부 성장물 (skin growth)

• callus 굳은 살 corn (cf. 가골, 애벌뼈)

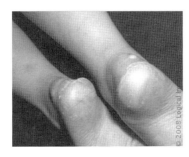

● 그림 10-70 ● 굳은살

피
부

발가락 관절을 덮고 있는 피부의 케라틴층이 지속적 마찰로 손이나 발의 피부가 두꺼워지는 것으로 꼭 끼는 신발 등이 원인이다.

- cicatrix 흉터
  외상이 치유된 자리의 피부 위에 남는 변성부분으로 진피로부터 피하조직까지의 결손을 메운 육아조직의 표면을 표피가 덮어서 생긴 면이다.

- hyperkeratosis 각화증
  피부각질층의 증식으로 원인은 비타민A 결핍, 조직에 대한 기계적, 물리적 자극, 과다한 남성호르몬 및 에스트로겐의 자극 등이 있다.

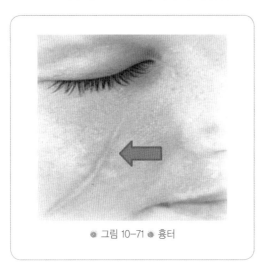

◉ 그림 10-71 ◉ 흉터

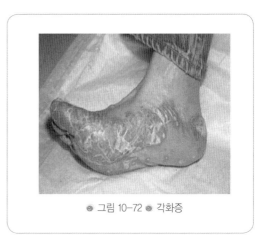

◉ 그림 10-72 ◉ 각화증

- granulation 육아, 과립
  상처가 치유되는 과정에서 생기는 육아형성 및 과립현상의 조직 증식이다.

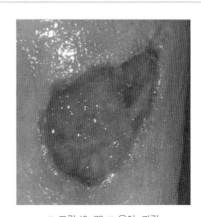

◉ 그림 10-73 ◉ 육아, 과립

- granuloma 육아종

  표피의 육아조직으로 이루어진 작은 결절로 염증, 손상, 감염으로 인해 발생한다.

- keloid 켈로이드, 해족종

  외과적 처치에 의해 생긴 흉터가 과다하게 성장하고 두꺼워진 것이며 유전적이며 흑인에게 많이 발생한다.

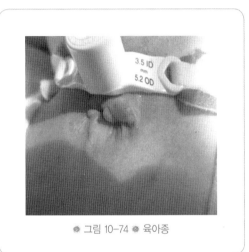

◉ 그림 10-74 ◉ 육아종

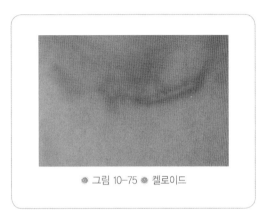

◉ 그림 10-75 ◉ 켈로이드

- nevus 모반 mole

  피부에 멜라닌세포로부터 발전된 작고 검은 피부 성장물이다. 일반적으로 양성한다. 그림 10-76

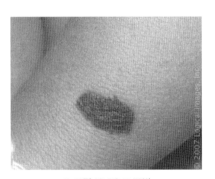

◉ 그림 10-76 ◉ 모반

- steatoma 지방종

  피지선내에 저류된 지방괴이다.

## 19) 피부 암

치유 가능한 악성 종양으로 빛에 노출되는 것이 주된 원인으로 본다.

- basal cell carcinoma 기저세포암
  표피의 기저층에 생기는 악성종양으로 피부암 중 해가 가장 적고 다른 부위 전이가 거의 없다. 주로 얼굴, 목에 발생하고 분홍색이며 매끄럽고 중앙부위가 함몰되어있으며 쉽게 출혈이 생기는 경향이 있다.

- squamous cell carcinoma 편평세포암
  상피의 편평세포에서 발생하며 얇으며, 다른 신체로 전이가 빠르다. 피부에 궤양이 나타나며 치유되지 않거나 궤양과 가피가 같이 나타난다.

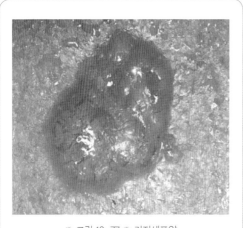

◉ 그림 10-77 ◉ 기저세포암

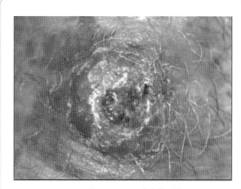

◉ 그림 10-78 ◉ 편평세포암

- malignant melanoma 악성 흑색종
  멜라닌 세포에서 발생하는 피부암으로 임파계, 혈액을 통해 전이된다. 때로는 매우 위험하고 치명적이다.

## 20) 화상 (burns)

- burn 화상
  열, 불꽃, 전기, 태양, 화학물질, 방사선에 의해 조직이 손상을 입는 것이다.
  분류(신체피부표면의 퍼센트와 피부층의 깊이에 따라)
  1도 화상(표재성) : 표피 파괴, 홍반
  2도 화상(부분층) : 표피와 진피 파괴, 수포 발생
  3도 화상(전층) : 피하층까지 파괴

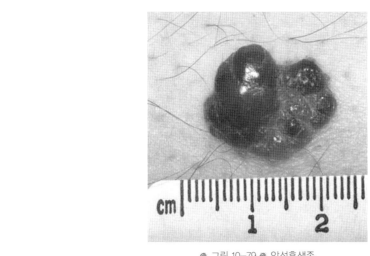

◎ 그림 10-79 ◎ 악성흑색종

– rules of nine 9의 법칙

　화상의 범위를 측정하기 위하여 체표면적을 구분한다.

　(머리/얼굴/목 9%, 몸통 앞 뒤 각각 18%, 생식기부위 1%, 다리 좌우 각각 18%, 팔 좌우 각각 9%)

　화상의 넓이의 정확한 추정은 수액요법의 결정에 있어 중요한 문제로서 체표면적에 대한 화상 범위의 백분율(%)로 표시한다.

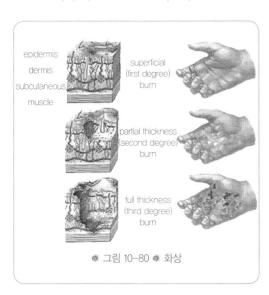

◎ 그림 10-80 ◎ 화상

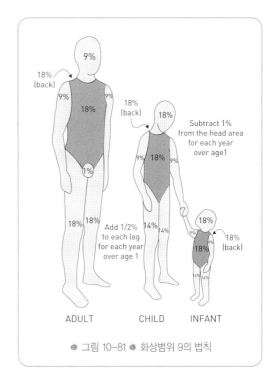

◎ 그림 10-81 ◎ 화상범위 9의 법칙

# 4.수술 용어

- transdermal medications 경피 투여
  여드름과 같은 피부 문제를 치료하기 위하여 화학적 물질이나 약물을 피부에 투여하는 것
  - Topical 국소적 약물
    가려움이나 염증 완화를 목적으로 특정 위치에 투여

- ointment 연고
  피부에 바르는 연고이다.

- cortisone ointment 코르티손 연고
  피부점막의 급성염증, 알레르기 만성피부병에 바른다. 부작용으로 부종, 과민증 등이 있다.

- topical steroid 도포성 스테로이드

- nitroglycerin 니트로글리세린
  협심증 치료제로 급성발작시에 사용한다.

- hormone : 호르몬 교체치료 등

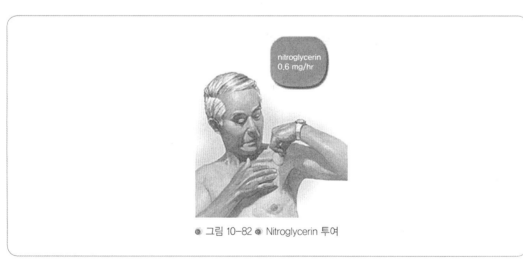

◉ 그림 10-82 ◉ Nitroglycerin 투여

- cauterization 지짐술
  환부조직을 열이나 전기 혹은 화학물질을 이용하여 태워서 파괴하고 그 뒤 양호한 육아조직을
  재생시키는 방법으로 치질, 자궁경부 미란 등에 사용된다.

- dermabrasion 박피술

  여드름, 수두 반흔 등 피부 표면의 흉터나 흔적들을 깎아 없애기 위하여 동결한 표피와 필요량
  의 진피를 기계적 방법(솔, 사포 등)을 이용하여 제거하는 것이다.

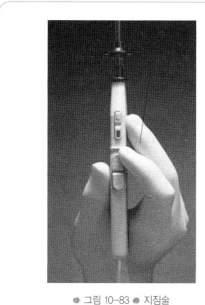

그림 10-83 ● 지짐술

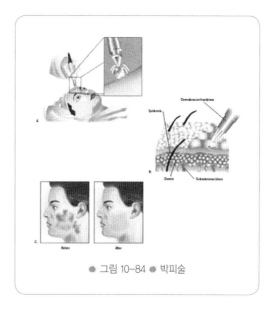

그림 10-84 ● 박피술

- cryosurgery 냉동술

  아주 차가운 물질을 이용하여 병적, 정상조직을 파괴하여 그 부분을 제거하는 것으로 사마귀나
  종양 제거 목적

- debridement 죽은 조직 제거술, 데브리망, 변연절제술

  상처로부터 감염을 예방하기 위하여 이물, 괴사조직, 오염조직을 상처 또는 감염병터나 그 인접
  부위를 제거하고 주위의 건강한 조직을 노출시키는 것이다.

- electrodesiccation 전기건조법

  고주파 전류를 사용하여 조직을 건조시키는 것이다.

- fulguration 고주파방전요법

  고주파 전류를 사용하여 조직을 파괴시키는 것이다.

피
부

- skin graft 피부이식

창상이 넓어 일차 봉합이 어려운 경우 시행한다. 화상이나 상해, 질병이 있는 조직의 외과적 제거로 소실된 부분을 덮기 위해 피부를 이식하는 것으로 주로 팔, 엉덩이 등에서 제공 받는다.

  - autograft(자가이식)

    동일개체의 어느 한 부위에서 다른 부위로의 이식 (자신의 피부를 신체의 다른 부위에 이식)

  - allograft(동족이식)

    동종에서 유전적으로 다른 개체 간의 이식 (타인의 피부를 이식)

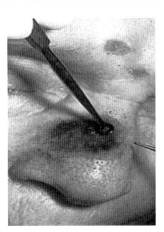

◉ 그림 10-85 ◉ 전기건조법

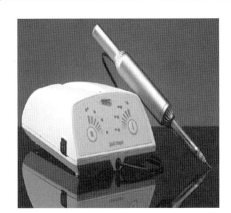

◉ 그림 10-86 ◉ 고주파방전요법

- 두께에 따른 분류

  - split thickness skin graft

    표피·진피를 포함한 피부를 1/2정도의 두께로 이식하는 방법으로, 전층 이식이 실용적이지 못할 경우 넓은 부위를 덮어 줄 때 이용되는 방법이다.

  - full thickness skin graft

    지방조직만 제외한 표피와 진피, 모든 부위를 이식하는 것으로서 초기에 봉합하기에는 너무 큰 상처나 얼굴 결손 부위의 착색이나 경축을 없애기 위해 이용한다.

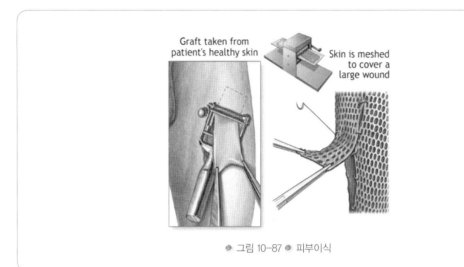

● 그림 10-87 ● 피부이식

· skin test 피부반응검사

알레르기 기원을 찾거나 면역을 결정하고 질병을 진단하기 위해 시행한다. 그림 10-88

– patch test 피부접촉검사, 첩포검사

알레르기성 피부염의 알레르기 항원을 찾기위한 검사이다.

– scratch test 긁은 자국검사

피부를 날카로운 바늘로 긁어 반응을 보는검사이다.

– intradermal test 진피내 검사

즉시형 피부반응과 지연형 피부반응을 보는 것이다.

– mantoux test 망투검사

결핵진단을 위한 피부반응 검사이다.

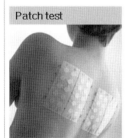
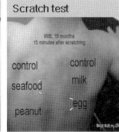
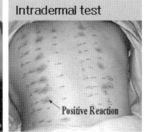
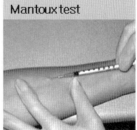

● 그림 10-88 ● 피부반응검사

- dermatoplasty 피부성형술

  피부를 절개해서 결손부위를 메우거나 피부를 이식하는 수술이다.

- diascope 압시경, 눌러보개

  유리 또는 투명한 플라스틱이나 보통 편평한 칼날 또는 현미경용 슬라이드 유리로서 피부에 압착하여 혈관을 비우게하고 피부가 파랗게 된 후에 피부에 발생한 변화를 관찰할 수 있게 되는 것이다.

*아래는 피부의 모습이다. 1~3 물음에 답하시오.

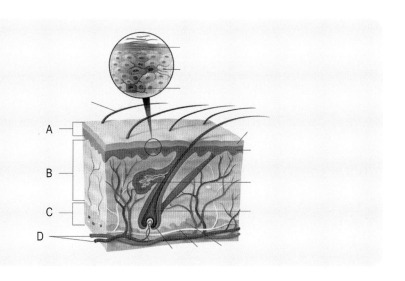

01　표피를 지지하는 곳으로  혈관, 신경, 땀샘, 모낭과 모근 등이 분포하는 피부층은?

　　(기호 :　　　　　　　　의학용어 :　　　　　　　　)

02　편평상피조직이며, 지속적인 각질의 생성과 탈락이 일어나는 피부층은?

　　(기호 :　　　　　　　　의학용어 :　　　　　　　　)

03　지방조직이 많고 근육 표면과 피부를 연결하는 피부층은?

　　(기호 :　　　　　　　　의학용어 :　　　　　　　　)

＊4~15 문제를 아래 보기에서 골라 답을 쓰시오.

〈보기〉

- impetigo
- tinea capitis
- mast cell
- osmidrosis
- paronychia
- skin graft
- collagen
- urticaria
- dermabrasion
- systemic lupus erythematosus
- tinea pedis
- purpura
- leprosy
- scabies
- onychia
- melanocyte
- keratin
- petechia
- nevus
- hair follicle

04  진피의 결합조직에서 발견되며, 손상, 감염, 알레르기에 반응하는 이것은?

05  털을 생산하는 곳으로 피부 속에 위치한 내피 안에서 털뿌리를 싸고 털의 영양을 제공하는 주머니는?

06  피부를 구성하는 세포중의 하나로 표피의 기저층에 존재하며, 인종의 피부 색깔을 결정하는 것은?

07  대개 모세혈관의 파열에 의하며, 직경 1mm이하의 약간 돋아 오른 원형의 자적색의 출혈은?

08  겨드랑이 부위의 땀이 세균성 분해에 의해 고약한 냄새를 풍기는 질환은?

09  피부 내 출혈로 인하여 피부 표피를 통해 쉽게 보이는 자홍색 또는 적갈색 반점을 특징으로 하는 일련의 병은?

10  발, 특히 발가락 사이와 발바닥의 만성 표재성 곰팡이증은?

11  주로 어린아이들에서 나타나는 세균에 의해 농포, 수포와 딱지를 주증상으로 하는 피부병은?

12  주로 세균에 의해 손톱주위에 발생한 염증은?

13  나균에 의하여 감염되는 만성 전염성 난치병은?

14  주로 여성에게 발생하는 전신 자가면역질환의 대표적 질병은?

15 피부 표면에 있는 흉터나 흔적들을 깎아내어 없애기 위하여 동결한 표피와 필요량의 진피를 제거하는 것은?

16 물질을 진피 내로 주사하거나 국소적으로 바른 결과를 관찰하여 물질의 신체에 대한 반응을 결정하는 검사는?

17 당뇨, 색전 등의 원인으로 혈액공급이 차단되어 조직이 죽는 현상은?

18 피부에 시행하는 검사법이 아닌 것은?
① patch test            ② scratch test
③ intradermal test       ④ mantoux test
⑤ friedman test

19 동의어로 연결 되지 않은 것은?
① alopecia-baldness       ② pruritus-itching
③ wheal-urticaria        ④ macule-warts
⑤ decubitus ulcer-bed sore

20 피부에 생기는 악성종양이 아닌 것은?
① angioma             ② squamous cell carcinoma
③ melanoma           ④ kaposi sarcoma
⑤ basal cell carcinoma

피부

정답

01. B, dermis    02. A, epidermis    03. C, subcutaneous tissue      04. mast cell
05. hair follicle    06. melanocyte    07. petechia    08. osmidrosis     09. purpura
10. tinea pedis    11. impetigo    12. paronychia    13. leprosy
14. systemic lupus erythematosus    15. dermabrasion    16. skin test      17. gangrene
18. ⑤    19. ④    20. ①

# 제11장 감각

## 1. 감각기관이란?

감각을 담당하는 기관이다.

- 5가지 감각기관
  인체 외부에서 발생한 물리적 자극을 neuron을 활성화시킬 수 있는 전기적 신호로 바꾸는 역할이다. 발생한 neuron의 전기적 신호는 신경을 통해 뇌로 이동하고, 뇌에서 인간의 사고에 변화를 일으킨다.
  - 시각기관
    외부의 광자극을 전기적 신호로 바꾸는 역할이다.
  - 청각기관
    외부 공기의 압력변화(소리)를 전기적 신호로 바꾸는 역할이다.
  - 촉각기관
    피부의 압력변화를 느낀다.
  - 미각기관
    혀에 분포, 침이나 수용액에 녹아있는 화학물질에 따라 서로 다른 전기적 신호의 조합을 만들어 낸다.
  - 후각기관
    코에 분포, 공기 중 화학물질에 따라 서로 다른 전기적 신호의 조합을 만들어내는 역할을 한다.

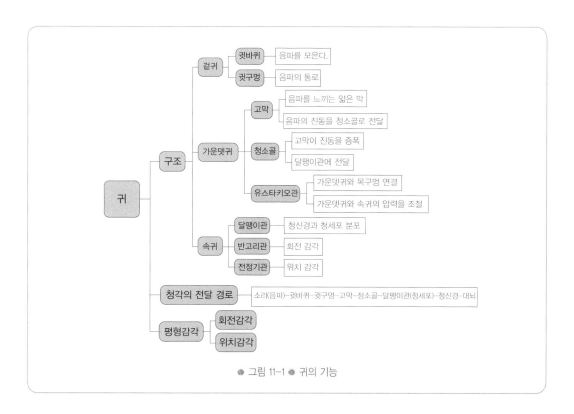

● 그림 11-1 ● 귀의 기능

## 2.해부학적 용어

### 1) 귀 ear

- 귀의 분류
  ① 바깥귀(outer ear) ⎫
  ② 가운데귀(middle ear) ⎬ 소리의 전도 기능
  ③ 속귀(inner ear) — 소리를 받아 뇌의 대뇌피질로 전달하는 기능

  ① 바깥귀
    귓바퀴(auricle) + 바깥귀길(external auditory meatus)
    - auricle, pinna 귓바퀴
      바깥귀의 돌출부분이다.
    - external auditory meatus 바깥귀길, 외이도
      귓바퀴에서 고막으로 이르는 통로이다.
    - cerumen, ear wax 귀지
      외이도에서 분비되는 왁스 같은 물질이다.

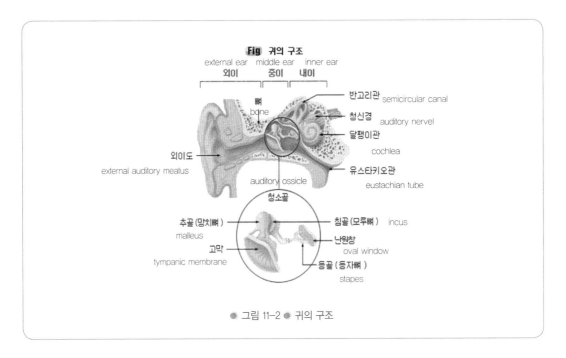

**Fig** 귀의 구조

external ear　middle ear　inner ear
외이　　　　중이　　　내이

뼈
bone

반고리관 semicircular canal
청신경 auditory nervel
달팽이관
cochlea

외이도
external auditory meatus

유스타키오관
eustachian tube

auditory ossicle

청소골

추골(망치뼈)
malleus

고막
tympanic membrane

침골(모루뼈)　incus

난원창
oval window

등골(등자뼈)
stapes

◉ 그림 11-2 ◉ 귀의 구조

② middle ear, tympanic cavity 가운데귀
　바깥귀에서 전해온 공기의 진동을 기계적인 진동으로 바꾸는 곳으로 공기로 차있다. 고막에서 받은 진동을 속귀로 전달한다.
　- tympanic membrane, ear drum 고막
　　바깥귀와 가운데귀 사이의 막이다.
　- auditory ossicle 귀속뼈, 이소골, 청소골
　　가운데귀에 있는 3개로 구성된 작은 뼈(small bone)
　　귀속뼈는 관절로 연결되어있어 고막에서 받은 진동을 속귀로 전달한다.
　- malleus 망치골뼈
　　세 개의 작은 뼈 중 가장 크고 고막의 진동을 속귀에 전달한다.
　- incus 모루골뼈
　　망치뼈와 등자뼈 사이에 있는 모루모양의 뼈이다.
　- stapes 등자골뼈
　　모루뼈와 안뜰창 사이를 연결하는 뼈로 신체에서 가장 작다.
　- oval window 안뜰창, 난원창
　　가운데귀와 속귀사이의 막으로 소리를 증폭시킨다.
　- eustachian tube, auditory tube, 귀인두관, 유스타키오관
　　비인두(nasopharynx)와 가운데 귀를 연결하는 통로이며 고막내외의 압력이 대기압과 동일하도록 유지하는 역할이다.

③ inner ear, labyrinth 속귀, 미로

음파를 뇌로 전달하고 평형감각을 유지하는 기능이다.

- cochlea 달팽이관, 와우

  달팽이 모양의 나선으로 감긴 관이다. 와우관에는 액체인 외림프(perilymph)와 내림프(endo-lymph)로 채워져있다. 이 속에 청각수용기관인 코르티기관(organ of corti)이 있다. 음파의 움직임에 따라 음파를 청신경(auditory nerve fiber)으로 전달하여 대뇌피질에서 인지하도록 한다.

- auditory nerve fibers 청신경

  속귀에서 뇌로 신경자극을 전달한다.

- organ of equilibrium(balance) 평형기관

- semicircular canal 반고리뼈관

  귓속에서 평형감각을 맡고 있는 기관이다.

- saccule 둥근주머니, 구형낭

  속귀안에 존재하는 막이로 중에서 평형감각을 담당한다.

- utricle 타원주머니, 타원낭

  타원주머니, 속귀의 반고리관 밑에 있는 주머니 모양의 기관으로 몸의 운동이나 평형을 담당한다.

• 소리의 전달 경로

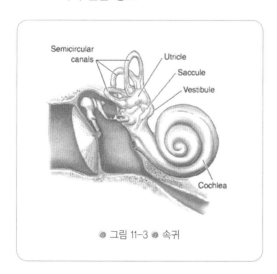

◉ 그림 11-3 ◉ 속귀

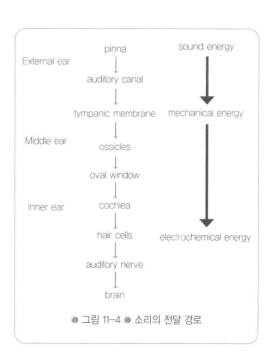

◉ 그림 11-4 ◉ 소리의 전달 경로

## 2) 눈

- 시각기관

  안구와 눈 부속기로 구성되어 있으며 안구는 안와(orbit)의 전반부에 위치하고, 지방 및 결체조직으로 둘러싸여 있다. 앞 쪽만 외부로 노출되어 있다.

- 안구의 크기는 성인의 경우 24mm 정도, 용적은 6.5cc 정도(탁구공크기)이다.

- 눈의 구성
  - 외막(각막, 공막)
  - 중막(외막내부의 혈관성 조직)
    홍채, 섬모체, 맥락막으로 구성
  - 내막(망막)
  - 눈의 내용물(수정체, 유리체, 방수)

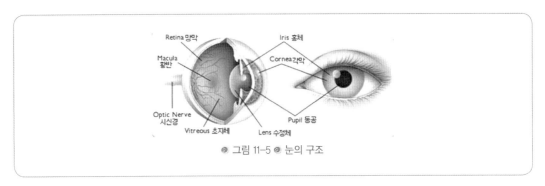

◎ 그림 11-5 ◎ 눈의 구조

## (1) 외막

- cornea 각막

  안구의 외막 중 앞쪽 1/6을 차지하는 투명한 무혈관 조직이다.

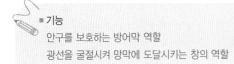

■ 기능

안구를 보호하는 방어막 역할

광선을 굴절시켜 망막에 도달시키는 창의 역할

성인각막의 두께는 중심부 0.5mm, 주변부 0.7mm로 약간 두꺼운 오목렌즈 형태이다.

- sclera 공막, 흰자위막

  안구 외막 중 뒤쪽 5/6를 차지한다. 앞쪽으로는 각막과 연결, 뒤쪽으로는 시신경집(sheath)과 연결되어 있으며 치밀한 섬유성 조직으로 희고 단단하다.

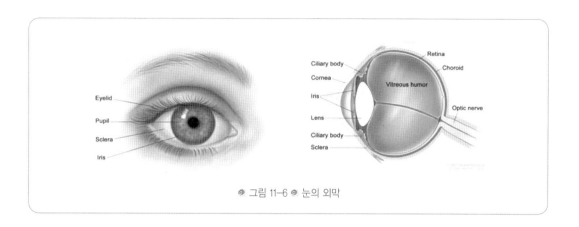

◈ 그림 11-6 ◈ 눈의 외막

## (2) 중막

혈관성 조직, 각막과 공막에 의해 보호되고 망막에 영양을 공급한다.

• iris 홍채

포도막의 가장 앞부분에 있고, 각막과 수정체 사이에 위치하고 있다.

– anterior chamber(각막과 홍채사이 공간) : 전방

– posterior chamber(홍채와 수정체사이 공간) : 후방

홍채의 중앙에는 구멍이 나있다(동공, pupil). 동공은 눈으로 들어가는 광선의 양을 조절하는 조리개 역할을 한다.

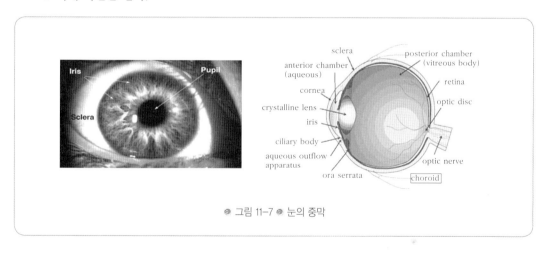

◈ 그림 11-7 ◈ 눈의 중막

• ciliary body 섬모체, 모양체

모양체근의 작용에 의해 수정체를 변형시켜 조절력을 적절히 유지한다. 방수의 생산과 배출기능을 수행한다.

감각

• choroid 맥락막, 얽힘막

망막과 공막 사이에 위치한 혈관으로 공막을 통해 들어오는 광선을 차단한다.

## (3) 내막

• retina 망막

안구의 가장 안쪽에 있는 막으로 시각기능(사진기의 필름 역할)을 한다. 외측으로부터 색소상피층, 시각세포(원뿔, 막대세포)층, 쌍극세포층, 신경절세포층, 신경섬유층으로 구성되어 있다. 정상인 눈에 빛이 통과하면 망막의 황반부(macula)에 보고자하는 물체의 상이 맺히게 하여 이를 분석하여 뇌로 전달(optic nerve)한다. 황반(macula)은 신경세포가 가장 많이 분포하고 있어 물체를 선명히 감식할 수 있다. 시각신경원반, 시각신경유두로 시간신경이 안구에서 빠져나가는 공간이다.

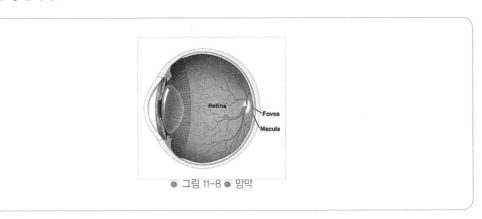

◎ 그림 11-8 ◎ 망막

## (4) 안(눈) 내용물

• lens 수정체

볼록렌즈모양의 투명한 구조이며 홍채뒤에서 모양소대에 의해 매달려있고, 앞쪽에는 방수가 뒤쪽에는 유리체(vitreous body)가 있다.

– 눈의 굴절기관 기능

탄력성이 있어 모양체 근육의 수축으로 모양소대가 이완되면 통통한 둥근모양이 되어 굴절력이 증가(accommodation)하고, 거리에 따라 물체를 선명히 볼 수 있다. 나이가 들면 탄력성이 소실되어 모양체 근육이 수축하여도 수정체의 굴절력이 증가되지 않아 근거리를 보기 위해서 돋보기가 필요하다(노안).

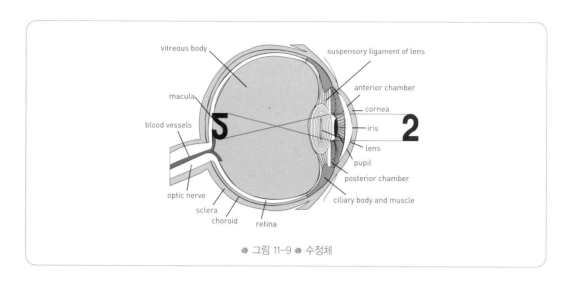

● 그림 11-9 ● 수정체

• vitreous body  유리체, 초자체

투명하고 혈관이 없는 젤로 안구용적 및 무게의 2/3를 차지한다. 안구의 형태와 투명도유지에 중요한 역할을 한다.

• aqueous humor 방수

투명한 액체로 각막을 광학적으로 적당한 형태로 유지하고, 안압을 일정하게 유지한다. 또한 수정체와 각막에 영양분을 공급(안구의 찌그러짐을 막기 위해서 안구 내 압력이 대기압보다 높아야 함)한다. 모양체에서 생산된 방수는 동공을 통해 앞방으로 빠져나간 후 우각(angle)의 섬유주(trabecular meshwork)와 쉘렘관(schle-mm's canal)을 통과하여 방수정맥(aqu- eous vein)으로 배출된다.

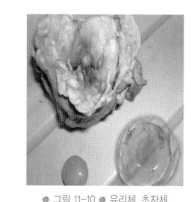
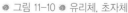

● 그림 11-10 ● 유리체, 초자체

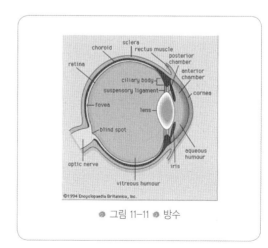

● 그림 11-11 ● 방수

## (5) 눈 부속기

- orbit 안와

  안구가 놓이는 공간이다.

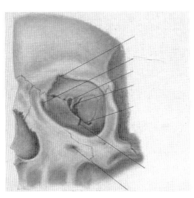

◉ 그림 11-12 ◉ 안와

- eyelid 눈꺼풀

  외부의 자극으로부터 눈을 보호한다. 눈으로 들어가는 광선의 양을 차단한다.

- conjunctiva 결막, 이음막

  안구와 눈꺼풀을 결합하는 점막으로 감각신경섬유가 다량 분포하여 작은 이물에도 민감하여 다량
  의 눈물을 분비하고 씻어낸다.

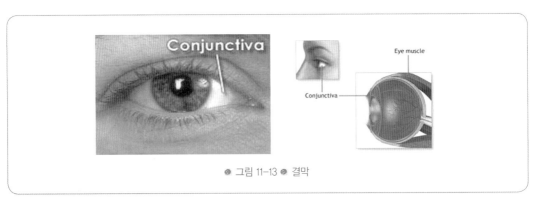

◉ 그림 11-13 ◉ 결막

- 눈물기관
  - 눈물샘(lacrimal gland) 눈물 분비
  - 눈물주머니(lacrimal sac)

─ 눈물관(lacrimal duct)

비강으로 눈물을 배출한다.

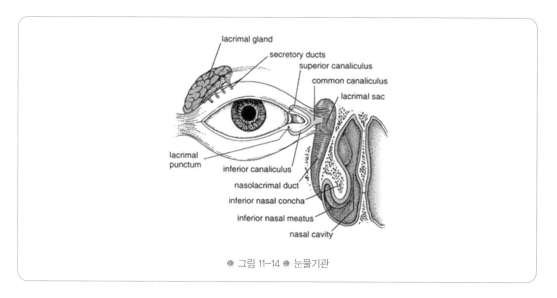

◉ 그림 11-14 ◉ 눈물기관

• extraocular muscle 외안근

눈 돌림 조절을 하는 기능이다.

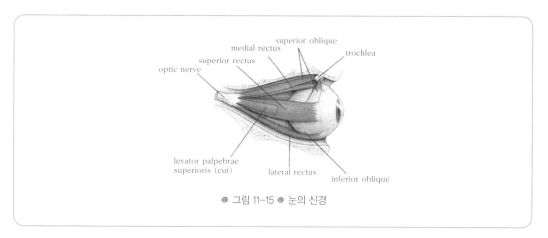

◉ 그림 11-15 ◉ 눈의 신경

• 신경

• 혈관

# 3.증상 용어

## 1) 귀

- dizziness 어지럼
  머릿속이 움직이는 것 같은 느낌을 갖게 되는 불안정 감각

- vertigo 현기증 , 어지러움
  주위 공간에 대해 자신이나 혹은 공간이 마치 움직이고 있다고 느끼는 이상감각이다.

- Earache, otalgia 귀통증, 귀아픔

- otorrhea 이루, 귓물
  귀에서 고름이 나오는 증세이다.

- tinnitus 이명
  몸 밖에 음원이 없는데도 윙윙거리며 귓속에서 잡음이 들리는 병적인 상태이다.

- otomycosis 귀곰팜이증, 귀진균증
  바깥귀길의 진균감염증으로서 가려움 및 삼출성 염증을 특징으로 한다.

## 2) 눈

- achromatopia 완전색맹
  전체 색의 결함

- amaurosis 흑암시, 흑내장
  시신경질한과 같이 뚜렷한 안질환 없이 시력상실된 상태이다.

- amblyopia 약시
  기질적 이상이나 굴절장애 없이 시력이 약화되어있는 상태이다.

- aniridia 무홍채

- aphakia 무수정체
  선천적 부재 또는 백내장 등으로 후천적으로 제거된 상태이다.

- arcus senilis 노인환
  50대 이상에서 나타나는 퇴행성 변화로 각막 가장자리를 둘러싸는 회색 백륜

- diplopia 복시, 겹쳐보임

  단일 물체가 2개의 상으로 보여지는 상태이다.

- epiphoria 눈물흘림, 유루

  눈물관의 협착에 의해 비정상적으로 다량의 눈물이 흐르는 것이다.

- exophthalmos 눈알돌출증

  갑상샘 중독증과 관련된 안구 돌출

- hypopyon 앞방축농, 앞방고름

  눈의 앞방(전방, anterior chamber)에 고름을 축적한다.

- hyphemia 앞방출혈

  눈알속의 앞방안에 생긴 출혈이다.

- congestion 울혈, 충혈

  몸안에 장기나 조직에 정맥의 피가 몰려있는 것이다.

- miosis 축동, 동공(pupil)수축

  동공조임근의 작용에 의하여 동공이 축소됨(가까운 거리 물체를 보거나 빛에 자극되는 경우)

- mydriasis 동공확대,산동

  밝은곳에 가면 축소하고 어두운 곳에 가면 넓어져서 빛의 양을 조절하여 너무 강한 빛에의한 망막의 손상을 방지한다.

- nystagmus 안구진탕, 눈떨림

  안구가 불수의적으로 빠르게 움직이는 신경학적 질환이다.

- papilledema 시각신경유두부종, 울혈유두

  뇌압상승으로 시신경원판(optic disk)에 부종과 충혈이 오는 상태이다.

- photophobia 눈부심

  눈의동공이 열려 있어 지나친 빛이 눈에 들어오면 눈부심을 느낀다. 홍채의 작용이 원활치 않은 녹내장, 홍채염 등에서 나타난다.

- scotoma 암점

  시야 내에 있는 섬 모양의 시야 결손부

- synechia 홍채유착
  홍채(iris)가 각막(cornea) 또는 수정체(crystalline lens)에 유착되는 것이다.

- xerophthalmia 눈마름증, 건성안
  눈이 건조해 지는 현상, 점액분비가 비정상적으로 결막과 각막이 심하게 건조한 상태이다.

- emmetropia (normal vision) 정상시력
  시력이 정상적인 눈이다.

- astigmatism 난시
  각막이나 수정체의 굴절면이 고르지 않아 망막에 정확히 상에 맺히지 않는 현상이다.

- amblyopia 약시
  약한 시력을 가진 사람, 아무런 기질적 병이 없는데도 시각기능이 저하되는 것이다.

- hyperopia(hypermetropia) 원시, far-sightness
  상이 망막뒤에 맺혀지는 현상으로 원거리물체를 잘 본다.
  볼록렌즈(biconvex lens)로 교정한다.

- presbyopia 노안, 노인성 시력부전
  수정체의 노화현상에 의한 시력 장애이다.

- myopia (near-sightness) 근시
  상이 망막 앞에서 맺혀지는 현상으로 근거리 물체를 잘 본다.
  오목렌즈(biconcave lens)로 교정한다.
  근시 분류 : 경도(-2.0 디옵터 이하), 중등도(-2.0~-6.0), 고도(-6.0 이상)

- nyctalopia 야맹증
  밤이나 어두운 광선상태에서는 보이지 않고 낮에만 시력이 좋다. 망막간체의 기질적 장애로 광감각이 저하된 상태이다.

# 4.진단 용어

## 1) 귀

### (1) 외이

- anotia 귀없음증
  선천적으로 한쪽 또는 양쪽의 바깥귀가 없는것이다.

- impacted cerumen 귀지떡
  바깥귀 길벽에 붙어있는 굳은 덩어리를 만든 귀지이다.

- macrotia 대이증
  귀, 특히 바깥귀가 과도하게 큰 것이다.

- microtia 소이증
  바깥귀의 모양이 선천적으로 작게 태어나는것이다.

- otitis externa 바깥귀길염, 외이도염
  바깥귀길의 피지선, 귀지선에 염증이 생겨 통증과 발열, 난청, 귀울림 등의 증상이 나타난다.

### (2) 중이

- cholesteatoma 진주종
  가운데귀 내의 주머니에 피부세포와 콜레스테롤이 축적되며 대부분 만성 중이염의 결과로서 고막천공과 관련되어있다.

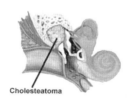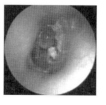

◉ 그림 11-16 ◉ 진주종

- eustachian salpingitis 귀인두관염
  귀인두관에 일어나는 염증으로 난청, 귓속 가려움증을 일으킨다.

- mastoiditis 꼭지돌기염, 꼭지염
  주로 중이염이 오래되어 만성중이염으로 발전시 발생한다. 치료는 꼭지돌기 전체를 수술로 제거해야한다.

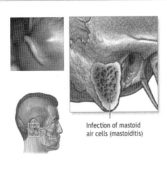

● 그림 11-17 ● 꼭지염

- myringitis 고막염
  고막에 생기는 급·만성 염증이다.

- otitis media 가운데귀염, 중이염
  – suppurative otitis media 화농성 중이염
    세균성 감염으로 농을 형성한다. 항생제를 투여하거나 고막절개술을 시행하여 치료한다.
  – serous otitis media 장액성 중이염
    혈청 축적과 함께 가운데귀의 비감염성 염증으로 고막천자나 고막절개술을 시행하여 치료한다.

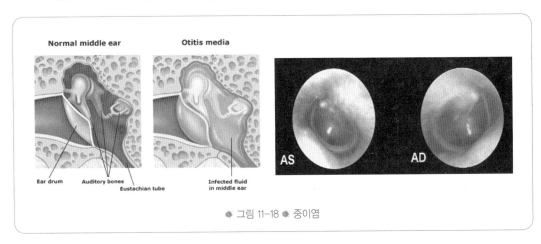

● 그림 11-18 ● 중이염

(3) 내이

- labyrinthitis 미로염, 내이염
  속귀에 염증이 생기는 병으로 가운데 귀염을 앓은 후에 생기며 뇌척수막염, 매독, 귀의 외상이
  원인이기도 한다.

- meniere's syndrome 메니에르병, 알러지성 미로수종
  달팽이관 내의 내림프 압력이 올라가는 것이 특징이다. 원인불명이며, 심한 현기증, 오심, 구토,
  두통, 이명, 청력상실의 증상이 나타난다.

- otosclerosis 귀경화증
  귀 미로의 골조직 경화이며 속귀에 해면뼈(spongy bone)가 증식하여 등자골에 골성 강직과
  청력상실이 생길 수 있다. 등자골절제술(stapedectomy), 창냄술(fe-nestration)시행하여
  치료한다.

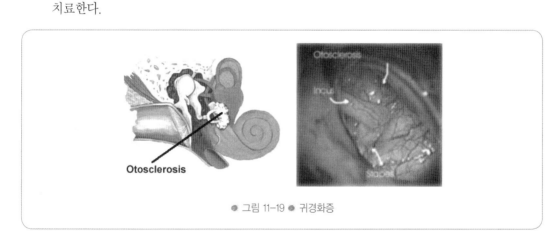

● 그림 11-19 ● 귀경화증

- presbycusis 노인성 난청
  고령으로 인해 발생하며 청력을 소실한다.

(4) 기타

- acoustic neuroma 청신경종
  뇌의 청신경(8번)에서 유래하는 양성 종양으로 이명, 현기증, 청력소실 등이 나타난다. 그림 11-20

- deafness 난청, 귀머거리
  – presbycusis 노인성난청
  연령이 증가함에 따라 일어나는 진행성 청력의 감퇴이다.

감각

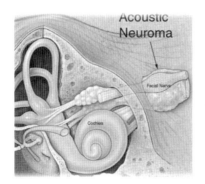

● 그림 11-20 ● 청신경종

- acquired deafness 후천성 난청
  태어난 후에 청력이 감퇴된다.
- conductive deafness 전도성 난청
  음파를 달팽이관에 전달하는 가운데귀의 귓속뼈, 안뜰창과 고막의 장애이다.
- sensorineural deafness 신경성 난청
  달팽이관과 청신경의 장애이다.
- central deafness 중추난청
  귓길 혹은 듣기중추에 원인이 있는 경우 발생한다.

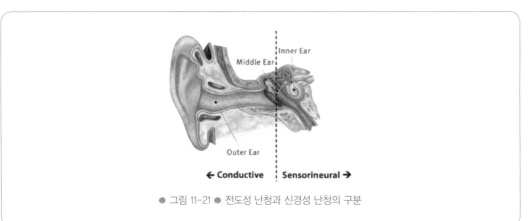

● 그림 11-21 ● 전도성 난청과 신경성 난청의 구분

## 2) 눈

### (1) 선천성

- aphakia 수정체없음증, 무수정체증
  눈의 수정체가 없는것, 백내장 수술 후 적출하는 경우에도 의한다.

- coloboma 결손
  선천적으로 눈 조직의 결손 또는 결함이다.

### (2) 퇴행성

- blepharoptosis 눈꺼풀처짐증, 안검하수증
  위눈꺼풀이 정상위치 이하로 처지는 것이다.

- chalazion 콩다래끼, 산립종
  눈꺼풀에 점액을 분비하는 샘 조직 중 눈꺼풀판샘의 만성염증으로 눈꺼풀에 작은 덩어리가 생긴다.

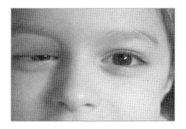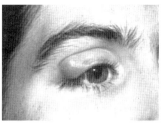

● 그림 11-22 ● 콩다래끼, 산립종

- cataract 백내장
  수정체가 혼탁해져 시력장애가 생긴다(눈동자속이 희게 보임). 선천성 및 후천성으로 나뉘며 노화, 방사선 노출, 백내장 등 전신질환, 만성자외선 노출 등이 나타난다. 수정체낭내적출술, 수정체낭외적출술, 수정체유화흡입술 등으로 치료를 실시한다. 그림 11-23

- diabetic retinopathy 당뇨망막병증
  당뇨병으로 인하여 망막에 분포되어있는 작은 혈관의 이상에 의해 망막이 파괴되어 최종적으로는 실명에 이른다. 미세혈관류, 망막내 점출혈, 신생혈관, 망막정맥의 이완 등이 나타난다. 그림 11-24

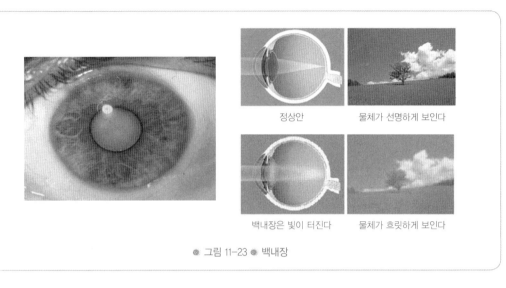

◉ 그림 11-23 ◉ 백내장

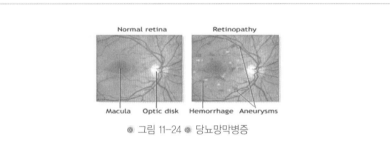

◉ 그림 11-24 ◉ 당뇨망막병증

- diplopia 복시

  하나의 물체가 둘로 보이거나 그림자가 생겨 이중으로 보이는 것이다.

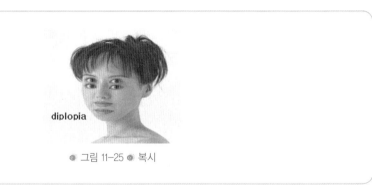

◉ 그림 11-25 ◉ 복시

- ectropion 눈꺼풀겉말림, 외반

  눈꺼풀이 겉으로 말려 올라가는 것으로 안검결막이 노출되고, 코눈물관의 눈물배출이 원활하지 못하다. 그림 11-26

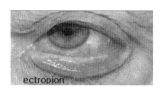

◎ 그림 11-26 ◎ 눈꺼풀겉말림

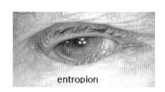

◎ 그림 11-27 ◎ 눈꺼풀속말림

- entropion 눈꺼풀속말림, 내번

  눈꺼풀의 가장자리가 안쪽으로 말려들어가는 것으로 안구에 대한 지속적 자극으로 각막 궤양과 반흔이 형성되며 충혈, 자극, 눈물 등이 나타난다.

- glaucoma 녹내장

  안구의 압력이 병적으로 상승하여 시신경이 장애가 되어 시력이 약해지는 병이다.

  ※ 안내액(방수)

  림프의 일종으로 눈속조직에 영양을 주고, 신진대사를 일으키며 안내압을 일정하게 유지시킨다. 생산된 방수는 전방각으로 배출되고, 배출장애를 받으면 녹내장을 발생시킨다. 원인불명의 원발성 녹내장이 발생하며 홍채염, 안내출혈 등의 결과로 오는 속발성 녹내장도 발생된다. 정상 안압은 15~20mmHg이며 병적으로 안압이 높아지면 동공안쪽이 녹색으로 보이게 된다.

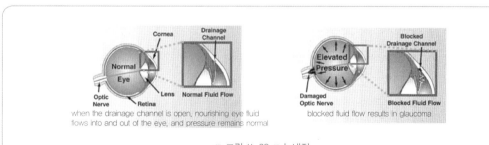

◎ 그림 11-28 ◎ 녹내장

- hemianopia 반맹

  시신경의 일부가 손상되어 시야의 오른쪽 또는 왼쪽의 반에 결함이 있는 것이다.

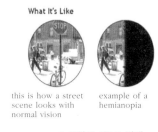

◎ 그림 11-29 ◎ 반맹

• hordeolum, stye 다래끼, 맥립종

눈꺼풀 피지샘의 국소, 화농, 염증성 포도알균이 감염되어 나타나는 현상이다.

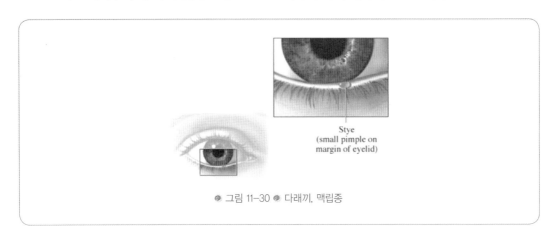

◉ 그림 11-30 ◉ 다래끼, 맥립종

• pterygium 군날개, 익상편

눈각 근방의 결막에 날개모양의 군살이 생겨 그 끝이 각막에 침입하는 증상이다.

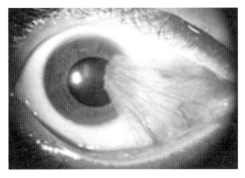

◉ 그림 11-31 ◉ 군날개, 익상편

• retinal detachment 망막박리

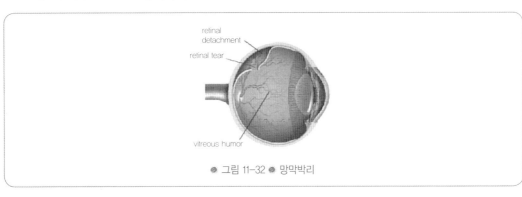

◉ 그림 11-32 ◉ 망막박리

감각

망막이 안저로부터 벗겨져서 유리체강으로 떠올라와 있는 상태이며 고도근시인 경우 많이 발생하며 권투와 같이 안구나 머리에 타박을 입은 경우에도 나타난다.

- scotoma 암점
  시야 내에 있는 섬모양의 시야결손부 그림 11-33

- retinoblastoma 망막모세포종

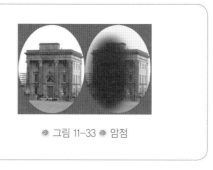

◉ 그림 11-33 ◉ 암점

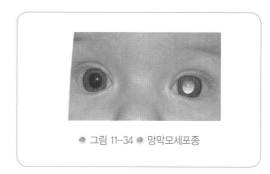

◉ 그림 11-34 ◉ 망막모세포종

망막에 생기는 악성 종양으로 크기가 어느 정도 커지면 동공을 통해 희게 보이는 경우도 있다. 소아의 안구 내 악성종양 중 가장 흔하게 나타난다. 3세 이전에 발생하며 가족력으로 나타나는 경향이 높다.

- strabismus 사시
  좌 · 우안이 바라보는 방향이 동일점을 향하지 않는 상태

  ※ **원인**에 따라
  － 마비성 사시
    항상 고정되어있는 사시
  － 비마비성 사시
    방향에 따라 조금씩 변화되는 사시
  ※ **표현**에 따라
  － 현성사시
    밖에서 보기에 사시로 관찰될 때
  － 잠복사시
    보기에는 정상이나, 검사에서 사시로 나타난다.
  ※ **방향**에 따라
  － 내사시 esotropia
    눈이 안쪽으로 모이는 사시
  － 외사시 exotropia
    눈이 바깥쪽으로 모이는 사시

– 상사시 hypertropia
눈이 위쪽으로 향하는 사시
– 하사시 hypotropia
눈이 아래쪽으로 향하는 사시

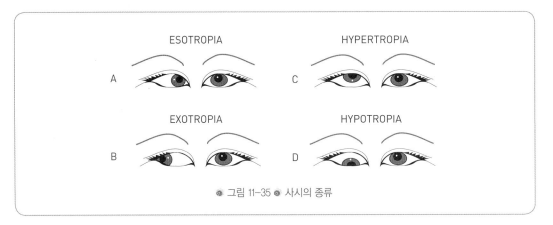

◉ 그림 11-35 ◉ 사시의 종류

- trachoma 트라코마
  Chlamydia trachomatis에 의한 육아성 결막염으로 결막과 각막의 만성 염증을 유발하고 실명을 초래한다.

- trichiasis 속눈썹증, 첩모난생증
  속눈썹이 안구 쪽으로 향하고 있는 것으로 트라코마, 눈꺼풀염, 외상 등이 원인이다.

- synechia 홍채유착
  홍채가 각막 또는 수정체 일부분에 유착되는 것이다.

- photophobia 눈부심
  눈의 동공이 열려 있어 지나친 빛이 눈에 들어오면 눈부심을 느낀다. 녹내장, 홍채염 등에서 특징적으로 나타난다.

## 5. 수술 용어

### 1) 귀

- myringotomy, tympanotomy 고막절개술
  중이에서 고름과 분비물 배출하기 위해 수행한다.

- myringoplasty 고막성형

  천공된 고막을 이식에 의해서 외과적으로 수복한다.

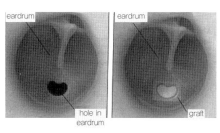

◎ 그림 11-36 ◎ 고막성형

- mastoidectomy 꼭지돌기절제술

  만성 꼭지돌기염의 경우 주로 시행한다.

- tympanoplasty 고실성형술

  중이의 청각기능을 재건하는 외과적 방법으로 중이염, 고막천공, 이소골 단절에 의한 전음성 난청시 시행한다.

- otoplasty 귀성형술

  귀의 결손, 변형의 외과적 교정하는것이다.

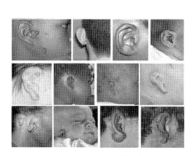

◎ 그림 11-37 ◎ 귀성형술

- fenestration 창냄술

  이경화증의 경우 청력회복을 위해 외측 반고리관에 외과적으로 창을 만드는 것이다.

- ossiculectomy 귀속뼈절제술

  중이의 하나 이상의 작은뼈 제거한다.

- stapedectomy 등자뼈절제술
  귀경화증의 치료법, 등자뼈를 완전히 적출한다.

## 2) 눈

- blepharectomy 안검부분절제술, 눈꺼풀부분절제술
  눈꺼풀의 병터 제거를 위해 시행한다.

- blepharoplasty 안검성형술, 눈꺼풀성형술
  시야감소, 안검하수, 노인성 외반증과 같은 기능적인 문제의 교정이나 미용목적으로 시행한다.

- canthoplasty 안각성형술, 눈구석성형술
  눈 구석의 미용 성형술이다.

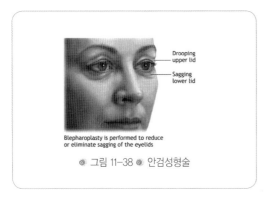

Drooping
upper lid
Sagging
lower lid

Blepharoplasty is performed to reduce
or eliminate sagging of the eyelids

◎ 그림 11-38 ◎ 안검성형술

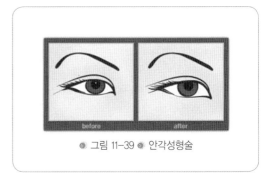

before   after

◎ 그림 11-39 ◎ 안각성형술

- cyclodialysis 섬모체해리술
  녹내장의 치료에 시행되고, 전안방과 상맥락강 사이에 교통로를 형성한다.

- corneal transplant 각막이식
  각막 이상시 다른 사람의 깨끗한 각막으로 교체하여 시력을 회복한다.
  - 자가이식
    같은 안구에서 혼탁부분과 투명 부분을 교체하고, 반대편 눈에서 투명부분을 떼어 이식한다.
  - 동종이식
    시체에서 적출한 안구의 투명 각막 사용한다.
  - 이종이식
    다른 종의 각막이나 인공각막을 쓰는 경우이다.

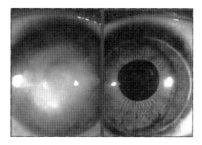

◎ 그림 11-40 ◎ 각막이식

- cataract operation 백내장 수술 그림 11-41
  - extracapsular cataract extraction(ECCE) 백내장 낭외적출
    수정체 피낭을 열고 후낭은 남겨두고 수정체 내용물만 적출 후 그 자리에 후방인공수정체삽입술
    시행한다.
  - intracapsular cataract extraction(ICCE) 백내장 낭내적출
    수정체 피낭을 포함하여 혼탁한 수정체 전체를 적출
  - posterior chamber lens implantation (PCL) 후방인공수정체삽입술
    백내장 적출 후 그 자리에 인공물질로 만든 렌즈 삽입
  - phacoemulsification(PHACO) 수정체유화흡입술
    초음파 진동을 이용하여 수정체를 파괴하고 주사바늘을 통해 그 파편을 빨아내어 백내장을 제거
    한다.

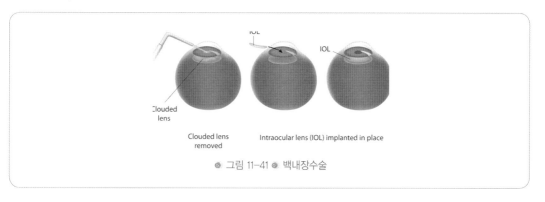

Clouded lens

Clouded lens removed

Intraocular lens (IOL) implanted in place

◎ 그림 11-41 ◎ 백내장수술

- correction of strabismus 사시교정
  동안근 advancement, recession, resection 방법을 통해 사시를 교정한다.

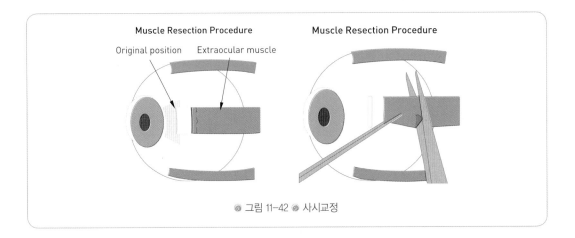

● 그림 11-42 ● 사시교정

- dacryoadenectomy 눈물샘절제술
  눈물샘을 외과적으로 잘라낸다.

- dacryocystostomy 눈물샘주머니창냄술
  새로운 눈물주머니에 외과적으로 창을 내는 것이다.

- dacryocystorhinostomy 눈물주머니코안연결술
  눈물주머니와 코안과의 연결을 외과적으로 만드는 것이다.

- enucleation of eyeball(bulb) 안구적출술
  안구전체를 완전히 제거하고 깨끗이하는것으로 실명된 눈에서 통증을 제거시키기 위해 실시한다.

- evisceration of eyeball 안구내용물제거술
  공막을 그대로 두고 안구의 내용물을 제거한다.

## 6. 검사용어

### 1) 귀

- otoscopy 귀보개검사
  바깥귀와 고막안을 눈으로 관찰하는 검사법이다.

- audiometry 청력검사
  특정한 자극을 귀나 청각에 관계하는 곳에 가하여 청력을 측정하는 방법이다.

- tympanometry 고실측정법

  중이의 고막 및 귀속 뼈의 탄성과 임피던스(교류회로의 합성저항)를 간접적으로 측정하는 방법이다.

- tuning fork test 소리굽쇠검사, 음차검사

  포크모양의 철 또는 알루미늄제의 기구로 청력상실이 있을 때 전도성 난청인지, 감각성 난청인지를 구별하는 검사이다.

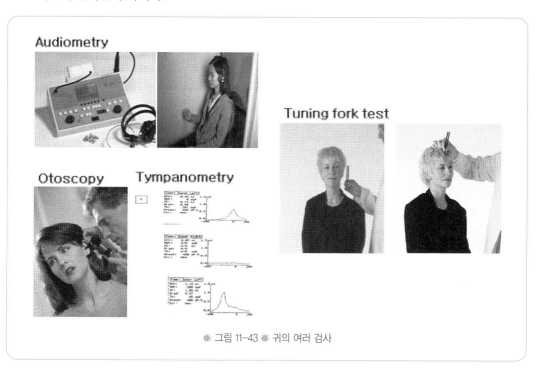

◎ 그림 11-43 ◎ 귀의 여러 검사

## 2) 눈

- fluorescein angiography 플루오레신혈관조영술, 형광안저조영술

  정맥에 형광염료(Flurescein)을 주입하고 촬영하여 망막혈관 관찰하여 황반부의 병변을 찾는다.

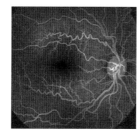

◎ 그림 11-44 ◎ 플루오레신혈관조영술

- gonioscopy 앞방각보개검사, 압방각경검사
방수배출장애로 안압이 상승하여 녹내장이 발생하므로 앞안방의 각(angle)이 좁아져있는지 알아보기 위한 검사이다. 그림 11-45

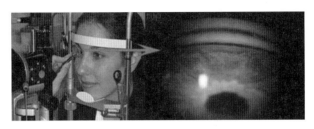

◎ 그림 11-45 ◎ 앞방각보개검사

- ophthalmoscopy 검안경검사법, 눈보개검사

- refractive error test 굴절이상검사

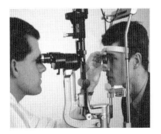

◎ 그림 11-46 ◎ 굴절이상검사

- retinoscopy 망막검영법
눈의 굴절상태를 다각적으로 검사하는것이다.

- tonometry 안압측정법
눈의 장력 또는 압력을 측정하며 녹내장을 찾는데 이용한다.

- visual acuity test 시력검사

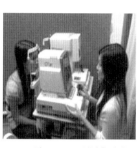

◎ 그림 11-47 ◎ 안압측정법

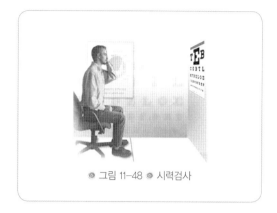

◎ 그림 11-48 ◎ 시력검사

• visual field test 시야검사

　눈을 고정시키고 앞을 정면으로 바라볼 때 보여지는 대상의 면적 측정한다.

• diopter 디옵터

　초점거리가 1미터인 렌즈의 굴절력이다. 굴절력의 단위로 사용하며 안경 도수의 단위로 쓴다.
　볼록렌즈는 플러스, 오목렌즈는 마이너스로 나타낸다.

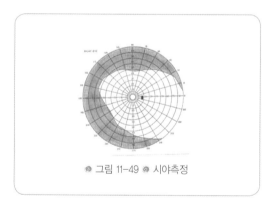

◎ 그림 11-49 ◎ 시야측정

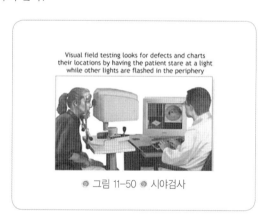

Visual field testing looks for defects and charts their locations by having the patient stare at a light while other lights are flashed in the periphery

◎ 그림 11-50 ◎ 시야검사

감각

*1~10 문제를 아래 보기에서 골라 답을 쓰시오.

〈보기〉

- retina
- macula
- sensorineural deafness
- aphakia
- conductive deafness
- diabetic retinopathy
- cholesteatoma
- folliculitis
- presbycusis
- pancrease
- hypophysis
- vitreous body
- retinal detachment
- adrenal gland
- skin graft
- dermabrasion
- thymus
- tinnitus
- mastoiditis
- otitis media
- sclera
- goiter

01 망막이 안저로부터 벗겨져서 유리체강으로 떠올라와 있는 상태로 고도 근시인 경우나 외상으로 안구나 머리에 타박을 입은 경우에도 발생할 수 있는 질환은?

02 눈의 수정체가 선천적 또는 백내장 등으로 제거된 상태는?

03　가운데 귀 내 주머니에 피부세포와 콜레스테롤의 축척으로 대부분 만성 중이염이나 고막천공과 관련되어 생기는 것은?

04　몸 밖에 음원이 없는데도 윙윙거리며 귓속에서 잡음이 들리는 병적인 상태는?

05　화농성 또는 장액성으로 인한 가운데 귀의 염증이 있는 질환은?

06　고령으로 인하여 청력이 소실되는 질환은?

07　음파를 달팽이관에 전달하는 가운데 귀의 귀 속 뼈와 고막의 장애로 인한 난청은?

08　사진기의 필름역할을 하는 것으로 안구의 가장 안쪽에 있는 막으로 시각기능을 하는 기관은?

09　안구의 형태와 투명도 유지에 중요한 역할을 하는 투명하고 혈관이 없는 젤의 형태를 가진 기관은?

감각

10 당뇨병으로 인하여 망막에 분포되어있는 작은 혈관의 이상에 의해 망막이 파괴되어 최종적으로는 실명에 이르는 병은?

11 안구의 압력이 병적으로 상승하여 시신경이 장애가 되어 시력이 약해지는 병은?

12 다음 중 감각기계 질환과 거리가 먼 것은?
① strabismus     ② glaucoma     ③ cholesteatoma
④ mastoiditis     ⑤ papule

13 다음 중 백내장 수술이 아닌 것은?
① ECCE     ② ICCE     ③ ACL
④ PHACO     ⑤ PCL

14 녹내장을 진단하기 위해서 눈의 압력을 측정하는 방법은?
① fundoscopy     ② tonometry     ③ totometry
④ optometrist     ⑤ ophthalmoscopy

감각

정답

| | | | |
|---|---|---|---|
| 01. retinal detachment | 02. aphakia | 03. cholesteatoma | 04. tinnitus |
| 05. otitis media | 06. presbycusis | 07. conductive deafness | 08. retina |
| 09. vitreous body | 10. diabetic retinopathy | 11. glaucoma | 12. ⑤ |
| 13. ③ | 14. ② | | |

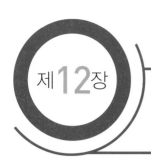

제12장

# 내분비계

## 1. 내분비계란?

신체 여러 부위에 위치한 샘(gland)으로 구성되어있다.

- 샘, 선(gland), 분비선, 분비샘

  신체의 특별한 기관이 분비물을 만들고 이 분비물은 기관을 떠나 다른 곳에서 나름대로의 역할을 수행한다.

- exocrine glands 외분비샘

  관을 통해 외부(피부바깥, 소화관 내부 등)로 물질을 분비한다.

  〈sweat gland(sweat), sebaceous gland (sebum), pancreas(pancreatic juice), salivary gland(saliva), lacrimal gland (tear), mammary gland〉

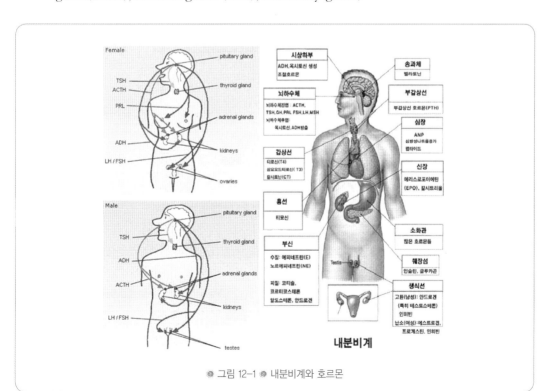

◎ 그림 12-1 ◎ 내분비계와 호르몬

– endocrine glands 내분비샘

관 없이 샘 주위의 혈관으로 분비(호르몬)하여 신체에 작용한다. 표적조직에 있는 세포 수용체(receptor)에 결합하여 특정한 생물학적 효과를 낸다. 대사 작용, 성장, 생식, 신경 및 정신 발육, 소화기능 등을 조절한다.

## 2.해부학적 용어

• thyroid 갑상샘

후두의 갑상연골(thyroid cartilage) 아래, 기관 상부의 앞쪽에 위치하는 나비모양의 내분비샘이며 인체에서 가장 큰 내분비샘이다(right, left lobe, sthmus 협부).

– thyroxine(티록신) 분비

tyrosine(아미노산)과 iodine(요오드) 결합에 의해 합성된다.

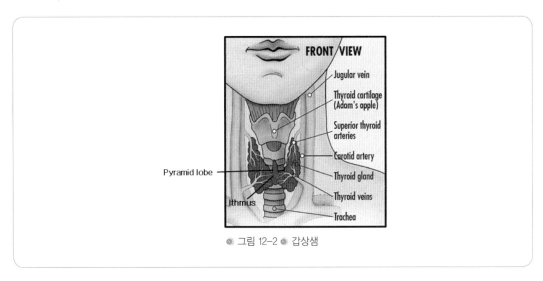

◎ 그림 12-2 ◎ 갑상샘

〈표 12-1〉 갑상선 호르몬과 기능

| thyroxine, tetraiodothyronine, T4 | 대사항진 (세포의 산소흡수율 지원) |
|---|---|
| triiodothyronine, T3 | |
| calcitonin | 혈중 칼슘 감소(혈중 칼슘 수준이 높아지면 분비되어 칼슘이 뼈속으로 이동하게 해서 혈중 칼슘치를 정상 유지) |

• parathyroid 부갑상샘

갑상샘 후면 상하, 좌우에 위치한 2쌍의 난원형 좁쌀크기의 기관이다.

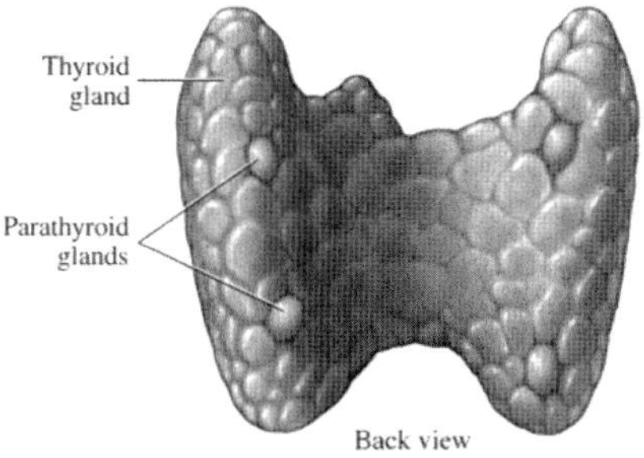

Thyroid
gland

Parathyroid
glands

Back view

◎ 그림 12-3 ◎ 부갑상샘

〈표 12-2〉 부갑상샘 호르몬과 기능

| parathyroid hormone, PTH(parathormone) |
|---|
| 혈중 칼슘 증가, 농도 조절(정상적으로 섭취하는 칼슘을 혈류를 통해 뼈에 저장, 혈중 칼슘수치가 낮아지면 칼슘을 뼈에서 혈중으로 이동) |

- adrenal gland (suprarenal glands) 부신, 콩팥위샘
  좌우 콩팥의 위쪽에 위치하는 2개의 작은 샘이다.
  - 겉질, 피질(adrenal cortex)
  - 속질, 수질(adrenal medulla)

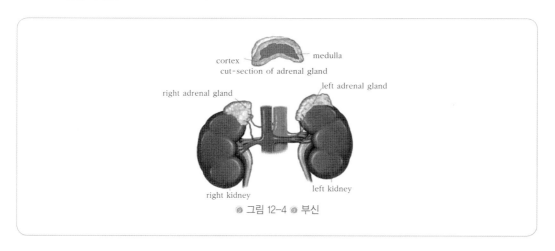

cortex    medulla
cut-section of adrenal gland

right adrenal gland    left adrenal gland

right kidney    left kidney

◎ 그림 12-4 ◎ 부신

〈표 12-3〉 부신호르몬과 기능

**겉질(adrenal cortex)**
**– corticosteroid 분비(콜레스테롤로부터 만들어진 화학물질)**

- mineralcorticoid 광물부신겉질호르몬
  - 인체의 전해질 양을 조절(콩팥세뇨관에서 혈류 속으로 나트륨의 재흡수 증가, 포타슘의 분비 자극)
- glucocorticoids 글루코코르티코이드
  - 당, 지방, 단백질 대사, 항염증 효과
- androgens, estrogens, progesterons
  - 남녀 2차 성징, 생식
  - 고환과 난소에서도 분비

**속질(adrenal medulla)**
**– catecholamine 분비 : 교감신경흥분제**
**(아미노산으로부터 만들어진 화학물질)**

- epinephrine 교감신경
  - 심장활동 증가, 기관지 확장, glycogen으로부터 glucose(당)의 생성 자극
- adrenalin
  - 신경전달물질로 말초혈관수축, 혈압상승, 자궁근 수축, 기관지확장, 심박출량 증가 등
- norepinephrine
  - 작용은 아드레날린과 비슷하나 양적 질적으로 차이

- pancreas 이자, 췌장

  위의 뒤쪽에 위치라며 랑게르한스섬(islet of langerhans)에서 호르몬을 분비한다.
    - alpha cell
    - beta cell

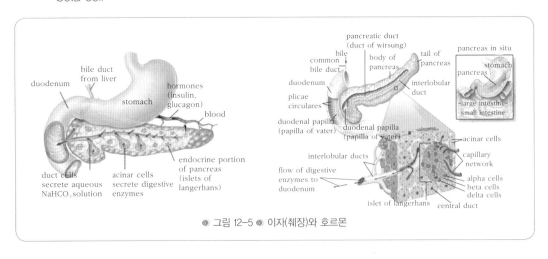

◉ 그림 12-5 ◉ 이자(췌장)와 호르몬

〈표 12-4〉 이자 관련 호르몬과 기능

| alpha cell - glucagon 분비 |
|---|
| • 혈당수치가 낮을 때 분비<br>  - 간에 저장된 glycongen(당원)을 glucose형태로 전환시켜 혈류로 들어가도록 자극하여 혈당을 높인다. |

| beta cell - insulin 분비 |
|---|
| • 혈당수치가 높을 때 분비<br>  - glucose가 체세포 내로 들어가 에너지로 이용하거나 간에서 glucose가 glycogen으로 전환되도록 자극하여 혈당수치를<br>   낮춘다. |

- pituitary gland (hypophysis) 뇌하수체

  뇌 바닥에 있는 나비뼈(sphenoid bone)내 함몰부위에 위치(터어키안 sella tur-cica)해 있다.

  - anterior lobe

  - middle lobe

  - posterior lobe

    시상하부(hypothalamus)에서 화학물질에 의해 조절 받는다.

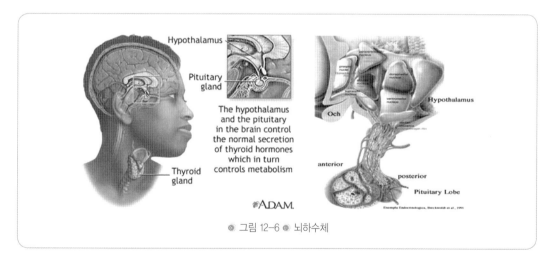

◎ 그림 12-6 ◎ 뇌하수체

〈표 12-5〉 뇌하수체 호르몬과 기능

| anterior lobe 전엽 |
|---|

- growth hormone 성장호르몬
  - 뼈조직에 자극하여 신체 성장 촉진
- thyroid stimulating hormone(TSH) 갑상샘자극호르몬
  - 갑상샘의 성장과 티록신 분비 자극
- adrenocorticotrophic hormone(ACTH)
  - 부신겉질자극호르몬
  - 부신겉질을 자극하여 스테로이드 호르몬 분비 촉진
- gonadotrophic hormone 생식샘자극 호르몬
  - follicle stimulating hormone(FSH) : 난소 자극하여 난자의 성숙, 정자생산에 관여
  - luteinizing hormone(LH) 황체형성호르몬 : 난소와 배란 자극, 고환으로부터 테스토스테론 분비자극
- prolactin(PRL) 젖분비 호르몬
  - 임신 5주후부터 분비, 유방조직의 성장과 유선자극으로 유즙분부 촉진
- melanocyte stimulating hormones(MSH)
  - 멜라닌 형성 자극하여 피부의 색소침착 증가

| posterior lobe 후엽 |
|---|

- antidiuretic hormone
  - 콩팥세뇨관에서 수분의 재흡수 자극
  - 소동맥 수축시켜 혈압 상승
- oxytocin 옥시토신
  - 출산 시 자궁 수축 자극
  - 진통 유지시킴
  - 젖샘에서 유즙 분비

- ovary 난소

  여성 골반 내 한 쌍으로 이루어진 타원모양의 기관으로 ovum에서 생산된다.

  - estrogen 분비

    체모, 유방 발육 등 2차 성징에 관여한다.

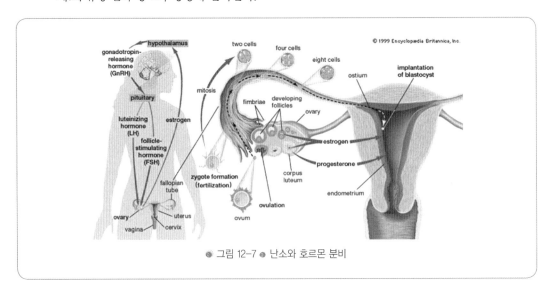

● 그림 12-7 ● 난소와 호르몬 분비

- progesterone(황체호르몬) 분비

  임신 시 자궁내막을 유지시키고 월경 방해에 관여한다.

• testis 고환

  남성의 음낭에 들어있는 한 쌍의 타원형 기관으로 생식세포인 정자를 생산한다.

- testosterone(남성호르몬) 분비

  남자의 2차 성징을 자극·촉진하여 수염, 체모, 목소리 등에서 변화가 나타난다.

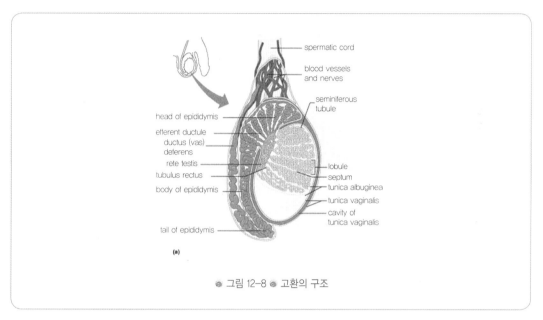

◉ 그림 12-8 ◉ 고환의 구조

• pineal gland 송과체, 솔방울샘

  뇌의 제3뇌실 뒤에 위치하며 melatonin 멜라토닌 분비한다. 성선 자극호르몬 방출에 영향을 준다.

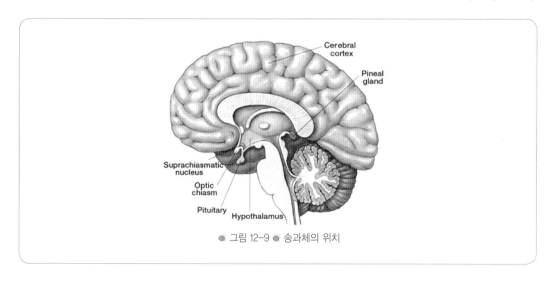

◉ 그림 12-9 ◉ 송과체의 위치

- thymus gland 가슴샘, 흉선

뒤의 종격(세로칸) 내에 위치하는 기관으로 림프구와 항체 생산에 관여한다. thymosin(티모신) 호르몬을 분비하며 면역체계의 발달과 성숙에 관여한다.

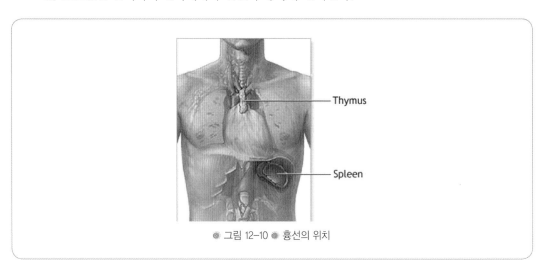

◎ 그림 12-10 ◎ 흉선의 위치

## 3.증상 및 진단 용어

- exophthalmos 눈돌출증, 안구돌출증

안구의 염증, 안구 종양, 갑상샘기능 항진증

- hirsutism 다모증

남성형 다모로 여성에게 체모가 많이 난다. 부신기능 항진에서 발생한다.

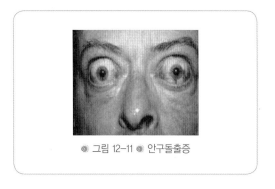

◎ 그림 12-11 ◎ 안구돌출증

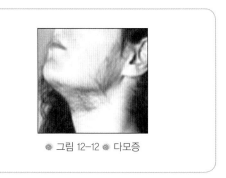

◎ 그림 12-12 ◎ 다모증

- virilism 남성화

여성에게 남성의 2차 성징이 나타난다. 부신피질의 기능 항진에서 발생한다.

- progeria 조로증

  어린이 시기에 노쇠현상이 나타나는 것으로 체구가 작고, 수염과 치모의 결손, 피부주름, 백발노인과 같은 얼굴, 태도, 행동 등에서 변화가 나타난다. 그림 12-14

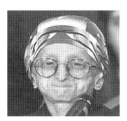

◉ 그림 12-14 ◉ 조로증

## 1) 과다분비(hypersecretion) – 갑상샘

- goiter 갑상샘종

  갑상샘의 비대로 목 앞부분이 튀어나온 것이다.

  - endemic goiter 풍토병성 갑상샘종

    정상음식물에 iodine 성분 함량이 적은 지방에서 발생한다. 식아를 통한 충분한 요오드 섭취로 치료한다.

  - nodular (adenomatous) goiter 결절성 갑상샘종

    갑상샘 비대와 소결절, 샘종의 형성한다. 갑상샘과다증으로 발전할 수 있다.

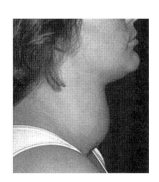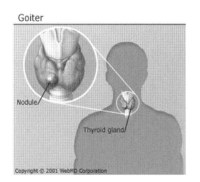

◉ 그림 12-15 ◉ 갑상샘종

- thyrotoxicosis, Grave's disease 갑상샘중독증

  갑상샘 과다증의 가장 일반적인 형태로 면역학적 질환으로 인식된다. 갑상샘 실질조직의 과다형성으로 호르몬이 과다분비되고 세포 내 대사율이 증가하며 체중감소, 심계항진, 행동과다, 정서적 불안정, 더위를 못참는 증상이 나타난다. 안구 뒤 조직의 종창으로 안구돌출증(exophthalmos) 발생하며 갑상샘절제술을 시행하거나 항갑상샘약으로 치료한다.

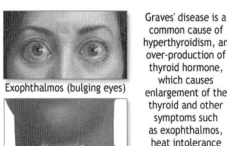

Exophthalmos (bulging eyes)

Graves' disease is a common cause of hyperthyroidism, an over-production of thyroid hormone, which causes enlargement of the thyroid and other symptoms such as exophthalmos, heat intolerance and anxiety

Normal thyroid

Enlarged thyroid

Diffuse goiter

◈ 그림 12-16 ◈ 갑상샘중독증

## 2) 과소분비 – 갑상샘

- hypothyroidism 갑상샘저하증

  갑상샘절제술, 토착성 갑상샘종, 방사선치료에 의한 갑상샘 파괴로 발생한다.

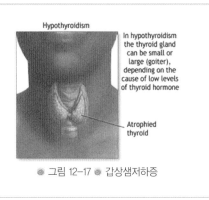

Hypothyroidism

In hypothyroidism the thyroid gland can be small or large (goiter), depending on the cause of low levels of thyroid hormone

Atrophied thyroid

◈ 그림 12-17 ◈ 갑상샘저하증

■ 증상
피로, 신체적, 정신적 무기력, 변비, 체중증가

• myxedema 점액부종, 점액수종

성인에게 나타나는 후천적 갑상샘 기능저하증으로 갑상샘의 위축과 함께 호르몬 분비가 되지 않는다. 피부 밑 점액성 물질의 축적으로 건조하고 차고 두꺼워지고, 부종이 발생하며 죽상경화증을 보이기도한다. 갑상샘 호르몬 투여로 치료한다.

• cretinism 크레틴병

영유아기에 발생하는 선천적 질환으로 신체적 · 정신적 발육의 지연, 골격성장 저해로 비만 · 키 작은 어린이 모습을 하고 있다. 갑상샘호르몬 투여로 치료한다.

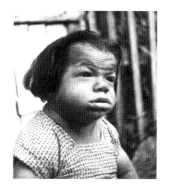

◉ 그림 12-18 ◉ 크레틴병

## 3) 갑상샘의 신생물

• thyroid carcinoma 갑상샘암

내분비계 암종 중 가장 흔하며 젊은 여성에 호발한다. 방사선요오드추적스캔(radioactive iodine tracer scan)과 미세침흡인, 외과적 생검술을 통해 진단한다.

– hot uptake

방사성 동위원소가 모이는 곳으로 갑상샘기능항진증과 양성종양이 나타난다.

– cold area

기능 못하는 결절, 양성 또는 악성으로 갑상샘절제술(thyroidectomy)을 실시하여 치료한다.

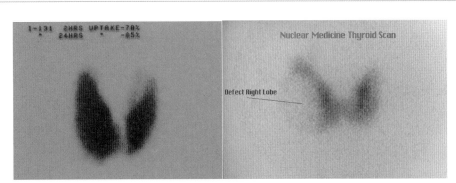

◎ 그림 12-19 ◎ 갑상선의 핵의학 스캔 영상

## 4) 부갑상샘

- hyperparathyroidism 부갑상샘기능항진증
  고칼슘혈증(칼슘이 뼈로부터 혈류내로 이동)이 되며 뼈의 칼슘 부족으로 나타난다. 골절, 골다
  공증, 콩팥결석, 과칼슘혈증, 근육약화가 발생한다. 주로 부갑상샘 종양이 원인으로 발생한다. 치
  료는 parathyroi-dectomy를 실시한다.

- hypoparathyroidism 부갑상샘저하증
  부갑생샘호르몬 부족으로 뼈의 칼슘이 혈류로 들어가지 못해 저칼슘혈증이 발생한다. 근육강직
  (tetany), 근육과 신경이 약해진다. 비타민 D(칼슘의 흡수 도움)를 투여함으로 치료한다.

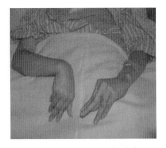

◎ 그림 12-20 ◎ 근육강직

## 5) 과다분비 – adrenal gland

- cushing's syndrome 쿠싱증후군
  뇌하수체에서 분비되는 adrenocorticotrophic hormone(ACTH, 부신겉질자극호르몬)에

의하여 부신겉질의 과다형성이 형성되어 부신겉질에서 코티졸(cortisol)이 과잉 생산된다.
– 비만증

　moon face, buffalo hump, 고혈당증, 고나트륨증, 다모증 등이 발생한다. adrenalectomy
　을 실시하여 치료한다.

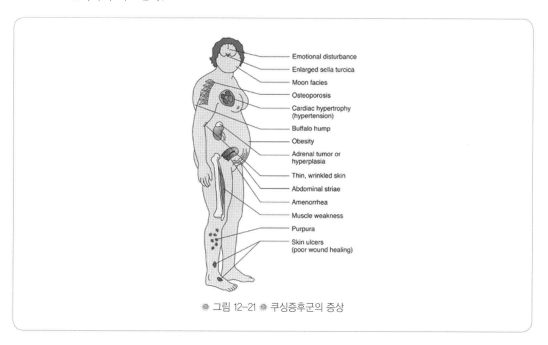

◎ 그림 12–21 ◎ 쿠싱증후군의 증상

- aldosteronism, conn's syndrome 알도스테론증, 콘증후군
알도스테론의 분비과다로 일어나는 기능항진증으로 부신겉질샘종에 의해 발생한다.
(두통, 피곤, 야뇨증과 증가된 배뇨가 특징)

- adrenal virilism 부신성 남성화증
부신남성호르몬의 과잉 생산으로 여성에 무월경, 다모증, 여드름, 유방위축 등의 증상이 나타
난다.

## 6) 과소분비 – adrenal gland

- addison's disease 애디슨병 (부신기능부전)
부신 겉질의 glucocorticoid, mineral corticoid의 과소분비로 저혈당증, 저나트륨증, 체중
감소, 혈압저하, 빈혈, 피부의 멜라닌 색소 침착 등이 나타난다. 염분섭취와 cortisone 투약을
실시한다.

## 7) 과다분비 - adrenal medulla

• pheochromocytoma 크롬친화세포종

부신 속질의 종양으로 epinephrin과 no-repinephrine의 과잉분비로 인해 나타나며 고혈압, 심계항진, 두통, 얼굴 홍조, 땀이 발생된다. 종양제거술, 항고혈압제 투여로 치료한다.

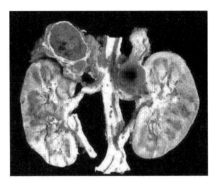

◉ 그림 12-22 ◉ 크롬친화세포종

## 8) pancreas 췌장

• hyperinsulinism 고인슐린증

저혈당증의 원인이 되는 인슐린의 과잉분비로 발생한다. 이자의 종양 또는 과량의 인슐린 투여가 원인이며 인슐린이 혈류의 당을 빼내가므로, 적절한 정신기능을 유지하기 위한 최소한의 혈당치가 부족하여 실신, 졸도, 경련, 의식상실 등이 발생한다.

• diabetes mellitus 당뇨

세포의 당, 전분, 지방대사를 촉진하는 인슐린 분비의 결핍으로 발생하며 인슐린 없이 당은 혈류를 떠날 수 없어(고혈당증) 콩팥세뇨관이 재흡수 할 수 없을 때 소변으로 과잉배출(당뇨) 된다.

■증상

당뇨(glycosuria), 고혈당증(hyperglycemia), 다뇨증(polydipsia), 다음다갈증(polydypsia), 다식(polyphagia)

공복 혈당 및  당부하 검사로 진단한다.

다음 3가지 항목중 1가지가 서로 다른 날에 2회 이상 나타날 때 당뇨병으로 진단한다.

1) 8시간 이상 금식 후 채혈한 공복혈장포도당 농도가 126mg/dL이상일 때

2) 식사와 관계없이 하루중 어느 때에 채혈한 혈청 포도당 농도라도 200mg/dL 이상일 때

〈표 12-6〉 당뇨병

| 내용 | 인슐린 의존성 당뇨병(Type 1) | 인슐린 비의존성 당뇨병(Type 2) |
|---|---|---|
| 동의어 | 청소년 당뇨병, 연소형 당뇨병, 불안정 당뇨병 | 성인발증 당뇨병, 노년성 당뇨병, 경증 당뇨병, 안정성 당뇨병 |
| 발생연령 | 어느 연령에서나 가능하지만, 보통 30세 이전에 온다 | 보통 35세 이후에나 오나 어린이에게도 올 수 있다 |
| 증상 | 보통 급하게 온다 | 서서히 진행한다 |
| 체내의 인슐린 생산능력 | 거의 없다 | 정상 이하, 정상 혹은 정상 이상의 경우도 있다 |
| 빈도 | 10% | 80~90% |
| 케톤증 | 발생할 수 있다 | 거의 오지 않는다 |
| 인슐린 주사 | 필요하다 | 20~30% 환자에게서만 필요하다 |
| 체중 | 마른 체중 | 과체중, 비만 |
| 치료 | 식이요법, 운동요법, 인슐린요법 | 식의요법, 운동요법, 경구용 혈당 하강제 혹은 인슐린요법 |

3) 당부하 검사에서 2시간 포도당 농도가 200mgldL이상일 때

– type Ⅰ 당뇨병(인슐린의존성 당뇨병, 연소형 당뇨병) Insulin-dependent diabetes mellitus, IDDM

췌장 베타세포 파괴에 의한 인슐린 생산·분비능력 결핍으로 발생한 당뇨병으로 어린이와 청소년기에 나타난다. 인슐린 자가 주사를 통해 혈당치를 정상수준으로 유지하여 치료한다.

– type Ⅱ 당뇨병(비인슐린의존성 당뇨병, 성인형 당뇨병) Non-Insulin-dependent diabetes mellitus, NIDDM

인슐린분비 기능의 감소보다는 과식, 운동부족, 비만 등에 의한 인슐린 작용의 결함에 의해 발생하는 당뇨병이다. 나이가 들어 발생하며, 비만형에서 많이 발생한다. 우리나라 당뇨병의 90% 이상이 해당되며, 치료하지 않을 경우 눈, 콩팥, 신경파괴(사지) 등에 합병증이 발생하며 식사, 운동요법, 체중감량, 경구혈당강하제 투여로 치료한다. 표 12-6

## 8) 과다분비 – pituitary gland ant. Lobe adenohypophysis

• giantism 거인증

사춘기 이전 뇌하수체 종양(샘종)으로 성장호르몬이 과다분비되어 신체의 비정상적 발육으로 나타난다. 종양절제나 방사선으로 치료한다. 그림 12-23

• acromegaly 말단비대증

사춘기 이후 성장호르몬의 과다분비(뇌하수체샘종)에 의해 나타난다. 손, 발, 얼굴, 턱의 뼈가 비정상적으로 발육되며 종양제거나 방사선으로 치료한다.

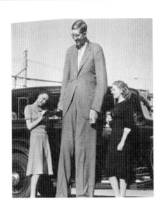

◉ 그림 12-23 ◉ 거인증

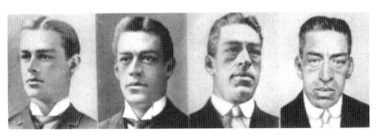

◉ 그림 12-24 ◉ 말단비대증

### 9) 과소분비 − pituitary gland ant. lobe

- dwarfism 난장이증
  성장호르몬이 선천적으로 과소분비된다. 정신적으로는 정상이고, 뼈의 성장 지연이 특징이다.
  성장호르몬 투여로 치료한다.

- panhypopituitarism(Simmond's disease) 범뇌하수체저하증
  동맥류나 터어키안의 종양이 원인이 되어 뇌하수체 호르몬이 전부 결핍된다. 체중감소, 전신쇠
  약, 저혈압, 느린맥, 성기와 가슴의 위축, 조로가 나타난다.

### 10) pituitary gland − neurohypophysis

- syndrome of inappropriate ADH(SIADH) 항이뇨호르몬 부적합 분비증후군
  항이뇨호르몬의 과다분비로 체내에 수분이 과다 정체된다. 종양, 머리손상 등이 원인이며 치료
  는 수분을 제한한 식이공급을 실시한다.

- diabetes insipidus 요붕증
  항이뇨호르몬의 결핍으로 콩팥이 필요한 물과 염분을 재흡수하지 못하여 나타난다. ADH(Anti-Diuretic Hormone 항이뇨호르몬) 합성제제를 코로 투약하여 치료한다.

- Sheehan's syndrome (Postpartum pituitary necrosis) 쉬한증후군
  난산으로 인한 과다출혈로 뇌하수체에 혈액공급이 차단되어 뇌하수체를 파괴하여 젖이 안 나오고, 월경 회복이 안 되고, 피로, 성욕 감소, 소화불량의 증세가 나타난다.

## 4.수술 용어

- thyroidectomy 갑상샘절제술
  갑상샘을 외과적으로 제거하는 것이다.

- parathyroidectomy 부갑상샘절제술
  부갑상샘을 제거하는 것이다.

- adrenalectomy 부신절제술
  부신을 제거하는 것이다.

- pinealectomy 솔방울샘절제술
  솔방울샘을 제거하는 것이다.

- thymectomy 가슴샘절제술
  가슴샘을 제거하는 것이다.

- pancreatectomy 이자(췌장)절제술
  이자를 제거하는 것이다.

- hypophysectomy 뇌하수체절제술
  뇌하수체를 제거하는 것이다.

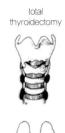 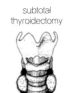 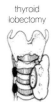

total
thyroidectomy

subtotal
thyroidectomy

thyroid
lobectomy

 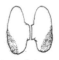 

carcinoma

Graves' disease
(toxic diffuse goiter)

Nodule in gland
(adenoma, etc.)

● 그림 12-25 ●

# 확인문제

Check! 내분비계

*1)~4) 아래의 물음에 답하시오.

01  인체의 가장 큰 내분비 샘으로 티록신과 칼시토닌을 분비하는 것은?

02  뇌 바닥에 있는 나비뼈내 함몰부위에 위치하고 있으며, 생식과 발육에 밀접한 관계가 있는 기관은?

03  종격내에 위치하는 기관으로 림프구와 항체 생산에 관여하고 티모신 호르몬을 분비하는 기관은?

04  위의 뒤쪽에 위치하며 랑게르한스섬에서 글루카곤 호르몬을 분비하는 기관은?

＊5) ～ 15)문제를 아래 보기에서 골라 답을 쓰시오.

<보기>

- exophthalmos
- goiter
- virilism
- myxedema
- gigantism
- acromegaly
- hyperparathyroidism
- hypothyroidism
- cretinism
- grave's disease
- diabetes mellitus
- hyperinsulinism
- addison's disease
- cushing's syndrome
- thyroid carcinoma
- sheehan's syndrome
- conn's syndrome
- pheochromocytoma

05 여성에게 남성의 2차 성징이 나타나는 것으로 여성에게서 안드로겐의 증가에 일어날 수 있는 것은?

06 갑상샘 과다증의 가장 일반적인 형태로 체중감소, 심계항진, 행동과다 증상이 나타나고 안구조직의 종창으로 안구돌출증이 발생하는 질환은?

07 영유아기에 발생하는 선천적 질환으로 신체적, 정신적 발육의 지역과 골격성장 저해가 나타나는 질환은?

08 뇌하수체에서 분비되는 부신겉질자극호르몬에 의해서 부신겉실의 과다형성이 원인인 질환은?

내분비계

09 세포의 당, 전분, 지방대사를 촉진하는 인슐린 분비의 결핍으로 발생하는 질환은?

10 사춘기 이전 뇌하수체 종양으로 성장호르몬이 과다분비되어 신체의 비정상적 발육으로 나타나는 질환은?

11 사춘기 이후 성장호르몬의 과다분비에 의해 손, 발, 얼굴, 턱의 뼈가 비정상적으로 커지는 질환은?

12 성인에게 나타나는 후천적 갑상샘 기능저하증으로 갑상샘의 위축과 함께 호르몬 분비가 되지 않아 피부 밑 점액성 물질 축적이 특징인 질환은?

13 내분비계 암종 중 가장 흔하며 젊은 여성에게 호발하며, 방사선요오드추적 스캔, 미세침흡입, 외과적 생검술을 통해 진단하는 질환은?

14 알도스테론의 분비과다로 일어나는 기능항진증으로 부신겉질샘종에 의해 발생하는 질환은?

내분비계

15 부신 속질의 종양으로 epinephrin과 norepinephrine의 과잉분비로 인해 나타나며 고혈압, 심계항진, 두통, 얼굴 홍조, 땀이 발생되는 질환은?

16 부신의 과소분비로 발생하는 질환은?
① adrenal virilism
② aldosteronism
③ addison's disease
④ hypoparathyroidism
⑤ hypothyroidism

17 어린이 시기에 노쇠현상이 나타나는 것으로 체구가 작고, 수염과 치모의 결손, 피부주름이 특징인 질환은?
① cretinism
② goiter
③ hirsutism
④ aldosteronism
⑤ progeria

18 간에 저장된 glycogen을 glucose 형태로 전환시켜 혈류로 들어가도록 자극하여 혈당을 높이는 것은?
① alpha cell
② beta cell
③ sella turcica
④ adrenal medulla
⑤ adrenal cortex

*19)~20) 아래의 물음에 답하시오.

19 당뇨병위 한 형태로 인슐린 작용의 결함에 의해 나타나며, 주로 성인에게서 발생하고 전체 당뇨병의 90%이상을 차지하는 당뇨병은?

내분비계

20 항이뇨호르몬의 결핍으로 콩팥이 필요한 물과 염분을 재흡수하지 못하여
   노량이 병적으로 증가하는 질환은?

---

정답

01. thyroid gland      02. hypophysis 또는 pituitary gland
03. thymus gland      04. pancreas      05. virilism
06. grave's disease      07. cretinism      08. cushing's syndrome
09. diabetes mellitus      10. gigantism      11. acromegaly      12. myxedema
13. thyroid carcinoma      14. conn's syndrome      15. pheochromocytoma      16. ③
17. ⑤      18. ②      19. non−Insulin dependent diabetes mellitus
20. diabetes insipidus

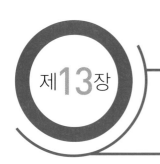

# 제13장

# 정신 의학

## 1. 정신의학이란?

정신 장애자의 정신현상을 연구하는 학문으로 정신병을 분류하고 그 발생기전을 밝히고, 정신장애를 진단하고 치료한다. 초기에는 단순히 정신병을 치료하는 의학으로 인식되어왔으나 개인의 주관적 생활, 대인관계 및 사회적응 등에 영향을 주는 정상과 이상 사이의 다양한 스펙트럼의 인격 장애들이 그 대상이 된다.

〈표 13-1〉 기초 어근과 의미

| 어근 | 의미 | 예시 | 한글명 |
| --- | --- | --- | --- |
| -thymia | mind 마음 | dysthymia | 낙담, 실망 이상기분증 |
| -phobia | fear 공포 | acrophobia hydrophobia | 고소공포증 물공포증 |
| -phoria | feeling 감정 | euphoria dysphoria | 다행감 불쾌감 |
| -mania | obsessive preoccupation 강박적 몰두 | collectomania | 수집광 |
| -kinesia | movement 운동 | hyperkinesia | 운동과잉증 |
| -pathy | emotion 감정 diseased condition 병적상태 | apathy sympathy neuropathy | 무관심 동정, 연민 신경장애 |
| -somnia | sleep 수면 | insomnia | 불면증 |

| 어근 | 의미 | 예시 | 한글명 |
| --- | --- | --- | --- |
| psycho | mind 정신 | psychosis | 정신병 |
| mento | mind 정신 | mental illness mental disorder | 정신병 정신질환 |
| phreno | mind 정신 | schizophrenia | 정신분열병 |
| somato | body 신체 | somatoform disorder | 신체형 장애 |
| schizo | split 갈라짐 | hyperkinesia | 운동과잉증 |
| hypno | sleep 수면 | hypnosis | 최면상태 |

## 2.해부학적 용어

- disorder 장애
  신체적 또는 정신적으로 병적인 상태이다.

- mental disorder 정신장애
  - neurosis 신경증
    심리적 원인으로 일어난 경도의 정신장애로 정신증상이나 신체증상을 갖는 비기질적 장애로서 신체의 기질적 혹은 기능적 질환이 존재하지 않는다는 점에서 정신병과 다르다. 불안신경증, 공포증, 신경증성 우울, 히스테리, 망상반응, 강박신경증, 신경쇠약 등 (노이로제)이 나타난다.
  - psychosis 정신병
    정신의 장애나 이상으로 말이나 행동이 병적인 상태로서 특히 인격 장애가 있고 스스로 병이라고 느끼는 자각과 자기 비판력을 잃은 상태이다.
  - 광의의 의미
    정신기능에 이상이 있어 사회생활에 적응하지 못하고 일상생활에 지장을 초래하는 병적 상태를 의미한다.
  - 협의의 의미
    선천적인 정신이상(정신지체 등)이나 신경증 등을 제외한 병적 정신상태를 의미한다.

- sensation 감각
  주위 환경의 변화(자극)을 눈, 코, 혀, 살갗을 통해 알아차리는 과정이다.

- perception 지각
  자극에 의해 발생한 감각을 다른 감각과 비교하거나 과거의 기억을 기초로 의미를 부여하는 과정이다. 예를 들면 '그 물체는 사람이고 내 친구이다.'

- cognition 인지
  사고 또는 지각의 대상을 알아차리는 마음의 작용이다. 예를 들면 '그 친구의 성품, 나와의 좋은 관계 등을 종합하면 훌륭한 친구이다.'

## 1) 심리학적 이론

- 프로이드의 성격(personality)구조 이론
  성격을 세 부분으로 구분, 정신질환은 인격구조간의 갈등에 의해 초래된다는 이론이다.

- ego 자아 : 현실적응능력
  인간을 성격을 집행하는 부분으로 외계와 이드 사이를 중재한다.

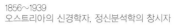
1856~1939
오스트리아의 신경학자, 정신분석학의 창시자

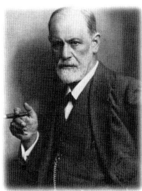

● 그림 13-1 ● 프로이드

– secondary process thinking(이차과정사고)

현실파악(reality testing)을 기초로 행동(reality principle)하고 그 결과 나타나는 사고과정 자아는 충동을 만족시키려 노력하나 동시에 존재하는 외부 환경의 요구를 고려하여 필요한 경우 지연시킬 수도 있고, 논리에 따라 행동하고 감정보다 이성에 의해 행동이 결정된다. 자아는 부모와의 닮음(동일시, identification)에 의해 형성되기 시작하여 성인이 될수록 성숙하다.

• Id 이드, 원본능 : 이기적 본능

인간 정신의 밑바닥에 있는 원시적 · 동물적 · 본능적 요소이다. 쾌락을 추구하는 쾌락원칙 (pleasure principle)에 지배되며 즉각적인 욕구충족 목적이다.

– primary process thinking (일차과정사고)

이드에 의해 나타나는 사고로 무의식적 사고과정으로 불쾌함을 피하고 욕구를 만족시켜 해소하는 방향으로 생각하는 것이다.

• superego 초자아 : 옳고 그름을 판단하는 도덕적 성격

자아가 발전하는 과정에서 부모와 사회의 금지와 도덕 규범을 동일시하는데서 생겨난다.

– 양심과 자아이상(ideal)으로 구분
– 양심

부모들이 아이에 대해 비난했거나 벌을 주던 일이 토대가 되어 금지했던 행동을 할 때 죄책감을 느끼게된다.

– 자아이상

부모로부터 칭찬받았던 일이 토대가 되어 자아이상을 만족시키면 행복감과 자존심을 깊이 느끼게 된다.

## 3.증상 용어

- amnesia 기억상실

  기억, 특히 과거에 있었던 일을 생각해내지 못하는 것으로 뇌의 기질적 손상 또는 심리적 원인이 가장 크다.

- hypermnesia 과다기억증, 기억이상 항진증

  특정 정동과 관련된 특정기간이나 특정사건 또는 경험에 한정되어 기억이 병적으로 과도히 상세한 경우이며 조증, 편집증, 긴장증 등에서 볼 수 있다.

- paramnesia 기억착오증

  방어목적으로 무의식적으로 거짓 기억을 하는 상태이다.

- confabulation 작화증, 말짓기증

  기억착오의 결과로 기억이 안 나는 부분에 대하여 이야기를 꾸며 메우게 되는 것으로 거짓말과는 달리 자신이 허구로 메워버린 기억을 사실로 알고 있다. 없었던 일을 있었던 것처럼 확신을 가지고 말하고, 일어났던 일을 위장하거나 왜곡하여 말한다.

- apathy 무관심

  감수성이 무디어져서 감정을 못 느끼는 상태이다.

- ambivalence 양가감정

  한 대상에 대해 사랑과 미움이 동시에 있는 것과 같이 두 가지 상반된 감정이 모순 없이 존재할 때 생긴다.

- guilty feeling 죄책감

  잘못한 것으로 생각되는 행동을 했을 때 이차적으로 나타나는 기분이다.

- compulsion 강박행위

  이치에 맞지 않고 불필요한 것인 줄 알면서도 어쩔 수 없이 반복적으로 행하는 행위로 강박사고 (obsession)를 동반한다. 손이 더럽지 않은 것을 알지만 손이 더러워졌을까봐 반복적으로 씻는 행위, 문이 잠긴 것을 확인했지만 다시 집에 가서 문이 잠겼다는 것을 확인하는 행위 등으로 알 수 있다.

- obsession 강박사고

  마음속에서 떨쳐 버리려고 해도 떠나지 않고 억눌린 생각을 하는 것이다.

- negativism 거부증
  주어진 것에 대해 저항하거나 반대하는 행동으로 적개심, 증오 또는 공포의 표현이거나 상대방
  에게 불안을 야기시키려는 목적으로 하는 행동이다.

- aggression 공격, 공격성
  분노, 화, 증오에 따른 강압적으로 목적이 있는 행위로서 언어나 행동으로 표현한다.

- mutism 벙어리증, 말안함증, 무언증
  함구증, 신체장애 없이 나타나는 말이 없는 상태이다.

- stereotype 상동증
  같은 행동을 반복하는 것이다.

- catalepsy 강경증
  한 가지 자세를 계속 유지하는 것이다.

- circumstantiality 우원증
  많은 불필요한 묘사를 거친 후 말하고자 하는 목적에 도달하는 경우는 정신분열증, 기질성 정신
  장애 등에서 볼 수 있다.

- perseveration 고집증
  한 관념이 지속적으로 반복 표현되는 것으로 다른 질문에도 같은 대답을 한다.

- incoherence 지리멸렬, 사고산란
  사고 진행이 와해되어 논리적 연결이 없고 의미적으로도 파괴된 언어들로, 단어들이 흩어진 상태이다.

- neologism 신어조작증
  자기만 뜻을 아는 독특한 새로운 말을 조합하거나 창조하는 것으로 정신분열증에서 흔히 보인다.

- retardation 지연, 늦음
  사고의 시작과 진행이 느리며 목소리가 낮고 우울증에서 흔히 볼 수 있다.

- flight of ideas 사고의 비약
  한 생각에서 다른 생각으로 계속 연상이 빨리 진행되며 목적에 도달하지 못한다. 가속된 내적 욕
  구와 주의산만 때문에 조증에서 흔히 보인다.

- blocking 차단
  연상진행이 갑자기 중단되는 것으로 감한 감정 때문이며, 다시 재개되기도 한다. 정신분열증에
  서 볼 수 있다.

- euphoria 다행감

  낙관적 태도와 자신감, 유쾌한 기분, 행복감을 느끼는 것이다.

- elation 들뜸, 신남

  즐거운 기분이 넘쳐 행동과 욕구가 과장되어 나타나는 경우 나타난다.

- ecstasy 황홀감

  특이한 초월적 신비감, 전능감 등을 가질 때 나타난다.

- dysphoria 불쾌감

  즐겁지 못한, 불쾌한, 나쁜 기분이 드는것이다.

- delusion 망상

  병적인 상태에서 생기는 불합리하며 잘못된 생각 또는 신념을 하는것이다.

■ 특성
  – 강한 확신을 갖는다.
  – 믿을 수 있는 사람이 설득하거나 사실이 아니라는 증거를 보여줘도 잘못된 판단을 고치려 하지 않는다.
  – 망상의 내용이 불합리하거나 불가능하다.
■ 종류
  – 과대망상, 피해망상, 관계망상, 자책망상 등이 있다.

- delusion of grandeur 과대망상

  자신의 지위, 재산, 능력, 용모, 혈통 등을 과장하고 그것을 사실로 믿는 증상이다. 자신이 초능력인간이 되었다거나, 영적인 힘을 지니게 되어 무슨 일이든지 할 수 있다는 생각을 하고, 조병에서 흔하게 증상이 나타난다.

- delusion of persecution 피해망상

  자신이 숨어있는 적에 의해 학대, 중상모략, 피해를 받고 있다고 병적으로 확신하는 것으로 정신분열이나 조울병의 울병상태에서 흔한 증상이다.

- delusion of reference 관계망상

  아무 근거 없이 주위에서 일어나는 모든 일이 자신의 일과 관련이 있다고 믿는 증상이다.

- illusion 착각

  외부로부터 들어온 자극을 잘못 판단하는 것으로 외부에서 들어온 자극을 받아들이는 말초감각기관은 정확히 자극을 과소, 과대 평가하거나, 다른 것으로 생각하는 것이다. '멀리서 걸어오는 처음 보는 여자를 애인으로 보는 것', '뒤에서 들리는 기차소리를 나를 부르는 소리로 듣는 것'

Cf. 환각(환청) '아무 소리도 들리지 않았는데 소리를 들었다'

독성 물질에 의한 뇌의 장애, 뇌의 감염, 알콜성 정신병, 뇌의 변성 등 뇌 자체의 질환으로 인한 혼돈 상태 또는 다른 전신 장애(고열, 심한 정신쇠약 등)에서 생기는 혼돈상태에서 나타날 수 있다. 또한, 정상적인 상태에서도 볼 수 있다 .

- hallucination 환각

  외부의 자극이 없는데도 마치 외부에서 자극이 들어온 것처럼 느끼는 현상이다. 병적 상태 뿐 아니라 정상에서도 느낄 수 있다.
  - visual hallucination 환시
  - auditory hallucination 환청
  - tactile hallucination 환촉
  - olfactory hallucination 환취
  - gustatory hallucination 환미
  - phantom limb phenomenon 환상팔다리현상

- disorientation 지남력 장애

  현재의 때(time), 장소(place) 또는 만나고 있는 사람(person)에 대해서 모르거나 잘 알지 못하는 상태이다.

## 4.진단 용어

### 1) mood disorders 기분장애

일정기간 우울하거나 들뜨는 기분의 장애가 나타난다.
  - Mood 기분 : 지속적인 내적 감정 상태
  - 기분이 저조한 상태 : depression 우울병
  - 들뜬 기분 상태 : mania 들뜸병, 조증

- affective disorder 정동장애

  manic-depressive psychosis가 있다.
  - unipolar affective disorder 한 가지 형태로만 오는 경우
  - bipolar affective disorder 두 가지가 번갈아 오는 경우

- major depressive disorder 주요우울장애

  슬픔, 무가치감, 죄책감, 무감동, 식욕부진, 소화불량, 체중감소, 불면증, 집중력장애, 자기비난, 흥미와 동기 상실, 정신운동 지연, 사회적 고립 등 다양한 양상을 보인다. 심한 상태에서는 우울

망상, 환각, 착각, 기억장애 등이 나타난다.

- involutional depression 갱년기 우울병
  현재는 주요우울증상에 포함시키고 있다. 주요 우울증상 외에 초조, 격정, 심한 건강 염려증, 후
  회, 죄책감, 절망감, 편집성 경향이 지속적으로 나타난다.
  Cf) involutional period 갱년기

- dysthymic disorder 기분저하장애
  과거에는 우울성 신경증(depressive neurosis)라고 불리었다. 주요 우울장애보다 경하며, 만
  성적 증상이 나타난다. 죄책감, 과민성, 분노, 사회로부터의 위축, 흥미상실, 식사와 수면장애, 활
  동감퇴, 가정 및 사회생활 장애 등의 증상이 나타난다.

- cyclothymic disorder 순환성 기분장애
  경한 들뜸병과 경한 우울병의 주기가 교대로 나타난다.

## 2) schizophrenia 정신분열병

인지, 지각, 정동, 행동, 사회생활 등 다양한 정신기능에 이상을 초래하는 정신병이다.

- disorganized type 붕괴형
  사고와 감정의 혼란, 인격의 황폐화, 퇴행이 가장 흔한 유형. 원시적 · 충동적 행동을 하며 의미
  없는 웃음이나 얼굴 찡그림이 특징적이다.

- catatonic type 긴장형
  극심한 정신운동장애를 특징으로 한다. 혼미(stupor)와 흥분(excitement)상태가 단독 또는 교
  대로 나타난다. 혼미상태 시 일시적 운동중단에서부터 장시간의 부동상태에 이르는 다양한 긴
  장증상을 보인다.

- paranoid type 편집형
  피해망상이 장기간 지속되며 비현실적 피해망상과 질투가 지속된다. 환청은 나타나지 않고 중
  년 이후에 서서히 증세가 나타나며 남성에 많다.

## 3) delusional disorders 망상성 장애

편집장애 paranoid disorder라고도 부른다. 주 증상은 망상으로, 정교하고 체계화된 지속
적 망상으로 인격기능은 유지된 채 망상에 적절한 감정을 동반한다. 모든 연령층에 발생할 수
있으며, 일시적 또는 일생 동안 지속된다.

• persecutory delusion 피해망상

타인이 자신을 의도적으로 교묘히 여러가지 방법으로 피해를 준다는 망상을 한다.

• grandiose delusion 과대망상

자신을 위대하고 남들이 모르는 재능이나 통찰력을 가졌다는 망상을 한다.

• erotomanic delusion 색정망상

자신이 누군가에 의해 사랑 받고 있다는 망상을 한다.

• jealous delusion 질투망상

정당한 이유 없이 배우자나 애인을 믿을 수 없다는 망상, 의처증, 의부증이 나타난다.

• somatic delusion 신체망상

자신의 신체 일부에서 나쁜 냄새가 난다거나, 기능이 잘못되었고 피부에 벌레가 기어 다닌다는 망상을 한다.

## 4) anxiety disorders 불안장애

매우 불쾌하면서 막연히 불안한 느낌으로 혈압상승, 가슴 두근거림, 빈맥, 떨림, 위장장애, 빈뇨, 반사항진 등의 신체증상과 과민함, 서성거림 등의 행동을 동반한다.

• panic disorder 공황장애

이유 없이 극도의 불안감으로 숨막히거나 심장이 두근대고 죽을 것만 같은 극단적 공포증세이며 실제적인 공포 대상이 없이 발생한다.

• phobia 공포증

특정 대상, 행동, 상황에 처했을 때 비현실적인 두려움과 불안증세가 생겨서 이를 극복하지 못하고 그 대상이나 상황을 피해버리는 장애이다.

– agoraphobia 광장공포증

광장, 공공장소, 특히 급히 빠져나갈 수 없는 상황에 도움 없이 혼자 있게 되는 것에 대한 공포이며 혼잡한 거리, 사람이 많은 상점, 폐쇄된 공간, 운송기관에 가지 않으려 한다.

– social phobia 사회공포증

대인관계나 사회적 상황 또는 업무 수행 시 다른 사람에게 관찰되는 것, 모욕 당하는 것, 당황하게 되는 것을 두려워하여 일상생활에 지장을 보이는 공포장애이다.

– acrophobia 높은 곳 공포증, 고소공포증

높은 곳을 두려워하는 공포장애이다.

- zoophobia 동물공포증

  파충류, 쥐, 고양이, 개, 벌레 등을 두려워하는 공포장애이다.

- claustrophobia 밀폐공포증

  폐쇄된 공간을 두려워하는 공포장애이다.

- obsessive-compulsive disorder 강박장애

  자신의 의지와는 무관하게 특정한 생각(obsession)이나 행동(compulsion)을 반복하는 상태
  가 나타난다.

- post-traumatic stress disorder 외상 후 스트레스장애

  심한 감정적 스트레스를 경험했을 때 나타나는 장애이다. 비행기, 자동차 등 사고나 산업장 사
  고, 강간, 폭행, 테러, 전쟁, 홍수, 지진 등 생명을 위협하는 재난 등의 충격에 의해 발생한다.

- generalized anxiety disorder 전신불안장애

  불안한 느낌이 과도하고 들고, 광범위하고 다양한 신체증상을 동반하며 지속되는 상태이다. 피
  로, 근육통, 안검경련, 안절부절 못하는 증상, 발한, 심계항진, 빈맥, 얼굴 화끈, 빈뇨, 설사, 구토
  감, 과호흡 등이 나타난다.

## 5) somatoform disorders 신체형 장애

정신적 원인이 신체증상의 형태로 나타나는 경우 내적 불만이나 갈등이 일상적 정신 방어 작
용으로 해소되지 않을 때, 누적된 정신적 갈등이 신체적 증상으로 전환되어 표현된다.

- somatization disorder 신체화 장애

  신체검사로 적절히 설명되지 않는 모든 장기에 걸친 다양한 신체증상을 나타낸다. 두통, 어지러
  움, 구역질, 구토, 복통,소화장애, 설사, 변비, 호흡곤란, 빈맥, 성기능장애, 월경불순, 근골격계 통
  증 등이 나타난다.

- conversion disorder 전환장애

  심리적 갈등 욕구가 원인이 되어 실명, 감각상실, 마비 등 신경계 증상이 하나 이상 발생되는 경
  우, 증상은 무의식과정에서 일어나며 원인적 갈등은 성적, 공격적, 본능적 충동과 그 표현을 억
  압하고자 하는 것이다.

- hypochondriasis 건강염려증

  자신이 심한 병에 걸렸다는 집착과 공포를 가지게 되는 것으로 사회생활이나 직업 활동에 지장
  이 있다. 신체 질환이 없다고 확진을 받아도 이를 믿으려 하지 않고 여러 의사를 찾아 다닌다.

### 6) eating disorders 먹기장애

식사행위에 현저한 문제가 있는 신경정신과적 장애이다.

• anorexia nervosa 신경성 식욕부진, 거식증

체중증가에 대한 두려움으로 식욕부진과 스스로 식사를 제한, 특이한 식사행동, 현저한 체중감소 등이 주증상이다. 심한 신체성 장애, 기초대사저하, 무월경이 나타난다.

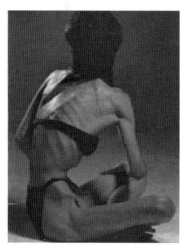

● 그림 13-2 ● 거식증 환자

• bulimia nervosa 신경성 게걸증, 폭식증

빨리 다량의 음식을 먹는 것이 특징이며 많이 먹어 복통과 구역질이 날 때까지 먹고, 토하고, 이어서 죄책감, 자기혐오, 우울증으로 괴로워한다. 많이 먹은 후 일부러 토하거나 설사제, 이뇨제를 복용하기도 한다.

### 7) dissociative disorders 해리장애

과거 외상 경험, 신체적, 성적 학대 등에 대한 방어기전으로 나타난다. 의식, 기억, 정체성, 환경에 대한 지각 등에 이상이 생긴 상태로 그 기능의 일부가 상실되거나 변화된 것이다.

• dissociative amnesia 해리 기억상실

심한 스트레스 또는 상처가 컸던 사건에 대한 기억을 망각한다.

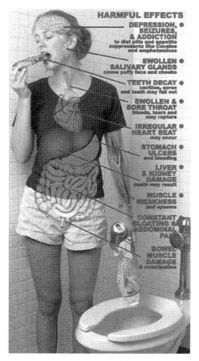

● 그림 13-3 ● 폭식증

- dissociative fugue 해리 둔주

  자신의 과거나 이름, 신분, 직업 등 정체성에 대한 기억을 상실하여 가정과 직장을 떠나 방황하거나 예정없는 여행을 하기도 하고 다른 곳에서 새로운 신분이나 직업을 갖기도 한다.

- multiple personality 다중인격

  한 사람이 둘 이상의 인격을 가지고 있으며, 한 번에 한 인격이 그 사람의 행동을 지배한다. 변화된 인격에서 원래 인격으로 돌아갔을 때 그 동안 생긴 일을 망각한다.

## 8) personality disorders 인격장애 - 이상성격

한 개인이 지닌 지속적인 일정한 행동양상 때문에 현실적응에 있어서 자신이나 가족, 사회생활에 지장을 줄 정도의 인격이상이 나타날 때 발생한다.

- paranoid personality disorder 편집성 인격장애

  과민, 강직, 불필요한 의심, 질투, 시기 및 자기위주, 남을 비방하고 책임전가하는 인격이다.

정신의학

- schizoid personality disorder 분열성 인격장애

  겁이 많고 자아의식이 강하며, 내성적, 고독, 친밀한 인간관계를 맺지 못하는 성격장애이다.

- antisocial personality disorder 반사회 인격장애

  사회생활을 하는데 있어서 기본적인 결함을 가진 인격장애이다. 반복적으로 다른 사람의 권리를 침해하는 행동을 일삼으며 집단 또는 사회적 규범에 성실하지 못하고 불안과 충동에 대한 인내심이 없다. 책임감이 없고 경험이나 벌을 받아도 배울 줄 모르고 무감각, 자신의 부당한 행동의 책임을 남에게 전가하거나 합리화하려 한다.

- borderline Personality disorders 경계성 인격장애

  증상이 연속적인 정신병도 아니면서 신경증도 아닌 정신질환이다. 충동성, 예측 불가성, 불안정한 인간관계, 부적절하고 걷잡을 수 없는 노여움, 식별 혼동, 심한 감정 굴곡, 자해, 불안정한 직장생활이나 결혼생활, 만성 공복감, 지루함, 혼자 있지 못함 등이 나타난다.

- histrionic personality disorder 연기성 인격장애(히스테리)

  흥분을 잘하고 감정적, 자기주장적, 자기과시적, 허영심 많다. 다른 사람의 관심과 주의를 끌기 위해 과장된 표현을 하지만 의존적이고 무능하며 지속적으로 깊은 인간관계를 갖지 못하다.

- obsessive compulsive personality disorder 강박성 인격장애

  감정표현을 억제하고 모든 일에 합리적, 형식적이어서 다른 사람에게 거리감을 준다. 정돈성, 완고함, 우유부단, 완벽주의 등이 특징이다.

- narcissistic personality disorder 자기애성 인격장애

  자신의 재능, 성취도, 중요성에 대한 과다한 믿음, 다른 사람으로부터 특별한 대우를 기대한다. 타인의 비판에 매우 예민하고 사소한 일에도 쉽게 분노 · 패배감 · 모욕감 · 우울한 기분을 느낀다.

- passive-aggressive personality disorder 수동-공격형 인격장애

  자신의 욕구가 충족되지 못할 때 적개심의 표현방법으로 수동적 형태를 취한다. 겉으로 드러나지 않는 방해, 꾸물대거나 다루기 힘든 고집, 비능률성이 특징이다.

## 9) sexual disorders 성장애

- sexual dysfunction 성기능장애

  정상적인 성생리 반응이 억제됨으로써 성행위에 곤란을 느끼거나 심한 경우 전혀 성행위를 갖지 못하는 정신 신체질환이다.

  - type

    sexual desire disorder 성욕 장애

sexual arousal disorder 성적 흥분 장애

orgasmic disorder 절정감 장애

sexual pain disorder 성적통증 장애

- paraphilia 성도착증

반복적으로 성적으로 일어나는 비정상적인 상상, 성욕이나 행위

- fetishism 여성물건애, 물품음란증

성적 흥분을 위해 여성의 물건(브래지어, 슬립, 팬티 등), 신체 일부(머리카락, 손톱, 발톱 등)를 수집하여 성적 공상이나 성행위에 사용한다.

- fetishistic transvestism 의상도착증

남성이 성적 흥분을 목적으로 여성의 복장을 사용하는 것이다.

- exhibitionism 성기노출증

성적 흥분에 도달할 목적으로 낯선 사람에게 성기를 노출하는 것이다.

- voyeurism 관음증

다른 사람의 나체, 옷 벗는 행동, 성행위를 반복적으로 훔쳐보는 것에 대한 욕구를 느끼며 공상을 반복하거나 행동하는 것이다.

- pedophilia 어린이성애증

사춘기 이전의 소아와 성활동(성기희롱)을 하는 행위이다.

- sexual masochism 성피학증

성적 흥분을 얻기 위해 모욕, 구타 등 고통을 당하거나 신체적으로 상처를 입거나 생명의 위협을 받는 행동에 의도적으로 몸을 맡기는 경우에 나타난다.

- sexual sadism 성가학증

성적 흥분을 위해 상대방에게 반복적, 의도적으로 신체적, 정신적 고통을 가하는 경우에 나타난다.

- homosexuality 동성애

같은 성의 사람과의 관계에서 성적 만족을 얻는 것이다.

## 10) gender identity disorders 성주체성 장애

- transsexualism 성전환증

자신의 성과 반대의 성을 가진 것으로 생각하거나 결정하고 행동하는 병으로 외과수술이나 호르몬 처치에 대한 욕구를 가진다.

- gender identity disorder of childhood 소아기 성주체성 장애

주로 사춘기 이전에 발현하며 자기 성에 대한 지속적 번민과 이성에 대한 갈망이나 주장을 특징으로 한다.

### 11) organic mental disorders 기질정신장애

뇌조직의 일시적 또는 영구적 손상이나 기능장애에 기인하는 정신장애로, 원인은 뇌질환으로 뇌에서 기원하는 것일 수도 있고, 전신질환에 의한 이차적인 뇌기능 장애일 수도 있다.

- delirium 섬망, 헛소리
  광범위한 뇌조직 기능저하에 의해 일어나는 인지기능의 손상이다. 급성이며 다양한 증상 변화가 나타난다. 원인은 전신감염, 저산소증, 대사장애, 저혈당증, 간.신장질환, 약물 중독이며 주증상은 의식 혼탁, 주의 집중력 지각장애가 와서 착각 · 환각이 나타난다. 언어장애로 사고의 흐름이 지리멸렬하고 체계가 없다.

- dementia 치매
  뇌의 기질적 장애에 의하여 후천적으로 일어나는 회복불능의 지능장애로서 의식장애에 의한 것이 아니다.

- amnestic disorder 기억상실장애
  정상적 의식 상태에서 장기, 단기 기억력장애로서 thiamine 결핍과 만성적 음주가 대부분의 원인이다.

### 12) chronic alcoholism 만성알코올중독

알코올을 오랜 기간에 걸쳐서 마셨을 경우 중독 상태와 정신 · 신체적 증상이 생긴다.
  - 정신적 증상
  - 환각, 기억상실, 편집증
  - 신체증상
    간경화증, 뇌손상

- korsakoff's psychosis 코르사코프정신병
  만성 알코올 중독으로 인하여 뇌 손상을 받아 기억력 상실과 작화증(confabulation)이 나타난다.

### 13) psychological development disorders 정신발달장애

기능 발달의 장애나 지연이 중추신경계의 생물학적 성숙과 밀접하게 관련되어있다. 유아기나 소아기에 발병하며 재발이 없는 고정된 결과를 취하는 특징이 있다.

- autism 자폐증
  현실에서 멀어지고 자기 내면세계에 틀어박히는 정신장애로 주위사람들과의 인지와 감정적인 소

통장애를 주로 하는 현상이 나타나며 출생 후 30개월 이내에 발병한다.

## 14) psychoactive-substance use disorders 정신작용물질 사용장애

중추신경계에 영향을 주는 물질을 지속적·규칙적으로 복용하여 행태 변화가 발생하게 되는
장애로서 약물에 의존하게 되며, 부작용에도 불구하고 계속 먹으려고 한다.

- amphetamine 암페타민

  benzedrine, dexedrine, desoxyn, 식욕억제제 등

- cannabis 대마초

  Marijuana, hashish 등

- cocaine 코카인

- hallucinogens 환각제

  LSD, PCP 등

- opiods 아편유사제

  heroin, morphine, codeine, methadone

- sedatives(진정제), hypnotics(최면제, 수면제), anxiolytics(항불안제)

  phenobarbital, senobarbital, diaz-epham(valium), merobamate(Mil-town, Equa-
  nil)

Cf) '기억상실증 우유(milk of amnesia)' : propofol (수면유도 + 환각효과)

# 5.검사 용어

## 1) 지능검사

- wechsler adult intelligence scale(WAIS) 웩슬러 성인용 지능검사

  1939년 david wechsler가 고안해낸 가장 널리 쓰이는 지능검사로서 16세 이상 성인에 적용이
  가능하고 언어 검사, 동작 검사로 이루어져있다. 또한, 웩슬러 아동용, 유아용 지능검사가 있다.

## 2) 인성검사

- 투사적 검사법(projective test)
- rorschach test 로르샤하검사

  일련의 무의미한 잉크 얼굴에 대한 지각반응 분석

- thematic apperception test 주제통각검사

  카드의 내용에 대해 느끼는 대로 설명하도록 하여 환자의 내면을 투시한다.

- sentence completion test 문장완성검사

문장의 일부 제시, 나머지 완성하는 것으로 의도적으로 연상하게 한다.

- word association test 단어연상법

제시한 단어에 대하여 가장 먼저 떠오르는 단어로 환자의 내면을 투시한다.

- draw-a-person test

남녀, 가족, 동물, 집 등을 그리게 해서 환자의 내면과 주변환경과의 관계를 투시한다.

### 3) psychological test for perceptual and memory ability 지각 및 기억력검사

• bender-gestalt 검사

원 명칭은 Bender Visual Motor Gestalt Test이며 심리학에 근거하여 고안하였다. 일정한 기하학적 도형을 묘사하도록 하여 기질적 정신장애 평가에 이용한다. 평가방법은 피검자가 연필과 종이를 이용하여 검사자가 제시하는 9개의 기하학적 도형을 복사한다. 이 복사의 정확성은 중추신경계의 병리적 증상 또는 중증정서장애, 발달연령에 영향을 받는다.

## 6. 치료 용어

### 1) psychotherapy 심리요법

심리학적 기법에 의해 정서적 문제를 치료하며 정신과 의사나 심리학자에 의해 이루어진다.

• behavior therapy 행동요법

반사회적 사고나 감정을 이용하는 대신에 실제 행동양상에 초점을 맞춰 치료하는 방법으로 증상호전, 상황조정을 통한 불안감 완화가 목적이다.

• group therapy 집단요법

환자가 속해있는 집단의 문제점을 토의하고, 그들의 상호관계를 파악하여 통찰력을 갖도록 하는 방법이다.

- psychodrama 정신극

다른 환자와 함께 무대위에서 일상생활 안에서 일어나는 감정을 역할을 통해 표출한다.

• play therapy 놀이요법

놀이를 통해 직접적 의사전달이 어려웠던 감정이나 갈등을 표출시키는 치료방법이다.

• hypnotherapy 최면요법

혼수상태로 유도한 후 환자의 마음속 깊이 억압되어있던 기억을 떠올리게 하거나 정신치료의 빠른 회복을 위해 사용하는 방법이다.

- psychoanalysis 정신분석

S freud에 의해 발달되었으며, 장기간 치료받는 환자의 무의식적 감정을 외부로 끌어내고 그 행동에 영향을 미치는 원인과 내면의 갈등을 해결하는 방법이다.

- family therapy 가족요법

환자 가족 전체를 규칙적으로 만나서 그 가족들이 가지고 있는 갈등이나 문제를 해결하고 이해시키는 방법이다.

## 2) electroconvulsive therapy 전기경련요법

뇌에 전극을 연결시킨 후 불수의적 근육수축, 즉 경련이나 무의식 상태를 이끌어내는 방법으로 우울증 치료의 마지막 형태(항우울제를 사용해서 효과가 없는 환자에 사용)이다.

- electric shock therapy 전기충격요법

두개골에 전기충격을 가하여 발작을 일으킴으로써 정신질환, 특히 우울증을 완화시키는 치료법이다. 그림 13-5

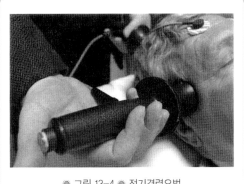

◎ 그림 13-4 ◎ 전기경련요법

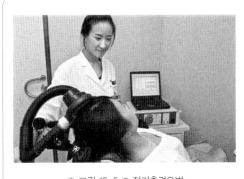

◎ 그림 13-5 ◎ 전기충격요법

## 3) drug therapy 약물요법

- antianxiety agents 항불안제

불안과 긴장을 감소시킨다.

    - diazepam(valium), librium, barbiturates

- antipsychotic drugs 항정신병 약물

흥분 감소, 적대감, 공격적 행동을 감소시킨다.

    - phenothiazine계, thioxanthene계 등

- antimanic drugs 항조증 약물
  - lithium 리튬

    조울병 치료제

- antidepressant 항우울제
  - tricyclic antidepressant 삼환계 우울약

    Elavil, trofranil, vivactil
  - MAO(mono amine oxidase) inhibitor 모노아민산화효소 저해약

    항우울제에 효과가 없는 경우 사용한다. norepinephrine, tyramine 등 신경전달물질 분해에
    중요한 MAO 억제시킨다. nardil 등이 있다.
  - psychostimulants 정신자극제

    기분 고조시키며 중추신경제 자극한다. 비만환자의 식욕 억제, 어린이의 운동과잉증을 치료한다.
    amphetamine, methylphenidate, caffeine 등이 있다.

＊1)～4) 아래의 물음에 답하시오.

01 사고 또는 지각의 대상을 알아차리는 마음의 작용을 일컫는 용어는?

02 자극에 의해 발생한 감각을 다른 감각과 비교하거나 과거의 기억을 기초로 의미를 부여하는 과정은?

03 자아가 발전하는 과정에서 부모와 사회의 금지와 도덕 규범을 동일시하는 데서 생겨나는 것은?

04 신체적 또는 정신적으로 병적인 상태를 일컫는 것은?

* 5) ～ 15)문제를 아래 보기에서 골라 답을 쓰시오.

〈보기〉

- incoherence
- dissociative amnesia
- disorientation
- obsession
- multiple personality
- post-traumatic stress disorder
- dissociative fugue
- conversion disorder
- somatoform disorders
- amnesia
- compulsion
- paranoid personality disorder
- delusion
- narcissistic personality disorder
- obsessive compulsive personality disorder
- generalized anxiety disorder

05  뇌의 기질적 손상 또는 심리적 원인으로 기억, 특히 과거에 있었던 일을 생각해내지 못하는 것은?

06  마음속에서 떨쳐 버리려고 해도 떠나지 않는 억눌린 생각을 무엇이라 하는가?

07  이치에 맞지 않고 불필요한 것인 줄 알면서도 어쩔 수 없이 반복적으로 행하는 행위는?

08 사고 진행이 와해되어 논리적 연결이 없고 의미적으로도 파괴된 언어들로, 단어들이 흩어진 상태는?

09 병적인 상태에서 생기는 불합리하며 잘못된 생각 또는 신념은?

10 현재의 때, 장소 또는 만나고 있는 사람에 대해서 모르거나 잘 알지 못하는 상태는?

11 생명위협에 대한 재난 등의 충격이나 심한 감정적 스트레스를 경험했을 때 발생하는 것은?

12 정신적 원인이 신체증상의 형태로 나타나는 경우로 누적된 정신적 갈등이 신체적 증상으로 전환되어 나타나는 정신적 장애는?

13 자신의 과거나 이름, 신분, 직업 등 정체성에 대한 기억을 상실하여 예정 없는 여행이나 새로운 곳에서 생활하기도 하는 정신 장애는?

14 과민, 강직, 불필요한 의심, 질투, 시기 및 자기위주, 남을 비방하고 책임을 전가하는 인격적 장애는?

15 감정표현을 억제하고 모든 일에 합리적이고 형식적이어서 다른 사람에게 거리감을 주며 정돈, 완고함, 우유부단, 완벽주의 등이 특징인 정신장애는?

16 자신의 성과 반대의 성을 가진 것으로 생각하거나 결정하고 행동하는 정신의 장애는?
  ① transsexualism      ② homosexuality
  ③ sexual masochism      ④ sexual sadism
  ⑤ pedophilia

17 Thiamine 결핍과 만성적 음주가 원인으로 정상적 의식 상태에서 장기, 단기 기억력 장애가 나타나는 것은?
  ① dementia      ② amnestic disorder
  ③ delirium      ④ paraphilia
  ⑤ korsakoff's psychosis

18 반사회적 사고나 감정을 이용하는 대신에 실제 행동양상에 초점을 맞춰 치료하는 심리요법은?
  ① group therapy    ② play therapy    ③ family therapy
  ④ psychoanalysis    ⑤ behavior therapy

\*19)~20) 아래의 물음에 답하시오.

19 출생 후 30개월 이내에 발병하며 현실에서 멀어지고 자기 내면세계에 틀어박히는 정신장애로 주위 사람들과의 소통이 어려운 정신발달장애는?

20 혼수상태로 유도한 후 환자의 마음속 깊이 억압되어 있던 기억을 떠올리게 하거나 정신치료의 빠른 회복을 위해 사용하는 정신치료 방법은?

정답

01. cognition     02. perception     03. superego     04. disorder
05. amnesia     06. obsession     07. compulsion     08. incoherence
09. delusion     10. disorientation     11. post-traumatic stress disorder
12. somatoform disorders     13. dissociative fugue     14. paranoid personality disorder
15. obsessive compulsive personality disorder     16. ①     17. ②
18. ⑤     19. autism     20. hypnotherapy

정신 의학

# 찾 아 보 기